Werner Plate/Erika Helene Etminan · *Intensiver leben!*

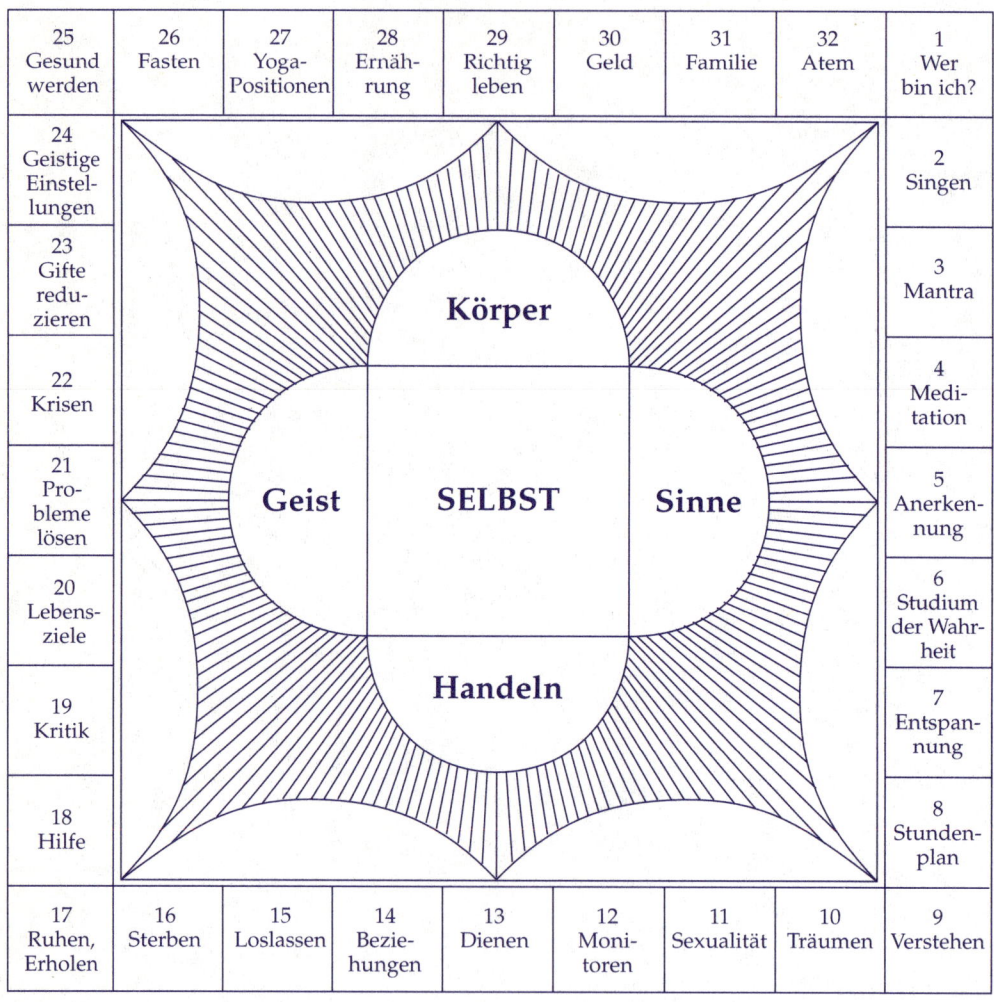

25 Gesund werden	26 Fasten	27 Yoga-Positionen	28 Ernäh-rung	29 Richtig leben	30 Geld	31 Familie	32 Atem	1 Wer bin ich?
24 Geistige Einstel-lungen								2 Singen
23 Gifte redu-zieren								3 Mantra
22 Krisen			Körper					4 Medi-tation
21 Pro-bleme lösen		Geist	SELBST	Sinne				5 Anerken-nung
20 Lebens-ziele								6 Studium der Wahr-heit
19 Kritik			Handeln					7 Entspan-nung
18 Hilfe								8 Stunden-plan
17 Ruhen, Erholen	16 Sterben	15 Loslassen	14 Bezie-hungen	13 Dienen	12 Moni-toren	11 Sexualität	10 Träumen	9 Verstehen

Werner Plate / Erika Helene Etminan

Intensiver leben!

Ganzheitliches Yoga für jeden Tag

Mit Poster

Kösel

ISBN 3-466-34340-2

© 1995 Kösel-Verlag GmbH & Co., München.
Printed in Germany. Alle Rechte vorbehalten.
Druck und Bindung: Kösel, Kempten.
Umschlag: Elisabeth Petersen, Glonn.
Umschlagmotiv: Atelier Christine Paxmann, München.

1 2 3 4 5 · 99 98 97 96 95

Gedruckt auf umweltfreundlich hergestelltem Werkdruckpapier
(säurefrei und chlorfrei gebleicht)

Inhalt

Der Geist

Der Körper

Vorwort

Dieses Buch ist für Menschen gedacht, die bereits etwas Erfahrung damit haben, ihr Leben in die Hand zu nehmen und zu gestalten. Es ist für Menschen, die dabei auf Schwierigkeiten gestoßen sind, und die, wenn sie heute auf ihr Leben schauen, feststellen, daß sie nicht ganz zufrieden sind, daß in ihrem Leben ein Problem existiert (beruflich oder privat), vieles ungeklärt und manches noch nicht vollständig bzw. nicht erfüllt ist. Das Buch richtet sich an Menschen, die nach einem Weg suchen, der mehr Zufriedenheit und mehr Intensität in ihr Leben bringt.

Mit diesem Arbeitsbuch, das Yoga als eine ganzheitliche Lebensweise vorstellt, wird das eigene Leben Schritt für Schritt in all seinen Aspekten untersucht und durchleuchtet. Der Leser widmet sich für eine begrenzte Zeit einzelnen yogischen Prinzipien, um sein Leben zu überprüfen und wenn nötig neue Verhaltensweisen auszuprobieren. Er erhält grundlegende Informationen aus der Sicht des Yoga und danach jeweils ganz konkrete Aufgaben, die er im Alltag, im Umgang mit sich selbst und mit anderen bearbeiten oder lösen kann. Der Leser hat somit die Möglichkeit, die vorgestellten Prinzipien praktisch zu überprüfen und herauszufinden, welche dieser Thesen für *sein* Leben brauchbar sind. Konkrete Anleitungen unterstützen ihn dabei, sein Leben zu ordnen und zu mehr innerer Ausgeglichenheit und Freude zu gelangen. Einige yogische Prinzipien erscheinen für Menschen aus unserem Kulturkreis zunächst etwas fremd oder nicht leicht zugänglich. Deshalb ist es empfehlenswert, erst einmal das ganze Buch »durchzuschmökern«, um sich auf die ungewohnte Sichtweise mancher Dinge einstimmen zu können.

Die Auswahl der Aspekte, die bearbeitet werden können, richtet sich ausschließlich nach dem momentanen Interesse des Lesers. Es wird also nicht das ganze Leben auf einmal in Angriff genommen, sondern in kleinen überschaubaren Schritten. Neue Sicht- oder Verhaltensweisen werden in einem begrenzten Zeitraum von je sechs Wochen ausprobiert, so daß neue Erfahrungen gemacht werden können. Der Leser wird auf diese Weise darin unterstützt, in seinem Alltag aktiv auf eine Verbesserung seiner Situation hinzuwirken.

Dieses Buch macht deutlich, daß Yoga bei weitem mehr ist, als nur die einseitige Beschäftigung mit Dehnungs- und Atemübungen. Yoga ist eine Lebensweise, die in jedem Bereich des Lebens anwendbar und hilfreich ist. Der Leser arbeitet mit der Hilfe eines Mandalas, das die wichtigsten Aspekte des Lebens enthält. Während der Arbeit mit diesem Buch beachtet und bearbeitet er nacheinander jeden einzelnen dieser Aspekte. Auf diese Weise konzentriert er sich nicht auf einen einzigen Bereich des Lebens, sondern erlangt ein ausbalanciertes Wachstum. Deshalb sprechen wir bei diesem Ansatz von Ganzheitlichem Yoga.

Es wird dabei weder mit gedanklicher Umprogrammierung noch mit komplizierten spirituellen Techniken gearbeitet. Der Schwerpunkt liegt im Bereich von Kommunikation und Beziehungsklärung, weil die Verbesserung unserer Kontaktfähigkeit der Schlüssel zu jeglichem persönlichen und spirituellen Wachstum ist. Der Leser kann sich der Selbsterforschung auf spielerische Weise nähern – durch den ernsthaften Versuch, die Empfehlungen dieses Buches umzusetzen, ohne dabei das Ganze *zu* ernstzunehmen.

Das Beeindruckende an dieser Arbeit ist ihre Klarheit, ihr logischer Aufbau und die Möglichkeit, auf einfache Weise Zugang zu tiefsten Wachstumserfahrungen zu haben. Unterwegs zum Ziel, das eigene Leben wirklich zu verbessern, liegt doch der Blick immer auf dem Miteinander. Dies entspringt dem Wissen, daß wir nur dann in der Lage sind, das Erreichte zu genießen, wenn wir anderen mit Respekt begegnen.

Das Wesentliche und Neue an diesem Buch ist sein ausgewogener Ansatz, der den Körper, die Sinne, den Geist und das Handeln gleichermaßen beachtet. So wird das punktuelle Übergewicht eines einzelnen Aspekts vermieden, was sonst zu einem Ungleichgewicht im Leben führen könnte. Ganzheitliches Yoga arbeitet mit verschiedenen Techniken – Körperyoga, Traumarbeit, Entspannungsübungen, Atemarbeit, Meditation, Diaden –

und behandelt Themen wie Beziehungen, Sexualität und Geld. Diese Techniken und Themen sind zwar nicht neu, aber dieses Buch macht das gemeinsame Ziel deutlich, das hinter diesen Techniken steht, und auch den roten Faden, der die Techniken und Themen verbindet und ihre innere Einheit aufzeigt.

Während der Arbeit mit diesem Buch wird das eigene Leben zu einem Projekt, es wird Gegenstand einer genauen Untersuchung und unserer kreativen Aufmerksamkeit. Wenn der Leser die Prinzipien des Ganzheitlichen Yoga in seinem Leben angewendet hat und positive Veränderungen feststellt, dann hat dieses Buch seinen Zweck erfüllt: zu zeigen, daß Yoga eine unschätzbare Hilfe ist, um unser alltägliches Leben erfüllend und erfolgreich zu gestalten.

Der Hintergrund des Ganzheitlichen Yoga

Dieses Buch basiert auf den Lehren und Techniken des Amerikaners Charles Berner. Im Rahmen von Kursen und Fernstudien hatte ich mich seit 1981 mit seinen Lehren beschäftigt, bevor ich ihm 1988 zum ersten Mal persönlich begegnete. Ich hatte mich gründlich mit den Inhalten seiner Lehren auseinandergesetzt, sie untersucht, zerlegt, kritisch durchleuchtet und die Techniken lange genug durchgeführt, um mir ein Urteil über ihre Wirksamkeit bilden zu können. Immer wieder erlebte ich Momente tiefen Verstehens innerer Zusammenhänge. Aber auch Momente von Ungläubigkeit darüber, daß dieses ungeheure Wissen nicht schon viel weiter verbreitet war. Wie war das möglich? Unter anderem lag es daran, daß Charles Berner sich nie die Zeit genommen hatte, Bücher zu schreiben. Alles existierende Material waren Mitschnitte seiner Reden im Rahmen von Kursen und Seminaren. Diese Reden wurden später zu Papier gebracht und in Fernkursen Interessierten zugänglich gemacht. Aber ein Buch existierte nicht.

Das Besondere an Charles Berner ist sein unstillbarer Wissensdurst. Er hat sein ganzes Leben der Suche nach Wahrheit gewidmet und ist seinen Weg mit unvergleichlicher Kompromißlosigkeit gegangen. Charles Berner war Physiker; es entsprach seinem Wesen, Dinge zu untersuchen und zu hinterfragen. Als er erkannte, daß er im eingeschränkten Rahmen der Naturwissenschaften keine Antwort auf seine Lebensfragen finden konnte, wendete er sich therapeutischen und spirituellen Themen zu. Eine seiner Fragen war, ob es in den verschiedenen therapeutischen Richtungen einen gemeinsamen Nenner gibt, der für die Wirksamkeit dieser Techniken verantwortlich ist. Er entdeckte, daß das Entscheidende nicht innerhalb der jeweiligen Technik zu finden war, sondern einzig in der Beziehungs- und Kontaktfähigkeit des Therapeuten. Er fand heraus, daß es der Kontakt ist, wahrer Kontakt, der schließlich bewirkt, ob Hilfe oder Heilung stattfinden kann. Daraufhin entwickelte er das *Mind-Clearing*, eine therapeutische Methode auf spiritueller Grundlage, die darauf abzielte, die Beziehungsfähigkeit von Menschen zu erhöhen.

Sein Lebensziel aber war es, die gemeinsame Basis der Religionen zu finden. Er untersuchte alle bekannten religiösen Traditionen, auch die vergangener Kulturen, er studierte Hunderte von spirituellen und religiösen Texten und erforschte die unterschiedlichsten Techniken. Er drang zur Quelle der Religionen vor, fand Zugang zum Kern der Lehren und erkannte, daß alle Religionen einer gemeinsamen Wurzel entspringen – daß es letztlich nur eine einzige Religion gibt, die sich aber auf verschiedene Weise darstellt. Aus diesen Forschungen entstand das *Enlightenment Intensive*, das es Menschen ermöglicht, eine direkte Erfahrung Gottes, der absoluten Wahrheit, zu machen. Das Enlightenment Intensive ist wohl seine bekannteste Technik und wird seit 1968 überall auf der Welt praktiziert.

1973 begegnete Charles Berner dem Yogameister Swami Kripaluananda, wurde sein Schüler und unterzog sich unter seiner Führung intensivsten spirituellen Übungen. Er meditierte täglich bis zu zehn Stunden und zog sich vollständig aus dem weltlichen Leben zurück. Gemeinsam mit Swami Kripalu begann er, yogisches Wissen für westliches Denken zugänglich zu machen. Aus dieser Zusammenarbeit entstand unter anderem das *Ganzheitliche Yoga* (Holistic Yoga), das jetzt erstmalig in Form eines Arbeitsbuches einer größeren Leserschaft zur Verfügung steht. Ganzheitliches Yoga ist eine gelungene Kombination von traditionellem yogischem Wissen und westlichen therapeutischen Techniken. Es ermöglicht westlichen Menschen, den spirituellen Weg des Yoga zu gehen und ihr Leben in Einklang und Harmonie zu bringen.

Seit 1983 lehre ich Ganzheitliches Yoga und die spirituell-therapeutischen Techniken Charles Berners. Immer wieder erlebe ich, wie sich durch diese Arbeit das Leben von Menschen auf wunderbare Weise zum Positiven wandelt. Viele kamen so mit diesem Wissen in Berührung und teilten meine Begeisterung. Obwohl ich mich all die Jahre darum bemühte, eine gewisse kritische Distanz aufrechtzuerhalten, hat mich die tiefe Weisheit dieses Wissens davon überzeugt, daß es an der Zeit ist, diesen Schatz mit anderen zu teilen. Immer mehr Menschen wollten immer mehr erfahren, und so drang ich selbst auch immer tiefer in dieses Wissen ein. Es entstand eine enge Synthese zwischen meinen persönlichen Erfahrungen und meiner Arbeitsweise (mit einzelnen und Gruppen) und den Techniken und dem Wissen Charles Berners. Vorliegendes Buch ist das Resultat dieses Prozesses. Mein Wunsch ist es, daß viele Menschen durch dieses Buch ihr Leben verbessern können und der Wahrheit, die hinter allem ist, näherkommen.

Werner Plate

Ganzheitliches Yoga – Wachstum im Alltag

Das menschliche Leben ist komplex und vielschichtig. Außer dem Selbst, das unser Zentrum ist und das der Kern des menschlichen Lebens ist, besteht unser Leben aus unserer Körperlichkeit, den sinnlichen Wahrnehmungen, unserem Geist und den Handlungen, die wir vollziehen. Für die Arbeit mit diesem Buch ist es wichtig zu verstehen, was mit dem Begriff *Geist* (engl. mind) gemeint ist. Der Geist ist ein feinstofflicher Speicher, der Erinnerungen, Standpunkte und damit verbundene Gedanken enthält. Teil unseres Geistes ist unser Ego, das Gefühl zu sein, die Wahrnehmung der eigenen Existenz, unser Ich-Bewußtsein. Unser Geist hat wichtige Funktionen, die wir mit Verstand, Unterscheidungsvermögen, Kombinationsvermögen und Intuition bezeichnen. Bewußt und unbewußt beeinflußt er unser Handeln. Der Geist ist nicht mit dem Gehirn identisch. Das Gehirn ist aus dieser Sicht eher ein ausführendes Organ, die Schaltstelle, die die Kommandos des Geistes an die Organe des Körpers weitergibt oder Wahrnehmungen des Körpers an den Geist weiterleitet. Die Sinne filtern und erschaffen unsere Wirklichkeit, mit der der Geist versucht umzugehen.

Die Aktionen und Reaktionen des Geistes finden ihren Ausdruck im Handeln. Der Körper ist dabei das Werkzeug, der Geist bestimmt die Art und Weise, *wie* wir handeln. Geist und Körper stehen in einer engen Wechselbeziehung, und so führen bestimmte innere Haltungen (geistige Einstellungen) dem Leben oder anderen Menschen gegenüber zu ganz bestimmten körperlichen Haltungen. Umgekehrt aktivieren Empfindungen des Körpers den Geist. Unser Geist bestimmt, *wie* wir sind; er macht unsere Persönlichkeit und unseren Charakter aus.

Körper

Geist   **SELBST**   **Sinne**

Handeln

Wenn wir versuchen, unser Leben zu verbessern, müssen wir diese vier Bereiche (Sinne, Geist, Körper, Handlungen) berücksichtigen. Viele Menschen haben die Fähigkeit, sich auf gewisse Bereiche des Lebens zu konzentrieren, z.B. Musiker, Künstler, Schriftsteller, Manager usw. Wenn sie darin gut genug sind, werden sie Erfolg haben. Es kann aber sein, daß zur gleichen Zeit ihr restliches Leben überhaupt nicht funktioniert, da der Fokus ihrer Konzentration zu eng ist.

Jede Form der Konzentration befreit Energie, und so wird durch das verstärkte Beachten eines Bereichs oder einer speziellen Fähigkeit ein verstärkter Energiefluß entstehen. Deshalb ist regelmäßiges Üben durch Erfolg gekrönt. Wenn aber der Fokus der Konzentration zu eng ist und sich nur auf einen Lebensbereich richtet, dann wird der Energiefluß einseitig und das übrige Leben nicht im Gleichgewicht sein. Verhaltensweisen, wie Drogen konsumieren, rauchen oder Alkohol trinken, stellen Versuche dar, das verlorene Gleichgewicht wiederzuerlangen. Leben ist das Zusammenspiel aller Bereiche, und es ist wichtig, daß jeder einzelne bei der Arbeit am persönlichen Wachstum berücksichtigt wird. Aus diesem Grund arbeiten wir im Ganzheitlichen Yoga mit einem quadratischen Mandala, dessen vier Seiten diese verschiedenen Lebensbereiche darstellen.

Würden wir einseitig nur an einem dieser Bereiche arbeiten, dann wachsen wir darin, aber es bestünde die Gefahr, daß wir in einem der anderen Bereiche dafür ein um so größeres Defizit schaffen. Einseitige Konzentration führt zu einer einseitigen Verbesserung und bringt uns insgesamt aus dem Gleichgewicht. Da aber alle Bereiche miteinander verknüpft sind, wäre ein solches Wachstum immer unvollkommen. Sobald wir uns jedoch auf alle Lebensbereiche gleichmäßig konzentrieren, fließt unsere Energie gleichmäßig in unser ganzes Leben hinein.

Bei einem Yoga-Wachstumsprogramm dürfen wir also nicht nur an Körperübungen oder an Meditation denken. Nach alten yogischen Prinzipien gibt es 32 Grundaspekte des menschlichen Lebens, die sich den vier Bereichen (Körper, sinnliche Wahrnehmung, Geist und Handlungen) zuordnen lassen. Im Mandala des Ganzheitlichen Yoga sind alle diese Aspekte unseres Lebens enthalten. Während der Arbeit mit diesem Buch konzentrieren wir uns also nicht auf einen einzigen, sondern widmen uns nacheinander jedem dieser Aspekte. Auf diese Weise erlangen wir ein ausbalanciertes Wachstum und können deshalb von *Ganzheitlichem* Yoga sprechen.

Wenn aber unser Leben nur aus den vier Bereichen Sinne, Geist, Körper und Handlungen bestehen würde, dann gäbe es kein wirkliches Wachstum und keine wirklichen Veränderungen. Dann wäre das Leben nur eine Aneinanderreihung von Reaktionen auf unterschiedliche Reize. Aber in unserem innersten Kern, in unserem eigentlichen Wesen, sind wir weder Geist noch Körper, noch die Wahrnehmungen der Sinne und auch nicht unsere Handlungen. Wir sind bewußte Wesen, die jenseits dieser Bereiche existieren und die die Fähigkeit haben, frei zu wählen, und dadurch den Teufelskreis aus Reiz und Reaktion durchbrechen können. Der freie Wille ist die Fähigkeit, sich in bestimmten Momenten oder Situationen über den eigenen Geist oder Körper hinwegzusetzen. Das Selbst hat die freie Wahl. In unserem Mandala steht es in der Mitte und hat Einfluß auf jeden einzelnen der vier Bereiche. Die Entscheidung des Selbst, etwas zu verändern, ist der Schlüssel zu wirklichem Wachstum. Es ist wichtig zu erkennen, daß wir die freie Wahl haben und daß wir diese Fähigkeit benutzen können, um unser Leben zu verändern. Wenn wir das akzeptieren und anwenden, dann sind wir in der Lage, außerordentlich viel von dem, was wir uns erträumen, im Leben zu erreichen.

Das Selbst hat göttlichen Charakter und ist in allen Religionen bekannt; es wird jedoch je nach Kultur unterschiedlich bezeichnet. Im Christentum wird es als »Göttlicher Funke« oder auch als der »Christus in uns« genannt, im Buddhismus als die »Buddha-Natur«, im Hinduismus als »Atman«. Die Grundlage des Ganzheitlichen Yoga ist, daß es nur eine einzige Religion gibt, die sich aber kulturell bedingt zu verschiedenen Zeiten auf verschiedene Weise darstellt. Beim Ganzheitlichen Yoga handelt es sich um einen völlig neuen und verständlichen Zugang zur gemeinsamen Essenz *aller* Religionen. Dieser Zugang beginnt mitten im normalen Alltag und bezieht diesen Alltag mit all seinen Problemen ein.

Wenn es eine WAHRHEIT gibt,
dann gibt es auch eine Lebensweise,
die damit in Einklang ist.

Swami Kripaluananda

Ethik – der Umgang mit anderen

Der Weg des Ganzheitlichen Yoga steht im Gegensatz zur sogenannten Ellenbogen-Gesellschaft, weil auf dem Weg, das eigene Leben zu verbessern, der Blick doch immer auf dem Miteinander ruht. Wir können nur wirkliche Zufriedenheit erlangen, wenn wir anderen mit Respekt begegnen. Nur so können wir das, was wir erreicht haben, auch wirklich genießen. Warum ist das so? Weil unser Selbst, der innerste Kern unseres Wesens, gut ist und anderen näherkommen will. Wenn wir andere schlecht behandeln, fühlen wir uns im Innersten schlecht, weil wir uns dadurch von ihnen absondern und entfernen. Das Wort Sünde kommt von sondern, von ab-sondern. Eine Sünde ist also eine Tat, die uns von anderen trennt. Und wenn wir andere Wesen nicht gut behandeln, dann werden wir – auf einer tiefen Ebene – uns selbst nicht erlauben, daß es uns gutgeht, wir werden uns nicht erlauben, eine erfüllte Beziehung, ein schönes Haus, viel Geld … zu haben. Der Volksmund weiß um diese Zusammenhänge: »Ich kann mir nicht erlauben, Pause zu machen« oder »Ich kann's mir nicht erlauben, so eine Reise zu machen«. Und doch ist uns nicht bewußt, was wir da sagen.

Wenn Sie im Laufe der nächsten Monaten die Aspekte des Yoga-Mandalas bearbeiten, dann gibt es dabei einen roten Faden, der all diese unterschiedlichen Aspekte innerlich zusammenhält und verbindet. Egal, mit welcher Wachstumstechnik Sie arbeiten, sie wird nicht die gewünschten Resultate bringen, solange Sie folgendem Grundsatz keine Beachtung schenken: Handeln Sie ethisch, behandeln Sie andere gut.

Alle Religionen wissen darum: im Christentum sind es die Zehn Gebote, im Yoga die Yamas und Niyamas (Enthaltungen und Befolgungen). Diese Gebote dienen nicht dazu, uns zu knebeln und zu bevormunden. Sie sind ein Ideal, eine Richtschnur, die uns den Weg zu Zufriedenheit und innerem Frieden weisen.

Die zwei wichtigsten ethischen Regeln des Yoga sind:

Verletzen Sie andere nicht, weder körperlich noch sprachlich.

Sagen Sie die Wahrheit, ohne andere dabei zu verletzen.

Es kann aber hier nicht darum gehen, daß Sie uns einfach glauben und unsere Thesen fraglos übernehmen. Im Gegenteil: Beginnen Sie damit, den roten Faden des ethischen Lebens zu spinnen, und erfahren Sie, wie Sie sich dann fühlen. Überprüfen Sie selbst, wie sich ihr Leben verändert, wenn Sie versuchen, diesen Regeln zu folgen. Haben Sie den Mut, Ihren inneren Protest gegen Kirche, gegen Dogmen und gegen Gebote für eine bestimmte Zeit zur Seite zu stellen. Was wir hier anbieten, ist der Wesenskern *aller* Religionen. Erfahren Sie selbst, was er in Ihrem Leben bewirkt.

Wenn Sie versuchen wollen, nach diesen ethischen Regeln zu leben, dann werden Sie auf einen Gegner stoßen, der es Ihnen sehr schwer machen wird, Ihren Vorsätzen zu folgen. Es ist Ihr eigener Geist und in seinem Zentrum das Ego. Das Ego *will* manchmal andere verletzen, es ihnen heimzahlen, sich nichts gefallen lassen. Ihrem Ego wird es sehr unangenehm sein, Fehler oder Schwächen einfach zuzugeben, es will anderen oder den Umständen die Schuld geben. Weil wir ein Ego haben, ist es sehr schwer, andere gut zu behandeln. Auch Sie werden immer wieder scheitern. Geben Sie nicht auf. Versuchen Sie ihr Bestes. Mit der Zeit werden Sie beginnen, Fortschritte zu machen und ein immer feineres Gefühl dafür bekommen, welche Handlungen Sie von anderen absondern und entfernen und welche Sie anderen näherbringen.

Diese ethischen Lebensregeln stehen in Einklang mit der Wahrheit, die hinter allen Dingen steht. Je mehr es Ihnen gelingt, diesen Regeln zu folgen, um so mehr werden Sie selbst in Einklang mit dieser Wahrheit kommen und ein glückliches und erfülltes Leben leben. Das ist es, was wir Ihnen von ganzem Herzen wünschen.

Arbeitsempfehlungen

Es kommt darauf an, was man daraus macht

Wirklich unterstützen kann dieses Buch Sie nur dann, wenn Sie es als eine Arbeitshilfe betrachten. Nicht als *die* Lösung, sondern als Anleitung zu und als Unterstützung bei den notwendigen Veränderungen. Dieses Buch versteht sich als Hilfe zur Selbsthilfe. Es nimmt Ihnen keine Arbeit ab, im Gegenteil, es kann Ihnen welche machen! Es ist keine Wunderdroge, bei der das Lesen allein genügt und sich dann alle Probleme in Luft auflösen. Es ist wie mit dem Faden der Ariadne, der uns zwar aus dem Labyrinth heraushilft, uns aber nicht das Gehen erspart. Wenn Sie dieses Buch durcharbeiten und sich den entsprechenden Aufgaben im Alltag stellen, dann sind *Sie* es, der arbeitet. Das Buch übernimmt dabei die Führung, der Sie sich mehr oder minder anvertrauen können.

Dieses Buch ist nicht besser und auch nicht schlechter als manch andere Lebenshilfe-Bücher. Ob dieses Buch die entscheidende Wende in Ihrem Leben bringt, hängt von einem wichtigen Faktor ab: von *Ihnen!* Es braucht Ihre Entscheidung, Ihre Absicht zur Veränderung, Ihre Ausdauer, Ihren Willen, an sich zu arbeiten und unter Umständen sogar durch Krisen zu gehen. Ohne Sie und Ihren Einsatz ist dieses Buch nur bedrucktes Papier. Es kommt nicht auf dieses Buch an, es kommt darauf an, was *Sie* daraus machen!

Ausgewogenheit statt Einseitigkeit

Das Mandala des Ganzheitlichen Yoga basiert auf universellen Prinzipien, die von den Weisen vergangener Zeiten entdeckt und untersucht wurden. Jeder Aspekt ist in der richtigen Position zu den anderen Aspekten. So haben wir nicht nur ein Gleichgewicht, sondern auch eine Struktur, die den inneren Aufbau der Person und die Struktur des Universums widerspiegelt.

Um ein ausgewogenes Wachstumsprogramm zu erhalten, wählen Sie für Ihre Arbeit von jeder Seite des Mandalas je einen Aspekt aus. Arbeiten Sie mit diesen vier Themen für ca. sechs Wochen. Dann wählen Sie vier neue Aspekte, wiederum von jeder Seite des Mandalas einen. Auf diese Weise können Sie den praktischen Teil in 12 bis 18 Monaten vervollständigen. *Lassen Sie sich bei der Wahl der einzelnen Aspekte ganz von Ihrem momentanen Interesse oder von Ihrem Gefühl bzw. Ihrer Intuition leiten.* Die Techniken werden Ihnen dann leichtfallen, weil sie Ihr natürliches Interesse finden und Ihnen Spaß machen.

Ihr Programm für die ersten sechs Wochen könnte also beispielsweise so aussehen:

Sinne	Handeln	Geist	Körper
2	11	21	28
Singen	Sexualität	Probleme	Ernährung

oder auch so:

Sinne	Handeln	Geist	Körper
6	15	19	27
Wahrheit	Loslassen	Kritik	Yoga-Positionen

Wenn Sie sich nicht entscheiden können, dann würfeln Sie, oder erfinden Sie selbst Ihre persönliche Methode, um die Themen auszuwählen. Betrachten Sie die Arbeit mit diesem Buch als ein Spiel!

Erst am Ende bearbeiten Sie bitte die Eckfelder:

1	9	17	25
Wer bin ich?	Verstehen	Ruhen	Gesund werden

Die Eckfelder sind relativ umfangreich und enthalten viele Informationen, die auf mehreren anderen Aspekten aufbauen. Deshalb ist es sinnvoll, diese Felder als die Schlußsteine des gesamten Prozesses zu wählen.

Wenn Sie sich dazu entschließen, praktisch mit diesem Buch zu arbeiten, dann kann sich die Arbeit über ein bis eineinhalb Jahre erstrecken. In dieser Zeit wird Ihr Leben zu einem Projekt. Es wird Gegenstand Ihrer Untersuchung und Ihrer kreativen Aufmerksamkeit, und Sie können beeindruckende Erfahrungen machen. Manche Sichtweisen oder Empfehlungen werden Sie dabei als wertvoll erachten und bereit sein, sie für Ihr Leben zu übernehmen. Anderes werden Sie ausprobieren und dann merken, daß es nicht Ihr Interesse findet. Auf diese Weise werden Sie sich im Laufe der Zeit ein Wachstumsprogramm erarbeiten, das genau Ihren Neigungen und Veranlagungen entspricht, und rasche Fortschritte machen. Ihr Leben wird sich auf angenehme Weise verbessern, und später wird sich Ihr Interesse ganz natürlich den noch verbleibenden Kapiteln zuwenden.

Die Arbeit mit den einzelnen Aspekten

Jedes Kapitel besteht aus einem theoretischen und einem praktischen Teil. Der theoretische Teil basiert auf yogischem Wissen und wird nicht immer ganz einfach nachzuvollziehen sein. Obwohl wir versucht haben, ihn sprachlich verständlich zu halten, wird Ihnen doch manches zunächst noch fremd erscheinen.

Fach- und Fremdworte: Soweit es ging, haben wir weniger geläufiges Vokabular vermieden. Für viele Fachworte gibt es aber keine eindeutige Übersetzung, die deutschen Begriffe sind oft nicht treffend genug. Zu Ihrer Unterstützung finden Sie am Ende des Buches ein Verzeichnis der Fachworte mit kurzen Erläuterungen.

Hilfe bei Konzentrationsproblemen: Wenn Sie während des Lesens müde werden oder irritiert sind, dann gehen Sie am besten einen Abschnitt zurück, und lesen die Passage nochmals.

Der praktische Teil einer jeden Lektion: Am Ende jeder Lektion finden Sie Aufgaben oder Übungen, die Sie im Laufe von sechs Wochen lösen oder bearbeiten können. Der theoretische Teil wird Ihnen zunächst schwieriger erscheinen, der praktische Teil wird Sie jedoch weitaus mehr beanspruchen, zeitlich und auch bezüglich der Anforderungen an Sie selbst.

Persönliches Tagebuch: In einigen Kapiteln werden Sie aufgefordert werden, am Ende der sechs Wochen oder auch zwischendurch einen Bericht anzufertigen oder sich Notizen zu machen, um sich selbst Rechenschaft zu geben, was mit Ihnen und Ihrem Leben geschieht. Dieses Tagebuch wird für Ihre Selbsterforschung sehr nützlich sein; es ist ein Protokoll Ihres Prozesses, das Sie später immer wieder gerne lesen werden.

Fragen: Zu fragen ist sehr wichtig! Wenn Sie Fragen haben, so ist das ein Zeichen dafür, daß Sie sehr aufmerksam lesen, beobachten und über das Gelesene nachdenken. Es ist gut, wenn Sie Fragen haben. Je mehr, um so besser. Aber sorgen Sie dafür, daß diese Fragen beantwortet werden:

1. Schritt – Nochmal lesen: Wenn während des Lesens eine Frage auftaucht, dann lesen Sie das entsprechende Kapitel noch einmal, und versuchen Sie, die Antwort selbst herauszufinden.

2. Schritt – Gespräche: Merken Sie sich Ihre Frage, und bringen Sie sie bei nächster Gelegenheit ins Gespräch, sobald Sie mit Menschen zusammen sind, die an persönlicher oder spiritueller Wachstumsarbeit interessiert sind.

3. Schritt – Falls Sie in Gesprächen nicht die Antwort finden oder keine Gelegenheit zu solchen Gesprächen haben, so besteht die Möglichkeit, uns zu schreiben. Am Ende des Buches finden Sie unsere Adresse.

Raum und Umgebung: Richten Sie sich einen ruhigen Platz ein, an dem Sie dieses Buch ungestört lesen und die Aufgaben und Übungen machen können. Es kann sein, daß dazu in Ihrer familiären Umgebung organisatorische Veränderungen nötig sind. Diese sollten Sie mit Ihrem Partner oder Ihrer Partnerin absprechen, damit die Arbeit mit diesem Buch nicht von Beginn an belastet wird. Für Veränderungen werden Sie etwas Zeit brauchen; klären

Sie daher alles Nötige *bevor* Sie mit der eigentlichen Arbeit starten, um nicht nach einigen Wochen frustriert aufzugeben.

Kommunikationsübungen (Diaden)

In einigen Lektionen werden Sie aufgefordert werden, zusammen mit einer zweiten Person an bestimmten Fragen zu arbeiten. Wenn Sie niemanden kennen, mit dem Sie diese Übungen durchführen können, dann reflektieren Sie allein über die jeweiligen Fragen. Zu zweit sind diese Übungen allerdings wesentlich wirkungsvoller. Deshalb sollten Sie sich bemühen, jemanden für diese Zusammenarbeit zu gewinnen. Wir geben hier eine kurze Anleitung, nach der solche Übungen (Diaden) durchgeführt werden können.

Eine Diade ist eine Kommunikationsübung. Dabei sitzen Sie einem anderen gegenüber, auf Stühlen oder auf dem Boden. Die Gesichter sind einander zugewandt. Sie sitzen in einem für beide akzeptablen Abstand, ohne einander zu berühren. Während dieser Übung sind beide abwechselnd Sprecher und Zuhörer und tauschen zu bestimmten Themen ihre Gedanken aus. Die unten beschriebene feste Struktur dieser Übung macht es möglich, sich selbst in Ruhe zu erforschen und sich dann, ebenfalls in Ruhe, auszudrücken und mitzuteilen. Zudem erlaubt sie uns, genauer zu verstehen, was der anderen Person bezüglich des jeweiligen Themas wichtig ist.

Die Diaden-Struktur: Besorgen Sie sich eine Uhr, die Sie so einstellen können, daß sie nach fünf Minuten ein Signal gibt. Entscheiden Sie, wer von Ihnen beiden zuerst spricht und wer zuhört. Nach fünf Minuten sollten die Rollen gewechselt werden. Es ist kein Problem, länger als fünf Minuten zu sprechen, aber es ist sehr schwierig, länger als fünf Minuten unabgelenkt zuzuhören. Die Übung sollte insgesamt nicht länger als 40 Minuten dauern, das sind acht Wechsel, d.h., jeder ist viermal Sprecher und viermal Zuhörer. Sorgen Sie dafür, daß Sie in dieser Zeit nicht gestört werden.

Die Diaden-Regeln: Für die Diaden finden Sie am Ende einzelner Kapitel Instruktionen zu den jeweiligen Themen. Der Zuhörer gibt dem sprechenden

Partner die Instruktion, genau im vorgegebenen Wortlaut. Er spricht seinen Partner dabei direkt an, ist in Augenkontakt und meint, was er sagt.

Arbeiten Sie an jeder Gruppe von Instruktionen für 40 Minuten. Zum Beispiel geben Sie zuerst die Instruktion »Sag mir ein Problem, das Du momentan im Leben hast.« Wenn Ihr Partner Ihnen ein Zeichen gibt, daß er gesagt hat, was ihm wichtig ist, sagen Sie »Danke« und geben die zweite Instruktion dieser Gruppe: »Sag mir alles, was ich wissen muß, um das Problem vollständig zu verstehen.«

Als sprechender Partner versuchen Sie, die Instruktionen so gut es geht zu befolgen. Sprechen Sie von *sich*, und beziehen Sie sich nicht auf Ihren Partner. Sprechen Sie von Ihrer *eigenen* Erfahrung. Bleiben Sie in Kontakt mit Ihrem Zuhörer. Geben Sie ihm alle Informationen, die nötig sind, um vollständig zu verstehen, was Ihnen wichtig ist. Beantworten Sie nur die Instruktion, die Ihnen gegeben wurde, und geben Sie ein Zeichen, wenn Sie Ihrer Einschätzung nach ausreichend geantwortet haben.

Wenn Sie zuhörender Partner sind, dann geben Sie die Instruktion und konzentrieren sich danach ausschließlich darauf, die Informationen, die Ihnen der sprechende Partner gibt, zu verstehen. Richten Sie Ihre volle Aufmerksamkeit auf ihn. Schauen Sie Ihren Partner an, auch wenn er zeitweilig die Augen schließen sollte. Hören Sie aufmerksam zu, aber reagieren Sie nicht: kein spontanes Nicken, kein Lächeln und auch keine Kommentare zu dem Gesagten – auch dann nicht, wenn Sie selbst anschließend der sprechende Partner sind. Wenn Ihr Partner Ihnen ein Zeichen gibt, daß er zu dieser Instruktion ausreichend gesprochen hat, dann sagen Sie zu ihm nur das Wort »Danke«. Fügen Sie dem nichts hinzu.

Falls es sich um eine Gruppe von Instruktionen handelt, geben Sie Ihrem Partner die nächste und dann ggf. die übernächste Instruktion. Beginnen Sie anschließend wieder mit der ersten und so fort. Nach fünf Minuten ertönt der Signalton. Bedanken Sie sich, und wechseln Sie die Rollen. Bleiben Sie während dieser Diade bei *einer* Gruppe von Instruktionen.

Nahezu die Hälfte der Zeit werden Sie Ihrem Partner zuhören. Deshalb brauchen Sie etwas Wissen darüber, was einen guten Zuhörer ausmacht. Sie sollten für die andere Person wirklich da sein. Es ist sehr leicht, abgelenkt zu werden, über das Gesagte nachzudenken, anderer Meinung zu sein, sich über eine bestimmte Formulierung zu ärgern. Manchmal denken wir auch darüber nach, wann wir wieder an der Reihe sind zu sprechen, und legen uns die Worte schon zurecht. Wenn Sie bemerken, daß Sie abgelenkt sind, dann gehen Sie mit Ihrer Aufmerksamkeit zurück zu Ihrem Partner. Hören Sie zu, beobachten Sie, und versuchen Sie zu verstehen. Auch wenn es nicht immer gelingt, versuchen Sie es ernsthaft weiter. Lassen Sie Ihre eigenen Meinungen für einen Moment los, und seien Sie ganz für den anderen da. Wenn Sie diese Art des Zuhörens öfter üben, werden Sie fähig werden, andere immer klarer zu verstehen, auch wenn diese nicht immer die richtigen Worte finden.

Wenn Sie die Diaden durchführen, dann bringen Sie sich so gut ein, wie Sie können. Egal, ob als Sprecher oder als Zuhörer. Sie werden während der Übung vielleicht in eine Krise geraten und nicht weitermachen wollen. Vielleicht werden Sie es albern finden, oder Ihnen wird nichts mehr einfallen, was Sie noch sagen könnten. Es können auch intensive und sogar unangenehme Gefühle aufsteigen. Vielleicht, vielleicht aber auch nicht. Je mehr Sie und Ihr Partner sich auf diese Übung einlassen, um so mehr werden Sie jenen Dingen begegnen, die Sie bisher vor anderen zurückgehalten haben: Kommunikationen, Gefühle, Bedürfnisse, Ängste und wer weiß, was sonst noch alles. Lassen Sie die Macht dieser Übungen in der geschützten Struktur der Diade für sich arbeiten. Wenn Sie danach außerhalb dieses Rahmens mit anderen in Kontakt sind, werden Sie feststellen, daß Sie einfacher und erfolgreicher in Beziehung sein können.

Hilfe und Unterstützung

Sie werden während der Arbeit mit Ganzheitlichem Yoga wahrscheinlich irgendwann in Schwierigkeiten geraten, vor allem hinsichtlich Ihrer Disziplin und Ihrer Ausdauer. Auf den nächsten Seiten beschreiben wir, daß diese Schwierigkeiten völlig normal sind. Wir werden Ihnen sagen, womit Sie zu rechnen haben, aber auch, wie Sie sich Unterstützung holen können.

Immer, wenn Sie damit beginnen, in Ihrem Leben aufzuräumen, gibt es einen Teil in Ihnen, der das nicht mag. Das ist der Teil, der von dem bisherigen Zustand profitiert hat und nicht an einer Veränderung interessiert ist. Dieser Teil sorgt dafür, daß z.B. immer dann eine Ablenkung auftaucht, wenn Sie sich mit diesem Buch beschäftigen wollen. Möglicherweise taucht ein Hungergefühl auf, und prompt stehen Sie auf und gehen zum Kühlschrank. Dieser Teil läßt Sie eben noch schnell ins Fernsehprogramm schauen, bevor Sie mit der Übung beginnen. Und irgendwann werden Sie nach zwei oder drei Monaten bemerken, daß Sie Ihr eigentliches Vorhaben einfach vergessen haben, obwohl Sie es doch ernsthaft wollten. Durch eine solche Situation wird offensichtlich, daß Sie nicht »der Herr im eigenen Hause« sind. Wenn Sie sich entscheiden, ernsthaft in Ihrem Leben etwas zu verändern, dann werden solche Schwierigkeiten mit Sicherheit auftauchen. Sie sollten sich deswegen keine Vorwürfe machen, sich nicht schämen und sich auch nicht schuldig fühlen. Wenn es passiert, grämen Sie sich nicht, und geben Sie auch nicht auf, sondern verzeihen Sie sich selbst, und erneuern Sie Ihre Absicht. Machen Sie weiter!

Eine wirkungsvolle Unterstützung ist ein Stundenplan. Wenn es Ihnen gelingt, in bezug auf die Arbeit mit diesem Buch und mit den Aufgaben und Übungen eine gewisse tägliche Routine zu entwickeln, dann ist viel gewonnen. Es hat große Vorteile, der Arbeit an Ihrem Wachstum einen festen Platz in Ihrem täglichem Stundenplan zu geben. Auf diese Weise müssen Sie sich nur einmal dafür entscheiden und die Entscheidung nicht täglich neu treffen. Ein ständiges »soll ich oder soll ich nicht« oder »jetzt besser nicht, vielleicht später« kostet viel Energie. Wesentlich einfacher ist es, einen festen Stundenplan zu entwerfen und ihn einzuhalten. Die Arbeit mit Ganzheitlichem Yoga kann so zu einem festen und regelmäßigen Bestandteil Ihres Tagesablaufs werden. Dadurch bekommen Sie Routine, und diese Routine wird über viele Schwierigkeiten, Durstphasen und Krisen hinweghelfen. Mehr zum Thema Stundenplan finden Sie in Kapitel 8.

Die Arbeit mit Ganzheitlichem Yoga wird möglicherweise Krisen mit sich bringen. Es kann sein, daß Sie das Gefühl bekommen, daß die Schwierigkeiten in Ihrem Leben eher noch zunehmen, anstatt abzunehmen. Möglich ist aber auch, daß Sie irgendwann feststellen, daß Sie einfach aufgehört haben, diese Wachstumsarbeit zu machen. Wenn Sie glauben festzustecken, nicht mehr weitermachen zu können und aufhören möchten, dann lesen Sie Kapitel 22 (Krisen). Dort wird beschrieben, daß eine Krise der erste Schritt auf dem Weg zur Heilung ist, und was aus der Krise heraushilft. Sollte trotzdem irgendwann das Gefühl auftauchen, daß Sie es nicht schaffen, dann holen Sie sich Unterstützung von außen. Die Schwierigkeit dabei wird nicht sein, jemanden in Ihrer Umgebung zu finden, der für Sie da ist; die Schwierigkeit wird sein, ob Sie es *sich selbst erlauben* werden, Unterstützung anzunehmen. Möglicherweise haben Sie ein sehr stolzes Ego, das mit allem unbedingt allein fertigwerden will. Oder vielleicht fühlen Sie sich schlecht mit sich selbst und denken, es nicht wert zu sein, daß andere Ihnen helfen.

Wenn Sie aber das Gefühl haben, Hilfe zu brauchen, und denken, sie auch annehmen zu können, dann gehen Sie auf einen Menschen zu, zu dem Sie eine liebevolle und freundschaftliche Beziehung haben und der regelmäßig, je nach Absprache täglich oder wöchentlich nachfragt, erinnert oder auch ermuntert. Sie werden sich stärker fühlen und zu größerer Anstrengung fähig sein, wenn Sie sich unterstützt wissen. Wir nennen das Monitoren. Ein Monitor ist jemand, der uns achtsam unterstützt. Monitoren ist eines der stärksten Hilfsmittel für persönliches Wachstum, denn nur die Hilfe und die liebevolle Zuwendung durch einen anderen befähigen uns wirklich, die

1
Wer bin ich?

Einmal zog jemand, als ihm in einem Seminar die Anweisung gegeben wurde: »Sag mir, wer Du bist«, seinen Ausweis aus der Tasche. Er dachte offensichtlich, er sei sein Name oder er sei das, was über ihn in seinem Ausweis steht. Zu denken, Sie seien Ihr Name, Ihr Geburtsdatum, Ihr Horoskop, Ihr Beruf, Ihre Rolle, die Sie im Leben spielen, zeigt einige der Schwierigkeiten, auf die Sie anfangs stoßen werden, wenn Sie versuchen herauszufinden, wer Sie *wirklich* sind. »Wenn ich nicht mein Führerschein und auch nicht mein Name bin, wer bin ich dann?« Daraufhin befühlte dieser Teilnehmer seinen Körper und sagte: »Ich bin dieser Körper!« Diesmal hatte er versucht, durch Fühlen herauszufinden, wer er ist. Vielleicht ist er sein Körper, vielleicht aber auch nicht.

Können Sie wirklich durch Fühlen herausfinden und *wirklich* wissen, was die Wahrheit über Sie selbst ist? Nein! Alles, was wir durch unsere Sinne wahrnehmen, können wir nicht als absolut wahr erkennen. Es wird immer eine mittelbare Wahrnehmung sein, denn wir erfahren die Wahrheit gefiltert und eingefärbt durch unsere Sinne. Wenn Sie etwas durch die Sinne erfahren, dann können Sie mutmaßen, daß das die Wahrheit ist, Sie können sich sogar ziemlich sicher sein, aber Sie können sich immer noch irren. Nur wenn Sie eine direkte, un-mittel-bare (ohne Vermittlung der Sinne) Erfahrung gemacht haben, eine direkte, absolute Erfahrung von Wahrheit, dann werden Sie zweifelsfrei wissen.

Schließen Sie für einen Moment die Augen, und stellen Sie sich eine Katze vor. Dann öffnen Sie Ihre Augen wieder. Diese Katze ist Teil Ihres Geistes; ihr Bild war im Raum oder im Bereich des Geistes. Der Geist ist aber etwas anderes als der Körper. Dort, wo Sie sich diese Katze vorgestellt haben, war der Raum des Geistes. Der Körper ist das, was Sie mit Ihrer Hand berühren können. Schließen Sie Ihre Augen, und stellen Sie sich nochmal eine Katze vor. Nehmen Sie diesmal wahr, daß da jemand ist, der diese Katze betrachtet. Wer ist es, der diese Katze ansieht? Jetzt haben Sie Ihre Suche nach »Wer bin ich?« begonnen. *Wer* die Katze ansieht, ist kein Teil des Geistes, das sind Sie selbst. Aber wer sind Sie?

Wenn Sie versuchen zu erfahren, wer Sie sind, und wenn Sie versuchen, dies über den Bereich des Körpers oder des Geistes herauszufinden, z.B. indem Sie darüber nachdenken, dann werden Sie scheitern. Durch Fühlen oder Denken können Sie nur eine mittelbare, eine relative Erfahrung davon bekommen, wer Sie sind. Nachdenken ist ein intellektueller Prozeß. Sie könnten sogar die richtige Antwort finden, aber Sie werden nicht wirklich *wissen*, ob sie wahr ist. Das ist das Problem dabei. Um die absolute Wahrheit über etwas zu erfahren, müssen Sie eine absolute Erfahrung davon machen, also direkt, unmittelbar. Solange Sie sich aber mit dem Körper oder dem Geist befassen, werden Sie keine absolute Erfahrung machen können.

Was ist eine direkte Erfahrung?

Seit langer Zeit haben sich viele Menschen darum bemüht, direkt zu erfahren, wer sie sind. Sie kannten den Wert einer solchen Erfahrung, weil einige Leute diese Erfahrung gemacht hatten. Diese direkte Erfahrung der absoluten Natur des wahren Selbst findet jenseits des Geistes und jenseits des Körpers statt. Sie ist mit nichts zu vergleichen und wird als Erleuchtung oder auch als Vereinigung mit dem Absoluten bezeichnet. Das Selbst ist nicht etwas, das sich entwickelt hat; es war, es ist und es wird immer sein. Hier scheint für Ihren Geist ein Anhaltspunkt zu sein, um Ihre wahre Natur zu beschreiben: »Wenn meine wahre Natur nichts ist, was sich entwickelt oder geformt hat, so werde ich sagen, daß das, was ich bin, etwas ist, das sich nicht entwickelt hat.« Dieser Versuch wird jedoch scheitern, denn obwohl Ihnen hier der Zustand von Erleuchtung beschrieben wird, fehlt Ihnen die absolute direkte Erfahrung der Erleuchtung.

»Mein Vater und ich sind eins«, sagte Jesus. Das scheint eine unsinnige Aussage zu sein. Wie können zwei Existenzen eins sein? Für den Geist ist es paradox, im Bereich des Absoluten ist es wahr: »Mein Vater und ich *sind* eins.« Die wahre Bedeutung dieser Aussage liegt im Bereich des Absoluten und damit nicht im Bereich des Geistes. Deshalb ist die Bedeutung dieser Aussage auch nicht sprachlich zu vermitteln. Das Beispiel von Jesus ist nicht zu verstehen, weil es ja gerade als Beispiel für die Grenzen unseres Verstandes dient, der daran scheitert, die absolute Wahrheit zu erfassen. Für unseren Verstand ist der Satz »Mein Vater und ich sind eins« ein Paradoxon, das sich erst im Bewußtseinszustand der Erleuchtung auflöst.

Bei diesem Thema stoßen wir nicht nur an unsere verstandesmäßigen, sondern notgedrungen auch an unsere sprachlichen Grenzen – ein Problem, das alle Autoren haben, die versuchen, sich zu solchen Erfahrungen zu äußern. Buddha sagte: »Wer auch immer Erleuchtung findet, findet nichts. Wer auch immer sie findet, findet alles.« Der Geist kann mit solch einer Aussage nichts anfangen, denn sie enthält einen Widerspruch: Wer Erleuchtung findet, findet nichts, und wer sie findet, findet alles. Anders ausgedrückt: Sie werden nichts von dem finden, was Sie erwarten. Sie werden komplette Leere vorfinden, aber andererseits werden Sie vollständige, totale Befriedigung finden, die alles ist. Sie werden nichts bekommen, was Körper, Geist und Ego wollten, aber Sie werden *alles* finden. Die Wahrheit ist total und absolut befriedigend. Sie ist nichts und doch ist sie alles. Nicht jeder ist reif für diese Erfahrung. Nur jene, die bereit sind für die absolute Wahrheit, sollten sich diesem Thema stellen.

Die Bedeutung einer direkten Erfahrung

Jetzt haben wir ein Problem. Weder unsere Sinne, noch unser Verstand, noch unser Ego führen zum Ziel. Ganz gleich, was sich der Geist ausdenkt, er wird niemals die richtige Antwort finden. Was sollen wir tun, wenn keiner der Wege, die wir normalerweise benutzen würden, in diesem Fall funktionieren? Diese Frage stellen sich die Menschen bereits seit sehr, sehr langer Zeit. In Griechenland, nicht weit von Athen, steht ein Tempel des Apollon. Zum größten Teil ist er zerfallen, aber das Eingangstor steht noch. Eine Inschrift über diesem Tor besagt: »Erkenne Dich selbst und Du erkennst Gott.« Das ist wichtig. Die Basis jeglicher Religion, jeglicher Spiritualität, jeglichen persönlichen Wachstums ruht in dieser einen Sache. Sie selbst werden in dem Maße fähig sein, Fortschritte zu machen, in dem Sie sich wahrhaft erkennen. Davon hängt alles andere ab. Sie können Philosophie oder Theologie studieren, Sie können diese oder jene tiefe Erfahrung machen, Sie können diese Technik verwenden oder jene, Sie können schwer arbeiten und sehr diszipliniert sein, aber solange Sie nicht durch eine direkte, absolute Erfahrung wissen, wer Sie sind – wer ist das, der all das hier tut? Wer ist es, der lebt?

Haben Sie jemals etwas getan und dann doch keine Erfüllung darin gefunden? Sie haben sich in eine Aktivität gestürzt, bis Sie sich nahezu völlig verausgabt haben, und wenn Sie dann genau hinschauten, dann war das Ganze doch eher schal, nichtssagend und nicht wirklich befriedigend. Gibt es irgendwas, das bleibende Freude und Befriedigung bringt? Ja, das gibt es! Denn fast alles im Leben kann erfüllend sein, das ist nicht das Problem. Das Problem ist, daß *Sie* nicht daran teilhaben. Wer handelt ist die Person, ein Wesenszug, ein Seinszustand oder eine bestimmte Identifikation mit etwas, die das alles tut. Aber was haben Sie davon? Nichts! Nach einer Weile beginnen Sie zu glauben, daß das Leben ein Betrug ist. Das Leben *ist* ein Betrug. Nur die Wahrheit nicht. Sobald Sie eine absolute, direkte Erfahrung Ihrer selbst gemacht haben, die absolute Wahrheit von sich erfahren haben, können Sie beginnen, aus sich heraus zu leben.

Jede Religion basiert auf dieser Wahrheit. Solange Sie diese nicht direkt erfahren haben, werden Sie nicht verstehen können, was Religion wirklich ist. Es ist gut, ethischen Regeln wie den Zehn Geboten zu folgen. Wenn Sie solchen Verhaltensregeln folgen, werden Sie ein guter Mensch sein, aber Sie werden wahrscheinlich trotzdem keine Erfüllung finden. Erfüllung finden Sie erst dann, wenn *Sie* es sind, der diesen Regeln folgt. Das ist der springende Punkt.

Eine direkte Erfahrung Ihrer selbst zu machen, hat eine große Auswirkung auf Ihr Leben. So wie Sie morgens beim Erwachen erkennen, daß Sie geträumt haben, so erkennen Sie nach einer direkten Erfahrung, daß Ihr bisheriges Alltagsleben auch nur ein Traum war. Sie erwachen auf einer anderen Ebene, in einem anderen Bewußtsein. Ihnen sind Zusammenhänge offensichtlich, Sie nehmen sie *wahr* – und wundern sich, daß Sie es vorher nicht gesehen oder verstanden haben, wo es doch so offensichtlich ist. Im Christentum nennt man diese Erfahrung eine Offenbarung. Es wird etwas offenbar(t), was aber schon vorher so war, nur daß es Ihnen nicht bewußt war. Bei einer Erleuchtung oder Offenbarung wird für Sie an einer bestimmten Stelle der Schleier, der die absolute Wahrheit verhüllt, für eine kurze Zeit gelüftet.

Nach einer direkten Erfahrung erkennen Sie, daß die Schwierigkeiten und Sorgen des Alltags weit entfernt von dem sind, was Sie in Wirklichkeit sind. Die Probleme sind vielleicht nicht gelöst, aber Sie sind weniger darin gefangen. Plötzlich finden Sie Wege und Lösungen, an die Sie bisher noch nicht gedacht haben. Wenn Sie direkt erfahren haben, wer Sie sind, dann werden Sie frei für Beziehungen auf der Basis von Wahrheit und Erfüllung. Liebe und Angstfreiheit sind die beste Beschreibung für erfüllten Kontakt. Und nur wenn Sie wissen, wer Sie wirklich sind, können Sie wissen, wie Sie leben müssen, um glücklich zu sein.

Die Barriere des Ego

Bei Ihrer Suche nach dem, wer Sie wirklich sind, stoßen Sie auf das, was Sie glauben zu sein. Sie stoßen auf das Ego, das sogenannte Ich-Bewußtsein, das Gefühl zu sein und zu existieren. Wenn sich das Ego durch ein Thema bedroht fühlt, dann beginnt es, sich mit anderen Themen zu beschäftigen. Das geschieht auch, wenn Sie sich der absoluten Wahrheit darüber, wer Sie sind, nähern. Es tauchen nicht nur ablenkende Gedanken auf, auch Ihr Körper und Ihre Emotionen reagieren. Diese Reaktionen sind unvermeidbar, und Sie können sie als Zeichen dafür ansehen, daß Sie sich der Wahrheit Ihres Selbst annähern.

Wenn Sie die Frage »Wer bin ich?« in sich wirken lassen, nicht darüber nachdenken, sondern sich einfach für die Wahrheit öffnen, dann kann es sein, daß Sie plötzlich im Magen Übelkeit verspüren und der Gedanke auftaucht, daß die Beschäftigung mit dieser Frage eigentlich die stumpfsinnigste Sache ist, mit der Sie sich je befaßt haben. Das und vieles mehr kann Ihnen widerfahren, wenn Sie sich der Wahrheit nähern. Das Ego kann an der absoluten Wahrheit nicht teilhaben, weil es in die normalen sinnlichen Wahrnehmungsprozesse verstrickt ist. Die Wahrheit Ihres Selbst ist nicht das Ego. Deshalb gerät das Ego in Panik, wenn Sie sich der Wahrheit nähern, und veranlaßt den Körper, die Emotionen und den Geist zu reagieren und somit von der Suche abzulenken.

Der Weg zur Erleuchtung

Das Schwierigste ist eigentlich, das abschreckende Wort »Erleuchtung« zu überwinden. Es hat so viele unerwünschte Untertöne, daß den meisten Leuten davor schaudert, wenn sie es hören. Aber welches Wort soll man verwenden? Die folgende Beschreibung wird etwas Klarheit über die Bedeutung des Wortes bringen. Erleuchtung heißt wörtlich: das Licht des Bewußtseins in etwas hineinbringen. Erleuchtung erfährt man, wenn das Bewußtsein in unmittelbaren Kontakt mit der Wahrheit kommt, mit ihr eins wird. Das Schlüsselwort dabei ist: un-mittel-bar, d.h., ohne irgendwelche Umwege oder Hilfsmittel der Sinne oder des Intellekts. Normalerweise erleben wir uns, das Leben und andere durch Sehen, Denken, Glauben, Urteilen oder Fühlen. Dies alles sind indirekte Erlebnisweisen. Und doch nehmen die meisten von uns an, dies sei die einzige Möglichkeit von Erfahrung. Wahrheit existiert unabhängig von unserer Wahrnehmung oder unserer Vorstellung von ihr. Erleuchtung ist ein unmittelbares, direktes Erfahren dieser Wahrheit. Im Falle der Selbst-Findung heißt das, daß man direkten, unmittelbaren Kontakt mit der Wahrheit des eigenen Selbst hat.

In alter Zeit haben Buddhisten die Suche nach dem wahren Selbst so formuliert: »Wer ist es, der Buddhas Namen wiederholt?« Eine ihrer täglichen spirituellen Übungen war die Wiederholung von Buddhas Namen. Sie sagten seinen Namen, und sie sagten ihn immer und immer wieder. Schließlich fragt einer von ihnen: »Wer ist es, der diesen Namen wiederholt?« Versuchen Sie nicht, diese Frage zu beantworten, sondern versuchen Sie, die Antwort direkt zu erfahren. Wenn Sie nicht Ihren Körper mit seinen Sinnen und auch nicht Ihren Geist mit seiner Vernunft dazu verwenden können, was bleibt Ihnen dann übrig? Nicht sehr viel. Sie können nicht *erfahren*, wer Sie sind, indem Sie versuchen diese Frage durch *Nachdenken* zu beantworten. Das »Wer«, das Sie beabsichtigen, direkt zu erfahren, ist weder Ihr Körper noch Ihr Geist. Es sind Sie selbst, derjenige, der das innere Bild von der Katze betrachtet.

Ist Erleuchtung leicht zu erreichen? Nein. Obwohl es rein theoretisch möglich ist, jederzeit und an jedem Ort eine solche Erfahrung zu haben, geschieht sie doch relativ selten. Nicht, weil die Wahrheit so tief verborgen wäre, sondern weil wir im normalen Alltag viel zu sehr abgelenkt und in unsere Probleme verstrickt sind. Damit die Suche nach Wahrheit Erfolg haben kann, müssen wir zuerst eine Situation schaffen, in der wir uns ausschließlich mit dieser Suche beschäftigen können. Auch sollten wir relativ frei von den Sorgen und Problemen des Alltags sein. Menschen, die zu tief in Probleme verstrickt sind, haben nur wenig Aussicht auf Erfolg. Das Bemühen um eine Erleuchtungserfahrung ist also eine Aufgabe für Menschen, deren Leben hinreichend geordnet ist und die nicht von überwältigenden Problemen heimgesucht werden. Wenn wir uns keine Sorgen um unser Überleben zu machen brauchen und unsere Beziehungen zu anderen Menschen in Ordnung sind, dann beginnen wir eines Tages ganz von selbst, uns der Wahrheit des Lebens zuzuwenden. Die beste Zeit, um an der Frage »Wer bin ich?« zu arbeiten, ist dann, wenn Ihr Leben grundsätzlich funktioniert, Sie ein bißchen Freizeit haben und Lust dazu, etwas mehr über sich zu erfahren. »Wer bin ich?« ist eine Frage, die sich jeder Mensch stellen sollte, der nach dem tieferen Sinn des Lebens sucht. Wenn Ihre Sehnsucht, Ihre absolute Natur direkt zu erfahren, stark ist, dann sind Sie der Mensch, der diese Erfahrung machen wird. In einem alten yogischen Text steht: »Es ist denen am nächsten, deren Verlangen danach äußerst stark ist.«

Wenn Sie die Wahrheit Ihres Selbst erfahren wollen, dann gehört dazu die Bereitschaft, die Wahrheit so zu akzeptieren, wie sie ist. Sind Sie bereit dazu, alle Ideen, die Sie über sich haben, loszulassen und wirklich die Frage »Wer bin ich?« zu stellen? Sind Sie bereit, die Wahrheit anzunehmen, wie immer sie auch sein mag? Vielleicht ist die Wahrheit nicht angenehm. Sind Sie bereit, auch das zu erfahren? Ihr Ego wird vielleicht leiden, denn es will Sie stets im besten Licht erscheinen lassen, es wird alles tun, um Sie von der weiteren Beschäftigung mit diesem Thema abzulenken. Deshalb ist es wichtig, daß Sie auf dem Weg zur Wahrheit alle vorgefaßten Meinungen und Bilder über sich, positive wie negative, fallenlassen, sich öffnen und das annehmen, was ist. Das ist der Weg zur Wahrheit. Es geht nicht um eine intellektuelle Antwort auf diese Frage, sondern darum, die Antwort direkt zu erfahren, d.h., jede distanzierte Betrachtungsweise aufzugeben und zu versuchen, mit dem Objekt Ihrer Untersuchung, mit sich selbst, eins zu werden.

Das Enlightenment Intensive

Eine hervorragende Möglichkeit, sich der Wahrheit anzunähern, ist ein sogenanntes Enlightenment Intensive. Das ist ein dreitägiges oder manchmal auch vierzehntägiges Exercitium, in dem man sich unter klösterlichen Bedingungen konzentriert und ausschließlich mit der Suche nach Wahrheit beschäftigen kann. Die Technik, mit der in einem Enlightenment Intensive gearbeitet wird, ist eine Verbindung von Kontemplation und Kommunikation.

Wie sieht die Arbeit in einem solchen »Erleuchtungs«-Seminar aus? Die Teilnehmer beabsichtigen, eine direkte Erfahrung von Wahrheit zu machen. Dabei arbeiten sie mit Partnern in einer strukturierten Kommunikation (Diade) an der Frage »Wer bin ich?«. Diese uralte Frage der Menschheit wird mit dem uralten Prinzip des In-Kontakt-Seins verbunden. Wir nehmen die Frage »Wer bin ich?«, zwei Personen setzen sich gegenüber und versuchen abwechselnd, sich für die Wahrheit zu öffnen. Wenn wir uns aufrichtig für die Wahrheit und füreinander öffnen und gleichzeitig einander nicht durch Bewertung verletzen, wird eine Situation entstehen, in der sich diese direkte, absolute Erfahrung unserer eigenen wahren Natur spontan ereignen kann. Allerdings gibt es keine Garantie dafür, daß eine solche Erfahrung wirklich eintritt. Wir können über Tage hinweg unseren Geist leeren und uns für eine Erfahrung öffnen, aber wir können eine solche direkte Erfahrung nicht willentlich herbeiführen, selbst mit größter Anstrengung nicht. Eine Erleuchtungserfahrung ist nicht machbar, sie ist eine Gnade, ein Geschenk.

Wenn Sie sich in dieser bewertungsfreien Umgebung für die Wahrheit öffnen, dann tauchen verborgene Anteile Ihrer Persönlichkeit auf. Über Tage hinweg leeren Sie Ihren Geist und werden lauter Dinge finden, die Sie nicht sind. Sie erfahren eine tiefe Klärung und Reinigung Ihres gesamten Wesens. Das ist ein intensiver und überaus heilsamer Prozeß, der Ihr ganzes Leben verbessern und bereichern wird. Das Enlightenment Intensive ist allerdings keine Methode zur Lösung psychischer Probleme. Die Teilnehmer erleben sich im Intensive bewußt in der Gegenwart, im Hier und Jetzt. Veränderungen folgen anschließend ganz natürlich aufgrund dieses Reinigungsprozesses und durch das Erleuchtungserlebnis.

Aber es gibt in diesem Prozeß auch Schwierigkeiten. Wenn Menschen beginnen, sich füreinander und für die Wahrheit zu öffnen, dann tauchen auch Dinge auf, die ihnen nicht gefallen und die sie nicht anschauen mögen. Oder es fühlt sich an, als wäre alles umsonst, weil jede Antwort, mit der wir aufwarten, nicht das ist, was wir suchen. Oder es kommt zu Reaktionen des Geistes, der Emotionen und des Körpers, die uns auf eine massive Weise davon abhalten, uns mit der Wahrheit zu beschäftigen. Der Geist und der Körper versuchen unaufhörlich, unsere Aufmerksamkeit abzuziehen. Deshalb ist es notwendig, daß wir eine Struktur haben, die uns hilft, nicht den Begründungen und Argumenten des Geistes zu glauben, sondern weiterzugehen. Die Teilnehmer eines Enlightenment Intensives werden durch die Strukturen und Regeln des Seminars, durch einen festen Stundenplan und auch die Autorität des Leiters darin unterstützt durchzuhalten, wenn es schwierig wird. Auf diese Weise bekommen wir eine gute Chance, unsere Schwierigkeiten zu überwinden und eine direkte Erfahrung zu machen. Aber es ist eine Chance, keine Garantie.

Ohne eine solche unterstützende Struktur würde kaum jemand es schaffen, am Thema zu bleiben. Aus diesem Grund es auch selten möglich, im normalen Alltag eine Erleuchtungserfahrung zu haben, obwohl es theoretisch jederzeit und überall möglich ist. Im Alltag ist die Ablenkung zu groß, es gibt ständig neue Dinge, die auf uns einstürmen und um die wir uns kümmern müssen. Wir schaffen es nicht, uns länger als ein bis zwei Minuten wirklich auf einen Gedanken zu konzentrieren, ohne abzuschweifen. Im Enlightenment Intensive gibt es (fast) keine Ablenkung, und wir widmen uns nur der einen Frage.

Bei der Teilnahme an einem solchen Intensive verabschieden wir uns für einige Tage vollkommen von unserem normalen Alltag, ohne jedoch isoliert zu sein. Gerade die direkte Beziehung zu anderen Menschen macht diese Übung so einzigartig. Wenn Erleuchtung geschieht, dann wird sie in Gegenwart anderer erlebt. Auf diese Weise besteht weniger die Gefahr, das Erlebnis zu verlieren und nur eine vage Erinnerung zu bewahren. Die anderen sind Zeugen gewesen und werden es niemals vergessen.

Im Intensive versuchen wir, die Wahrheit des Lebens zu ergründen und direkt zu erfahren. Dabei kann man außer mit der Frage »Wer bin ich?« auch mit den Fragen »Was bin ich?«, »Was ist der andere?« und »Was ist Leben?« arbeiten. Viele Menschen fragen sich, ob es Gott, die Wahrheit oder das Absolute wirklich gibt, oder ob diese hohen Ideale nur Ideen sind, um unser Leben zu erleichtern.

Die Wirkung einer direkten Erfahrung

Im allgemeinen wird Erleuchtung als ein Endzustand angesehen, nach dessen Erreichen kein weiteres Wachstum möglich und nötig ist. Das trifft auch zu. Doch vor dem Erlangen des Erleuchtungszustandes gibt es vorübergehende Erleuchtungserfahrungen, die zwar der letztendlichen Erfahrung entsprechen, doch wieder vergehen. Während einer Erleuchtungserfahrung sind wir in direktem, unmittelbaren Kontakt zur Wahrheit, wir sind eins mit dem

Absoluten. Viele Menschen denken, Erleuchtung sei ein endgültiger Zustand und wenn sie ihn erreichen, dann sei ihr normales Leben für immer vorbei. Sicherlich stimmt das für den Augenblick der Erfahrung, aber bevor Erleuchtung ein immerwährender Zustand ist, können wir viele kurzzeitige, vorübergehende Erleuchtungserfahrungen haben, die zwischen Bruchteilen einer Sekunde bis zu Stunden andauern können. Nach dieser Erfahrung tauchen wir wieder in unser Alltagsbewußtsein ein. Und doch hat sich für kurze Zeit der Schleier, der uns von der Wahrheit trennt, gehoben. Dann fällt er wieder, und wir fühlen uns wie aus dem Paradies vertrieben. Wir *sind* aus dem Paradies vertrieben! Trotzdem haben wir die Wahrheit direkt erfahren. Jetzt haben wir die Wahl, unser Leben in Einklang mit dieser Wahrheit zu gestalten oder diese Erfahrung einfach wieder zu vergessen. In dem Maße, wie es uns gelingt, in Einklang mit dieser Erfahrung zu leben, in dem Maße wird sich unser Leben von Grund auf zum Positiven hin entwickeln.

In seinem Buch *Die Quantengötter* beschreibt Jeff Love den erleuchteten Zustand so: »Erleuchtete Menschen sprechen aus ihrem innersten Wesen heraus. Sie identifizieren sich nicht mehr mit irgendeiner Rolle als Vater, Mutter oder Kind oder mit einem Beruf wie Taxifahrer oder Diplomat und auch nicht mit ihren Gedanken, ihren Gefühlen oder ihrem Körper. Sie setzen ihr normales Leben fort, aber mit dem bleibenden Wissen, mehr zu sein als ihr Körper, ihre Gefühle oder ihre Standpunkte. Solche Menschen sprechen aus sich heraus, ohne sich auf frühere Gedanken oder auf andere berufen zu müssen. Ein erleuchteter Mensch ist fähiger als andere, sein Leben zu meistern. Er denkt, fühlt und handelt aus sich heraus und macht sich mehr und mehr frei von den Ketten der Umstände. Durch die Erfahrung von Erleuchtung gewinnt der Mensch ein tiefes Wertgefühl. Er beginnt zu sehen, daß das Leben auf eine erfüllendere und lebendigere Art und Weise gelebt werden kann, als er es sich vorher je hat träumen lassen. Das tötende Einerlei, das die meisten von uns ›Leben‹ nennen, wird überwunden. Das zwanghafte Streben nach Besitz und Geld als einzigem Weg zum Glück wird sekundär im Vergleich zum wachsenden Interesse an tiefen, erfüllenden Kontakten zu anderen und zum Leben.«

Wenn Sie es ermöglichen können und Ihr Leben grundsätzlich funktioniert, dann empfehlen wir Ihnen, an einem Enlightenment Intensive oder einem anderen, ähnlichen Seminar teilzunehmen. Sollten bei der Suche danach Schwierigkeiten auftreten, dann wenden Sie sich an uns. Wir senden Ihnen gerne Veranstaltungstermine und Kontaktadressen von Leuten zu, die Ihnen weiterhelfen können.

Wenn Sie nicht an einem solchen Seminar teilnehmen können, dann lassen Sie die Frage »Wer bin ich?« einfach in den nächsten Wochen in sich klingen. Öffnen Sie Ihr Herz dafür, und lassen Sie diese Frage wirken. Wer ist es, der hier dieses Buch in den Händen hält? Wer ist es, der Auto fährt und mit anderen Menschen spricht? Wer ist es, der sich beim Beobachten beobachtet? usw. Damit nehmen Sie die Suche nach sich selbst auf. Eine andere Möglichkeit ist, zusammen mit einem Partner wöchentlich eine Diade zur Frage »Wer bin ich?« zu machen. Die Instruktion würde dann lauten: »Sag mir, wer Du bist«.

2
Singen

Musik und hingebungsvolles Singen

Viele Menschen lieben Musik. Das ist verständlich, denn Musik spricht den ganzen Menschen an. Sie erreicht unseren Körper, die Sinne, den Geist und unsere Seele. Musik ist einfach, man braucht dabei nicht zu denken. Darum ist Musik so heilsam, sowohl im therapeutischen als auch im spirituellen Sinne.

Wir beschäftigen uns hier mit dem Singen spiritueller Lieder und mit der Wirkung dieser gesungenen Gebete. Die meisten populären Lieder handeln von der gewöhnlichen Liebe. Wenn wir spirituelle Lieder singen, tauchen wir in die göttliche Liebe ein. Gewöhnliche Liebe trägt aufrichtige und reale Gefühle in sich, enthält daneben aber auch eine Menge Egoismus. Daher reagiert man mit gemischten Gefühlen, wenn man gewöhnliche Liebeslieder singt und hört. Das Singen zu Gott oder zur absoluten Wahrheit (es ist dasselbe) ist etwas Besonderes; es ist dabei möglich, reines Glück zu erfahren.

Im Yoga singen wir einen der vielen Namen Gottes, ein kleines Gebet oder einen kurzen Vers mit spirituellem Inhalt. Wir singen dieses kurze Lied immer und immer wieder, und unser Gesang wird dabei immer hingebungsvoller. Dabei wird Energie im Körper, in den Gefühlen und im Geist freigesetzt. Wenn wir unser Herz öffnen und einfach mit einem Lied mitgehen, wird die Energie beginnen, durch unseren Körper, unseren Geist und unsere Gefühle zu zirkulieren. Dies geschieht, weil das Singen den Griff des Willens über die vitale Lebensenergie im Körper und in den Gefühlen lockert. Jede Musik bewirkt das. Singt man jedoch zu Gott oder zur Wahrheit, dann wird diese Energie verwandelt (transformiert) und führt zu Verbesserungen im Leben.

Wenn wir ein spirituelles Lied von Herzen mitsingen und uns dem Singen hingeben wollen, dann werden wir mit unseren inneren Widerständen in Berührung kommen. Singen setzt unsere Lebensenergie frei und bewirkt die Reinigung des Herzens, des Körpers und des Geistes. Aber Reinigung, egal auf welcher Ebene sie geschieht, bringt Symptome mit sich, ähnlich wie das Fasten. Es wird irgend etwas auftauchen, das uns hindern möchte weiterzusingen. Genau hier beginnt die Reinigung. In diesem Fall ist es gut weiterzusingen und die Reinigung einfach geschehen zu lassen.

Manchmal ist das Leben etwas rauh, und wir fühlen uns niedergeschlagen. Dann tut es gut, ein wenig zu singen, und nach einer Weile wird sich vieles aufgelöst haben. Singen hat einen magischen Effekt: Wir werden emotional, fühlen uns beschwingt oder in irgend einer Weise gereinigt. Die Schwierigkeit beim Singen liegt darin, es einfach zulassen zu können. Wenn Sie z.B. ein wissensorientierter Mensch sind, dann werden Sie mehr Interesse daran haben, ein Buch zu lesen, anstatt zu singen. Und vermutlich werden Sie viele Widerstände gegen das Singen haben.

Im Leben widersetzen wir uns oft, anstatt uns hinzugeben. Das Singen zum Göttlichen erfordert aber unsere ganze Hingabe. Nur, wie sehr können wir uns hingeben? Beim Singen (wie im Leben) haben wir drei Wahlmöglichkeiten: nicht teilzuhaben, teilzuhaben und dabei Widerstand zu leisten oder teilzuhaben und uns dem, was ist, hinzugeben. Wenn wir nicht teilhaben, fühlen wir uns ausgeschlossen. Wenn wir teilhaben und Widerstand leisten, fangen wir an, das Leben zu hassen. Wenn wir teilhaben und uns hingeben, dann werden wir durch Reinigungsprozesse gehen. Der Reinigungseffekt beim Singen spiritueller Lieder hängt stark davon ab, ob wir wissen und auch meinen, was die Worte bedeuten. Es sind gesungene Gebete, und deshalb ist es wichtig, daß wir meinen, was wir singen.

Erlauben Sie den Symptomen der Reinigung aufzutauchen, ganz gleich, ob sie emotional, physisch oder mental sind; danach werden Sie in einen Bewußtseinszustand von Klarheit kommen. Wenn das Singen Sie ermüdet, geben Sie sich hin. Müdigkeit wird verursacht durch emotionale, physische und mentale Unreinheiten. Durch Weitersingen lösen Sie Widerstände und Unreinheiten auf. Singen ist eine spirituelle Übung und kann manchmal harte Arbeit sein.

Die Wiederholung des Namens Gottes bewirkt eine Reinigung des Herzens. Aber warum sollten wir uns um ein reines Herz bemühen? Weil es sich innerlich sehr gut anfühlt. Wenn das Leben uns dumpf oder stumpfsinnig erscheint, dann liegt es daran, daß unser Herz nicht klar ist. Singen öffnet und reinigt das Herz, so daß das Göttliche eintreten kann.

Die Art und Weise des Singens

Bestimmte spirituelle Lieder, z.B. die indischen, werden auf eine spezielle Weise gesungen, die den Reinigungseffekt noch verstärkt. Sie werden anfangs langsam gesungen, dann schneller und schneller, dann sehr schnell und zum Abschluß noch einmal sehr langsam. Es gibt dafür sowohl psychologische als auch physiologische Gründe. Hören Sie etwas zum ersten Mal, dann können Sie es besser verstehen, wenn es langsam gesungen oder gesagt wird, und Sie können besser folgen, wenn es später immer schneller, rhythmischer und emotionaler wird. Zum Schluß verlangsamt sich das Tempo des Singens wieder. Ist das Herz gereinigt, so geht man an diesem Punkt in einen friedvollen, ruhigen und klaren Zustand hinein. Die meisten religiösen westlichen Lieder beachten diesen Punkt nicht. Normalerweise haben sie einfach ein durchgehend gleichmäßiges Tempo. Oft gehört auch ein umfangreicher, komplizierter Text zu diesen Liedern, der mehr den Intellekt anspricht, als das Herz. Das meditative Element ist der christlichen Sing-Tradition weitgehend verlorengegangen. Seit einiger Zeit kehren aber auch hier Lieder zurück, die einen meditativen Zugang und spirituelle Erfahrung ermöglichen.

Bewegung beim Singen

So natürlich die oben beschriebene Art ist, ein spirituelles Lied zu singen, so mag sie uns doch zunächst noch ungewohnt sein. Genau wie die Einbeziehung des Körpers beim Singen. Beim Singen hat man eine natürliche Tendenz, sich zu wiegen – wenn Gott mit Ihnen tanzt, können Sie nicht widerstehen. Wenn Sie genug loslassen und sich die Energie in Ihrem Körper freisetzt, dann wird Ihr Körper tanzen. Auf diese Weise lösen sich Spannungen. Normalerweise ist diese Energie der Kontrolle des Willens unterworfen, der den Körper angespannt hält. Ist man aber fähig, den Körper im Singen loszulassen, erfährt man Entspannung. Beides ist hilfreich und nützlich im Leben: den Willen gebrauchen *und* auch loslassen zu können.

Singen in Sanskrit

Die meisten Menschen singen am liebsten in ihrer eigenen Sprache. Wenn die Worte verstanden werden, fängt der Geist an mitzuschwingen. Im Yoga singen wir meistens Sanskrit, weil dann auch unser feinstofflicher Körper mitschwingt. Das Sanskrit, die Mutter der indo-germanischen Sprachen, ist eine besondere Sprache. Sie hat eine Qualität, die keine andere Sprache besitzt: Das Sanskrit kommt von den alten, vollkommenen Yogis. Als diese ihre Einheit mit dem Absoluten fanden, hörten sie spontan verschiedene Klänge. Diese Klänge wurden in eine sprachliche Form gebracht – das ist Sanskrit.

Das Sanskrit bringt das reine Bewußtsein in uns in Schwingung, wodurch die Vorstellung und Erfahrung des Göttlichen oder der absoluten Wahrheit eher faßbar wird. Im Zustand der Einheit mit dem Absoluten tauchen vollständige Sanskrit-Lieder spontan auf. Dabei handelt es sich nicht um Erinnerungen, sondern sie entspringen spontan einem reinen göttlichen Bewußtsein. Durch das Singen solcher Lieder erfahren wir einen feinen Schatten dieses Glanzes und nähern uns dem Absoluten.

Singen zu Gott

Gerade beim hingebungsvollen Singen zeigt sich, daß es unterschiedliche Menschentypen gibt. Der hingebungsvolle Typ singt gern. Der wißbegierige Typ liest gern. Der handelnde Typ zieht es vielleicht vor zu meditieren. Hingabe ist für die verstandes-orientierten Europäer und Nordamerikaner nicht gerade einfach. Im Yoga singen wir zu Gott, und unser Herz öffnet sich für ihn. Wenn das bei Ihnen sehr langsam geschieht, seien Sie nicht besorgt. Kaum jemand von uns ist so hingebungsvoll, daß er laut zu Gott singen kann, egal, wer zuhört oder wie es sich anhört. Überlassen Sie das Singen deswegen aber nicht professionellen Musikern. Spirituelle Lieder haben einfache Texte und einfache Melodien, sie sind für einfache Menschen gemacht.

Zahlreiche spirituelle Lehrer haben gesagt, daß der Weg zur Erlösung der Massen im Zeitalter des Kampfes im Singen zu Gott liegt. Wir singen zu ihm und geben dabei die willentliche Kontrolle über die Lebensenergie in unserem Körper auf. Wenn wir bewußt den Namen Gottes singen, wird die befreite Energie auf ihn gerichtet, und Reinigung findet statt. Indem wir zu Gott singen, wird er für uns erreichbarer; wir werden fähiger, seine Geschenke zu akzeptieren.

Aufgabe für die nächsten sechs Wochen

Wählen Sie ein spirituelles Lied aus, und erarbeiten Sie es: Lesen Sie den Text, und tasten Sie sich allmählich zu seiner tieferen Bedeutung vor. Singen Sie dieses Lied eine Woche lang, immer und immer wieder. Wählen Sie jede weitere Woche ein neues Lied (es sollten zwei bis drei Sanskrit-Lieder dabei sein). Suchen Sie nach einer bestehenden Gruppe, oder organisieren Sie selbst regelmäßige Treffen, bei denen Sie zusammen mit anderen spirituelle Lieder singen können.

Wenn Sie keine spirituellen Lieder kennen, wenden Sie sich an einen Chor, einen Taize-Singkreis oder an ein Yoga-Zentrum in Ihrer Nähe.

3
Mantra

Ein Mantra ist ein heiliger Satz, ein Klang oder ein Name Gottes. Die Technik des Mantras erfordert die immer erneute Wiederholung des Satzes oder Klangs. Die Wiederholung von Mantras ist eine sehr weitverbreitete religiöse Technik und letztendlich eine Form des Gebets. Ob im Islam, im Christentum, im Buddhismus oder im Hinduismus, fast alle religiösen Ausrichtungen haben spezielle Mantras oder heilige Silben. Mittels einer Mala oder eines Rosenkranzes werden die Mantras gezählt. Normalerweise hat eine Mala 108 Perlen, eine Runde auf einer Mala entspricht also 108 Wiederholungen des Mantras. Man kann die Mantras aber auch sprechen oder singen, ohne sie zu zählen.

Es gibt sehr unterschiedlichen Mantras und auch unterschiedliche Möglichkeiten der Ausführung. Man kann sie z.B. mit einer bestimmten Form der Atemkontrolle verbinden, wie in den Übungen, die wir Ihnen in diesem Kapitel vorstellen. Im Buddhismus werden die Mantras mit verschiedensten Visualisierungen des Göttlichen verbunden, von denen die ganze Aufmerksamkeit eingenommen wird. Mantras können als Gebet in tiefer Versenkung gesprochen oder auch während eines Tanzes ekstatisch gesungen werden. Im Islam sind sie Teil von längeren religiösen Ritualen, die mit Rezitationen, Singen, Bewegungen und Atemtechniken verbunden sind. Trotz der unzähligen und sehr unterschiedlichen Formen der Durchführung steht im Zentrum immer das Mantra.

Den Mantras wird vielfach eine magische Wirkung zugeschrieben, einige Leute betrachten sie sogar als eine Art Zauberspruch. Im gewissen Sinne trifft das zu, denn die Töne sprechen bestimmte Energiezentren (Chakras) unseres Körpers an und lassen diese mit dem Klang des Mantras mitschwingen, wodurch eine tiefe Reinigung der Energiebahnen des Körpers geschieht. Die Energie kann freier fließen, und Geist und Körper werden gestärkt und ruhig. Wir schwingen in Einklang mit den Dingen, wie sie wirklich sind. Die tiefste magische Wirkung kommt aber nicht vom Klang der Worte oder Silben selbst, sondern aus der Reinheit des Herzens des Rezitierenden. Die Grundlage, auf der sich die Wirkung eines Mantras entfalten kann, ist eine ethische Lebensweise, die unserem Geist Ruhe schenkt, so daß wir uns unabgelenkt der Wirkung des Mantras hingeben und unser Herz dem Göttlichen öffnen können.

In dieser Lektion werden Sie in die Kraft eines speziellen Mantras eingeweiht. Sie können zwischen AUM und RAM wählen. AUM ist der Klang Gottes, RAM ist einer der vielen Namen Gottes. Wenn Sie ein Mantra viele, viele Male wiederholen, werden Sie schrittweise seine Kraft erfahren. Wichtig ist, dabei möglichst aufrecht zu sitzen und die Augen offen zu lassen. Sie brauchen auf nichts Bestimmtes zu schauen. Wenn Sie wollen, dann können Sie Ihren Blick auf einen Punkt auf dem Boden richten, der etwa zweieinhalb Meter vor Ihnen liegt. Atmen Sie ein, und singen Sie während des Ausatmens entweder AUM oder RAM. Beide Mantras sind mit Atemkontrolle verbunden. Und beide sind Drei-Klänge-Mantras: A-U-M und R-A-M. Die drei Klänge werden laut ausgesprochen oder gesungen, jeder Klang ungefähr gleich lange. Formen Sie jeden Klang sehr bewußt. Die Klänge sollten voll, offen und entspannt sein, ineinander übergehen und mit dem nasalen M enden, d.h., wenn das M ausgesprochen bzw. gesungen wird, atmen Sie durch die Nase vollständig aus. Während Sie Ihr Mantra sprechen oder singen, lassen Sie die Energie im Atem, im Klang und im Körper fließen. Richten Sie Ihre Aufmerksamkeit auf den Klang des Mantras und auf Ihren Atem. Es wäre gut, wenn Sie Ihr Mantra täglich etwa 12 Minuten lang wiederholen. Dafür benötigen Sie eine Uhr, die nach der vorgegebenen Zeit ein Signal gibt.

Diese Mantras sind sehr kraftvoll, und Sie können beim Sprechen oder Singen die verschiedensten Phänomene in Ihrem Körper, im Geist oder in Ihren Gefühlen erleben. Ihr Körper kribbelt vielleicht, oder Sie fühlen einen sanften Fluß von Energie. Geistige Bilder können vor Ihrem inneren Auge auftauchen oder Gefühle von Freude oder Trauer entstehen. Seien Sie durch diese Dinge nicht beunruhigt, lassen Sie sie geschehen, entspannen Sie sich, und fahren Sie mit der Rezitation des Mantras fort. All diese Phänomene sind Zeichen der Reinigung, anschließend werden Sie sich entspannt und klar fühlen.

Aufgabe für die nächsten sechs Wochen

Wählen Sie eines der beiden Mantras aus. Wiederholen Sie für die nächsten sechs Wochen täglich 12 Minuten lang ihr Mantra in der Weise, wie es oben beschrieben wurde. Notieren Sie im Tagebuch, welche Beobachtungen Sie dabei machen.

4
Meditation

Seit Tausenden von Jahren verbringen Menschen auf der ganzen Welt viel Zeit in Meditation. Alle Religionen haben ihre speziellen Meditationsweisen. In diesem Kapitel beschreiben wir Meditationstechniken des Yoga. Wenn Sie diese Techniken verstehen, werden Sie auch den Sinn und die Funktionsweise anderer Meditationsformen erfassen können.

Zuerst ist es wichtig, die Fähigkeit zur Konzentration zu entwickeln. Konzentration ist das Ausrichten (Fokussieren) und Kanalisieren der Aufmerksamkeit auf einen bestimmten Bereich, ein Objekt oder auf eine Idee. Das Problem dabei ist, daß wir unsere Aufmerksamkeit dort nicht halten können. Während wir versuchen, sie auf eine Sache zu richten, wendet sie sich immer wieder anderen Dingen zu. Wenn sich unsere Fähigkeit zur Konzentration erhöht, kann uns das in unseren ganz normalen Vorhaben und Projekten im Alltag sehr unterstützen.

Ablenkungen

Sobald wir ernsthaft versuchen, unsere Aufmerksamkeit auf eine bestimmte Sache zu richten, tauchen Ablenkungen auf. Aus der Umgebung dringen Geräusche in unser Bewußtsein, in unserem Körper nehmen wir ein Kribbeln oder einen Schmerz wahr, ein Gefühl von Widerwillen gegen die Technik macht sich breit, es erscheinen unzählige Gedanken und Bilder. Unerledigte Dinge unseres Alltagslebens kommen uns in den Sinn, Schwierigkeiten am Arbeitsplatz oder in der Beziehung, finanzielle Sorgen. Oft tauchen auch gute Ideen auf, z.B. die Lösung für ein bestimmtes technisches oder organisatorisches Problem. Diese Dinge schieben sich in den Vordergrund unseres Bewußtseins und sabotieren unseren Versuch, uns für eine kurze Zeit ausschließlich auf eine Sache zu konzentrieren. Für Menschen, die viele Dinge in ihrem Leben ungeordnet oder unerledigt haben, ist es sehr schwer, sich zu konzentrieren, weil ein Teil ihrer Aufmerksamkeit ständig auf diese Dinge gerichtet bleibt.

Wenn wir die Absicht haben zu meditieren, so ist also unsere erste Aufgabe, unsere Aufmerksamkeit von den Dingen, die uns ablenken, zu trennen. Das ist eine willentliche Handlung. Wir richten unsere Aufmerksamkeit auf ein bestimmtes Objekt und versuchen, uns nicht durch Hunger, Durst, Lust, Ideen, Kälte, Müdigkeit, Geräusche oder anderes ablenken zu lassen. Wenn Sie schon einmal versucht haben zu meditieren, dann kennen Sie die Schwierigkeiten: Wenn Sie einfach so versuchen, ihre Gedanken zu stoppen, dann werden Sie wahrscheinlich denken, daß Sie nicht denken sollen. Das ist aber schon wieder ein Gedanke. Zu denken, daß wir nicht mehr denken dürfen, führt nur dazu, daß wir weiter denken. Je mehr wir uns bemühen, nicht zu denken, um so mehr Gedanken tauchen auf.

Dieses scheinbar unüberwindliche Problem kann jedoch überwunden werden: Anstatt zu versuchen, unsere Gedanken anzuhalten, geben wir dem Geist etwas zu tun, so daß er beschäftigt ist. Wir richten unsere Aufmerksamkeit willentlich auf ein beliebiges Objekt. Die Verschiedenheit der Objekte, die wir dabei wählen, macht den eigentlichen Unterschied zwischen den einzelnen Techniken aus. Wir können unsere Aufmerksamkeit durch die Sinne auf etwas richten, das wir sehen oder hören können. Eine andere Möglichkeit wäre, unsere Aufmerksamkeit auf ein inneres Bild, eine Visualisierung zu richten. Diese Techniken funktionieren deshalb, weil wir unserem Geist etwas zu tun geben. Unser Ego, das sich im Zentrum unseres Geistes befindet, bemüht sich, die Aufgabe, die ihm gestellt wurde, zu erledigen. Es kann dieser Herausforderung nicht widerstehen, und obwohl wir bei dem Versuch, uns zu konzentrieren, immer wieder versagen, wird es weitermachen wollen, weil es erfolgreich sein will.

Es spielt keine Rolle, worauf wir unsere Aufmerksamkeit richten. Wichtig ist, daß es etwas ist, das uns anzieht und uns interessiert. Dann fällt es leichter, unsere Aufmerksamkeit dort zu halten. Es kann ein Bild, eine Statue, ein Klang, eine Visualisierung, unser eigener Körper, der Atem oder das Bild eines spirituellen Lehrers sein. Eigentlich könnte das Objekt unserer Wahl auch eine Cola-Flasche sein. Jedoch hat das wahrscheinlich keinen positiven geistigen Einfluß. Wenn wir uns für das Absolute und für Wahrheit öffnen wollen, dann sollten wir ein Objekt wählen, das unser Interesse in Richtung auf Wahrheit, Liebe und das Göttliche lenkt.

Reinigung

Während Sie versuchen, Ihre Aufmerksamkeit zu konzentrieren, werden Sie bemerken, daß Sie immer wieder abgelenkt sein werden. Es ist wichtig, daß Sie sich dabei nicht zwingen oder als Versager fühlen. Es ist wahr, Sie haben versagt, aber Sie werden noch mehr versagen, wenn Sie sich deswegen Vorwürfe machen. Bringen Sie statt dessen Ihre Aufmerksamkeit wieder zurück zum Objekt. Manchmal werden Sie feststellen, daß Ihre Aufmerksamkeit, noch bevor Sie sie wieder auf das Objekt richten konnten, schon wieder woanders ist. Ausschlaggebend ist, das zu bemerken, denn dann können Sie eingreifen. Das Objekt, auf das Sie sich konzentrieren, kann verschwimmen, es können Visionen auftauchen, Schmerzen oder auch starke Emotionen. Versuchen Sie nicht, das zu beeinflussen; es soll geschehen, was geschieht. Richten Sie einfach weiterhin Ihre Aufmerksamkeit auf das Objekt Ihrer Konzentration. Alle Symptome, die bei Ihrem Versuch, Ihre Aufmerksamkeit auszurichten, auftauchen, sind Unreinheiten. Wenn Sie sich davon nicht beeindrucken lassen, werden diese Unreinheiten mit der Zeit verschwinden, und Sie werden in der Lage sein, Ihre volle Aufmerksamkeit auf etwas zu konzentrieren, ohne daß Ablenkungen auftauchen.

Das Problem im Westen ist, daß Yoga als eine Körperübung angesehen wird, ähnlich wie Jogging oder Stretching. Viele von uns praktizieren körperliches Yoga oder Meditation, weil sie Entspannung suchen, nicht um das

Göttliche oder die absolute Wahrheit zu finden. Wenn Menschen aber »nur« Entspannung suchen, dann sind sie kaum bereit, sich dem Prozeß der Reinigung und den Krisen, die auftreten (und die das Gegenteil von Entspannung sind), zu stellen. Ist das Hauptmotiv bei der Konzentration und der Meditation jedoch die Suche nach Gott, Wahrheit oder Liebe (was letztendlich dasselbe ist), dann ist man eher bereit, den auftauchenden Unreinheiten zu begegnen.

Durch Konzentration zur Meditation

Was ist der Unterschied zwischen Konzentration und Meditation? Meditation ist der stetige und ununterbrochene Fluß von Aufmerksamkeit auf ein gewähltes Objekt. Das bedeutet, daß Sie dazu in der Lage sind, Ihre Aufmerksamkeit ohne Unterbrechung für eine längere Zeit dort zu halten, wo Sie sie haben wollen. Ist dieser Zustand erreicht, dann meditieren Sie. Konzentration ist also die notwendige Vorbereitung zur Meditation.

Konzentration ist erreicht, wenn Sie durch all die auftauchenden Ablenkungen, wie Leere, Nebel, tränende Augen, Gedanken, Ärger, Widerwillen, Bilder, Schmerzen und vieles andere mehr hindurchgegangen sind. Erst dann wird Ihre Konzentration stetig. Bleibt Ihre Aufmerksamkeit dort, wo Sie sie haben wollen, wird Meditation möglich. Wenn Sie in einigen Wochen bereits etwas Erfahrung mit den Übungen gemacht haben, die wir am Ende dieses Kapitels beschreiben, werden Sie beobachten können, daß sich Ihre Fähigkeit allmählich vergrößert, ihre Aufmerksamkeit auf dem gewählten Objekt zu halten. Es kann sein, daß sich diese Fähigkeit zuerst eher verringert oder einmal besser und einmal schlechter wird. Solange das noch geschieht, befinden Sie sich immer noch im Prozeß des Konzentrierens. Erst wenn die Aufmerksamkeit vollständig, gleichmäßig, ohne Regung und ohne Zu- oder Abnahme ist, sind Sie bereit zu meditieren.

Viele Menschen glauben, Meditation sei der Prozeß der Konzentration. Aber Meditation kann nur beginnen, wenn vollständige Konzentration bereits möglich ist. Wenn ein stetiger Fluß von Aufmerksamkeit auf einem Objekt oder einer Idee ruht, meditieren Sie. Im Zustand der Meditation ist die Aufmerksamkeit *ausschließlich* auf dem Objekt der Meditation. Es gibt keine Gedanken dazu, denn das wären schon zwei Dinge: das Objekt und der Gedanke. Ist aber das Objekt der Meditation ein Gedanke, dann ist die Aufmerksamkeit nur auf diesen einen Gedanken gerichtet. Im Zustand der Meditation existiert nur das Objekt und Sie selbst, aber es gibt keine Gedanken dazu. Wenn Meditation erreicht ist, sind Sie völlig bewußt und mit Ihrer ungeteilten Aufmerksamkeit beim Objekt.

Sofern Sie versuchen zu meditieren, bevor Sie Konzentration erreicht haben, werden Sie scheitern, weil Sie ständig abgelenkt sein werden. Die Aufmerksamkeit geht weg, kehrt zurück, geht weg, kehrt wieder zurück usw. Es wird viele Krisen, Schwierigkeiten und Probleme geben. Auch ein Wissenschaftler, der über viele Jahre an der Universität ausgebildet wurde, hat trainiert, seine Aufmerksamkeit bei einem bestimmten Thema zu halten und ist dabei durch diese Krisen gegangen. Sie waren notwendig, um die Aufmerksamkeit auf einem Punkt halten zu können. Wenn wir das geschafft haben, dann haben wir in diesem speziellen Bereich eine große Leistung vollbracht.

Die Fähigkeit zur Konzentration macht den Unterschied zwischen gewöhnlichen und außergewöhnlichen Menschen aus. Menschen, die sich konzentrieren können, erfahren Durchbrüche, klären Situationen und überschreiten Grenzen. Sie entwickeln hervorragende Fähigkeiten. Konzentration ist äußerst wichtig für unser Leben, und so sollten auch bereits Kinder mit gezielten täglichen Übungen dazu befähigt werden – dann können sie als Erwachsene in allem, was sie tun, erfolgreich sein. Wenn Sie versuchen möchten, Ihre Kinder bei der Entwicklung von Konzentrationsfähigkeit zu unterstützen, dann sollten Sie beachten, daß sie andere Objekte bevorzugen. Können Ihre Kinder sich mit etwas beschäftigen, worauf sich ihr natürliches Interesse richtet, wird es ihnen sehr viel leichter fallen, sich zu konzentrieren.

Vereinigung

Warum wird in allen Kulturen und Religionen meditiert? Warum übt Meditation eine solche Anziehung auf Menschen aus? Meditation ist ein Weg zur Erkenntnis. Wenn wir lange und intensiv genug meditieren, wird sich uns die Wahrheit erschließen. Die Wahrheit, die wir in der Meditation erkennen, öffnet sich uns unmittelbar, direkt, nicht durch Nachdenken. Durch langes Meditieren kann es geschehen, daß wir mit dem Objekt unserer Meditation und mit seiner Wahrheit *eins* werden. Es gibt dann keine Trennung mehr zwischen uns und dem Objekt, wir erfahren das Objekt unserer Meditation *direkt*, jegliches Gefühl von Selbst ist ausgelöscht, es findet Vereinigung statt.

Während der Meditation richten wir unsere Aufmerksamkeit auf das Objekt. Es ist getrennt von uns, und wir nehmen es wahr. In der Vereinigung mit dem Objekt geht dieses Gefühl von Trennung verloren. Es existiert das totale Bewußtsein des Objekts, jedoch ohne Wahrnehmung des eigenen Selbst und ohne Gerichtetheit der Aufmerksamkeit. Das ist Yoga. Das Wort Yoga bedeutet Einheit, aber auch Weg zur Einheit. Wenn Vereinigung stattfindet, sind wir in Einheit. Für diesen Zustand gibt es viele Namen: Erleuchtung, direkte Erfahrung von Wahrheit, Offenbarung, Samadhi, Satori usw. Wir können den Zustand der Vereinigung nicht willentlich herbeiführen; die Vorstufen von Konzentration und Meditation sind aber wichtige Voraussetzungen, damit Vereinigung geschehen kann. Wenn unsere Aufmerksamkeit im voll-bewußten Zustand der Meditation lange genug dem Objekt verbunden bleibt, ist der Zustand der Vereinigung mit dem Absoluten gewiß.

In diesem Zustand existiert ein absolutes, direktes Wissen vom Objekt: was es wirklich und wahrhaft ist, wo es herkommt, wie es gemacht ist … Aber es gibt keine Gedanken wie »Ich habe erkannt, was das ist«, das wäre keine Vereinigung. Es ist das reine Wissen und das reine Bewußtsein der Sache selbst. Und es ist absolut unerklärbar; es hat keinen Sinn zu versuchen, Vereinigung zu erklären. Aber zumindest können wir beschreiben, was Vereinigung *nicht* ist. Sie ist keine gewöhnliche Form von Bewußtsein, weil im normalen Bewußtsein immer zwei Dinge getrennt wahrgenommen werden:

Hier bin ich, und da ist das, dessen ich bewußt bin und das ich wahrnehme. Vereinigung ist durch keinen Prozeß und durch keine Technik herbeizuführen. Wir meditieren, und auf irgendeine Weise, die nicht erklärbar ist, findet Vereinigung statt. Wir können Vereinigung mit allen und jedem haben. Oft wird geglaubt, daß Vereinigung eine Leere oder ein Nichts ist. Viele meinen, Bewußtlosigkeit oder Trance seien Vereinigung. Aber Vereinigung ist ein völlig bewußter Zustand, eine Art unmittelbarer Bewußtheit der absoluten Essenz, ohne daß irgend etwas anderes dazwischentritt, keine Gedanken, kein Überlegen. Letztendlich kann Vereinigung nicht beschrieben werden, sie kann nur erlebt und erfahren werden.

Konzentration und Meditation führen zur Vereinigung, alle drei gemeinsam sind ein Prozeß. Wenn wir es schaffen, uns zu konzentrieren und unsere Aufmerksamkeit lange genug zu halten, dann wird Vereinigung stattfinden. Dieser Prozeß kann auf eine Idee, ein Ding, ein Körperteil oder auf eine Vision Gottes angewendet werden und endet in der Vereinigung mit dem Objekt unserer Meditation und im absoluten Wissen darüber, was die jeweilige Sache *wirklich* ist. Er endet im totalen Bewußtsein, ohne Hilfsmittel, ohne Denken, ohne Schlußfolgerungen, ohne Umwege, einfach nur: Wissen, Bewußtheit und Einheit. Wir erfahren die Wahrheit unseres Objekts *direkt*.

Verschiedene Techniken

Jeder Mensch fühlt sich zu einer bestimmten Vorgehensweise hingezogen und wird deshalb jene Technik wählen, die mit seiner Neigung übereinzustimmen scheint. Manche mögen sehr abstrakte Methoden, weil ihrer Ansicht nach dort die reine Essenz einer Sache zu finden ist. Andere bevorzugen emotionale Methoden, weil sie fühlen, daß das der wahre Weg ist, sich selbst und der Wahrheit näherzukommen. Es gibt auch praktisch ausgerichtete Typen, für die Handeln der Weg ist, die Wahrheit zu erreichen. Sie alle haben recht.

Nehmen wir z.B. eine Technik, bei der wir versuchen uns zu konzentrieren, indem wir in die Flamme einer Kerze schauen. Menschen, die das Abstrakte bevorzugen, mögen das, weil es sich einfach um eine Kerzenflamme handelt. Ein Mensch voller Hingabe hätte an einer Kerzenflamme kein Interesse; er würde eher auf ein Bild oder eine Statue seines Gottes oder seiner Göttin schauen, so daß er das Gefühl hat, etwas verehren und empfinden zu können. Ob wir uns also mehr zu diesem oder zu jenem Objekt hingezogen fühlen, ist abhängig von unserer persönlichen Orientierung. Was für Sie richtig ist, können Sie herausfinden, indem Sie verschiedene Möglichkeiten ausprobieren. Sie sollten sich für die Technik entscheiden, die Ihren Bedürfnissen entspricht.

Konzentration auf eine Kerze

Stellen Sie eine Kerze so auf, daß die Flamme etwas unterhalb der Augenhöhe ist. Schließen Sie alle Fenster und Türen, damit es keinen Luftzug gibt und die Kerze ruhig brennt. Sitzen Sie entspannt mit aufrechter Wirbelsäule, und halten Sie Ihren Blick stetig auf die Flamme gerichtet. Wenn Sie nicht mit einer Kerze arbeiten möchten, wählen Sie ein anderes Objekt: ein Bild, eine Blume, einen schönen Stein. Wichtig ist, daß Sie sich von diesem Objekt angezogen fühlen.

Konzentration auf ein Symbol Gottes

Bei dieser Technik wählen Sie ein Symbol Gottes, der absoluten Wahrheit oder der göttlichen Liebe. Was speziell für Sie ein solches Symbol sein kann, das vermögen nur Sie selbst herauszufinden. Welches Objekt Sie auch wählen, es sollte für Sie das Göttliche repräsentieren. Es könnte ein Bild oder eine Statue von Christus sein, aber auch von Krishna oder Buddha. Es könnte das Bild eines spirituellen Lehrers sein. Vielleicht wählen Sie ein abstraktes Symbol. Es wird vielleicht nicht ganz einfach sein, sofort das richtige Symbol zu finden. Wichtig ist, daß dieses Objekt für Sie das Höchste im Universum repräsentiert und daß Sie es respektieren können. Wenn Sie sich auf ein

Objekt konzentrieren, zu dem Sie eine innere Verbindung haben, dann wird es Ihnen leichtfallen, Ihre Aufmerksamkeit dort zu halten. Und ihr innerer Respekt wird es Ihnen möglich machen, mit einem Gefühl der Verehrung zu meditieren.

Wenn Sie meditieren, sollten Sie Ihrem Symbol genau gegenübersitzen. Entscheiden Sie selbst, ob es sich etwas oberhalb oder aber etwas unterhalb Ihrer Augen befinden sollte. Sitzen Sie aufrecht und entspannt, an einem ruhigen Ort, an dem Sie ungestört bleiben.

Konzentration auf den Atem

Dies ist eine Technik, bei der das Atmen beobachtet wird. Richten Sie Ihre Aufmerksamkeit auf den Atem, auf den Bereich, an dem Sie den Atem wahrnehmen. Für die meisten Menschen wird das die Nase sein, dort, wo sie die Atemluft vorbeistreifen fühlen. Möglicherweise fühlen Sie den Atem in der Brust oder in einer schmerzhaften Stelle an der Schulter, wo ein verkrampfter Muskel durch den Atem gedehnt wird. Sitzen Sie bei dieser Übung aufrecht und entspannt, oder legen Sie sich bequem hin.

Aufgabe für die nächsten sechs Wochen

Wählen Sie eine der oben beschriebenen Techniken; es sollte die Technik sein, zu der Sie sich am meisten hingezogen fühlen. Praktizieren Sie die Konzentrationsübung 20 Minuten täglich. Wenn Sie möchten, können Sie auch mit fünf oder zehn Minuten beginnen und dann die Dauer langsam steigern.

Wenn Unwillen, Lustlosigkeit, Ermüdung, unangenehme Körpergefühle oder etwas Ähnliches in bezug auf die gewählte Technik auftauchen sollte, dann werden Sie wechseln oder ganz aufhören wollen. Diese Phänomene sind Teil der Reinigung und vollkommen normal; ignorieren Sie sie so gut Sie können, und machen Sie weiter. Wenn nötig, holen Sie sich die Unterstützung eines Monitors (siehe Kapitel 12).

5
Anerkennung

Anerkennung ist der Aspekt unserer zwischenmenschlichen Beziehungen, der uns mehr in das Leben hineinbringt und uns strahlen läßt. Wenn eine Ihrer Handlungen oder eine Ihrer Fähigkeiten von anderen anerkannt wird, dann ist dies weit mehr als ein Kompliment; es ist indirekt eine Anerkennung und Bestätigung Ihres ganzen individuellen Seins. Wird ein Mensch nie für etwas anerkannt, dann wird er sich zurückziehen und dem Leben sehr ängstlich gegenüberstehen; er wird nicht so strahlen wie jemand, der sich seiner Einzigartigkeit bewußt ist. Anerkennung bringt die Fähigkeiten und die Einzigartigkeit eines Menschen ans Licht.

Viele von uns zeigen sich nicht aus Angst vor den Konsequenzen, die das haben könnte. Die meisten dieser Ängste und Zurückhaltungen haben ihre Wurzeln in der Kindheit, wo im Rahmen der Erziehung viele Handlungen und Zustände negative Folgen hatten. Einmal entstanden, setzen sich diese Verhaltensmuster immer weiter fort. Es kann auch sein, daß die Handlungen eines Menschen zwar nicht mißbilligt wurden, er jedoch niemals genug Aufmerksamkeit erfahren hat. Auch er wird dazu neigen, Dinge von sich zurückzuhalten, er wird sich niemals wirklich ganz zeigen.

Wenn Menschen damit beginnen, aus sich herauszukommen, dann begegnen sie einer Welt voller feiner Ablehnungen und Anerkennungen. Jemand, der in seiner Kindheit nur dann aufrichtig Anerkennung fand, wenn er gut Klavier gespielt hatte, wird zum Klavierspielen neigen und unter Umständen sogar ein guter Pianist werden. In der Psychologie ist dieses Prinzip als positive Verstärkung bekannt. Aus der Sicht seiner Verwirklichung als Pianist ist das gut, aber was ist mit seinen übrigen natürlichen Interessen? Was ist mit ihm als Individuum? Seine anderen Fähigkeiten wird er alle mehr oder weniger zurückhalten, da er nur für das Klavierspielen anerkannt wurde. Wenn Anerkennung an Bedingungen geknüpft ist, hat das sowohl positive als auch negative Auswirkungen. Immer, wenn dieser Mensch gut Klavier spielt, sagen die Leute: »Du spielst so wunderschön. Bitte spiel noch etwas.« Das ist schön, aber was ist mit seinen anderen Neigungen und Fähigkeiten? Sobald er über sein Interesse am Segelfliegen spricht, werden die anderen ganz ruhig und schauen ihn besorgt an, so daß er mit der Zeit sein Interesse am Segelfliegen nicht mehr erwähnt, weil er seine Anerkennung als Individuum ausschließlich über das Klavierspielen erfährt.

Die Anerkennung, um die es in diesem Kapitel geht, ist die Anerkennung und Bestätigung der Einzigartigkeit des anderen – ein göttliches, bewußtes Wesen, das die Wahl hat. Diese Anerkennung ist unabhängig von den jeweiligen Umständen; sie ist kein Ausdruck von Erziehung oder Manipulation, sondern die Anerkennung einer lebenden Wahrheit, der Wahrheit des Selbst. Wenn ein Kind von Eltern großgezogen wird, die die Fähigkeit haben, sich der Einzigartigkeit ihres Kindes bewußt zu sein, und diese Wahrheit anerkennen, dann wird dieses Kind auf natürliche Weise im Leben strahlen. Es wird ganz selbstverständlich wissen, wer es ist, und dieses Wissen durch sein Da-Sein, durch seine Präsenz, ausdrücken. Viele gute Qualitäten, Begeisterungsfähigkeit, Intelligenz und ein intensiver Fluß von Lebensenergie treten in dem Maße auf, in dem wir uns von anderen angenommen und bedingungslos anerkannt fühlen. Unser Selbst, das, wer und was wir wirklich sind, ist die Quelle, aus der dieses Strahlen und aus der unsere Fähigkeiten entspringen.

Andere bedingungslos anerkennen zu können ist ein Schlüssel für Erfolg im Leben. Alle erfolgreichen Leute, die nicht nur reich und angesehen, sondern auch glücklich sind, sind in der Lage, andere verbal und non-verbal anzuerkennen. Sie bestätigen nicht nur deren Qualitäten, sondern auch deren Wert als einzigartige Wesen. Sie können sogar die Schwächen des anderen anerkennen, ohne daß dieser sich deshalb unterlegen fühlt. Menschen, die auf diese Weise Anerkennung erfahren, haben das natürliche Verlangen, für solche Leute zu arbeiten, da sie dort auch Fehler machen können, ohne sich dafür zurückziehen zu müssen; sie fühlen sich angenommen, beginnen zu strahlen und befreien ihre verborgenen Talente. Auf diese Weise können sie sich weiterentwickeln. Jemanden in seiner Einzigartigkeit anzuerkennen und ihn dabei nicht zu bewerten, ihm keine Konsequenzen aufzuerlegen, das schafft eine Situation, in der sich der andere mehr und mehr öffnen kann.

Bekennen

Fühlt ein Mensch sich anerkannt und nicht bewertet, dann kommt er aus sich heraus und ist in der Lage, auch Fehler und Schwächen einzugestehen. Er spricht plötzlich über Dinge, die er aus Angst vor Konsequenzen bisher verschwiegen hat, berührt insbesondere Themen, bei denen er gegen seine eigenen inneren Maßstäbe verstoßen hat. Nehmen wir an, jemand hat etwas sehr Schlechtes getan und bekennt das. Sollte auch das anerkannt werden? Die Tat selbst sollte man nicht bewerten, weder im Positiven noch im Negativen, sondern nur als eine Tatsache bestätigen und dabei die Einzigartigkeit dieses Wesens anerkennen. Wird alles angesprochen und vom Zuhörer ohne Bewertung einfach angenommen, dann befreit sich die unterdrückte Schuld und löst sich auf. Der Mensch kommt wieder mehr aus sich heraus und kann sich, obwohl er etwas Schlechtes getan hat, wieder auf positive Weise ins Leben einbringen.

Dieser Mechanismus ist sehr einfach und gleichzeitig sehr machtvoll. Anerkennung verliert aber sofort ihre Macht, wenn Konsequenzen oder Bewertungen auf das folgen, was gebeichtet wurde. In diesem Fall wird sich ein Mensch zurückziehen und sich nicht nur in dieser Situation, sondern auch in vielen anderen Bereichen des Lebens zurückhalten. Anerkennung stärkt das Individuum. In dem Maße, in dem sie bewertungsfrei angewandt wird, bringt sie das Individuum mehr ins Leben. Anerkennung ermöglicht wahren Kontakt mit dem anderen, und als Resultat davon tritt dieser strahlend ins Leben.

Aufgabe für die nächsten sechs Wochen

Der erste Schritt, andere mehr anzuerkennen, besteht darin, sich selbst mehr anzuerkennen: wer man ist, was man getan oder auch nicht getan hat, seine starken und schwachen Seiten, seine Standpunkte im Leben usw.

Der zweite Schritt: Bedanken Sie sich für die Bestätigung und Anerkennung, die Sie von anderen bekommen. Sie ist nicht selbstverständlich.

Der dritte Schritt: Geben Sie selbst anderen Menschen Anerkennung. Versuchen Sie, sie so zu akzeptieren, wie sie sind, und sie in ihrer Einzigartigkeit zu bestätigen.

Führen Sie in dieser Zeit ein Tagebuch. Schreiben Sie täglich alle Gedanken, Gefühle und Erfahrungen auf, die Sie im Laufe des Tages in bezug auf Anerkennung gemacht haben. Seien Sie dabei völlig ehrlich und beschönigen Sie nichts.

Suchen Sie sich eine Person, der Sie vertrauen und von der Sie wissen, daß sie in der Lage ist, bewertungsfrei zuzuhören und Dinge bewertungsfrei anzunehmen. Wenn Sie möchten, lesen Sie diesem Menschen Ihr Tagebuch vor, oder bekennen Sie ihm gegenüber die Fehler, Schwächen, Handlungen oder Unterlassungen, von denen Sie sich innerlich bedrückt fühlen.

6
Studium der Wahrheit

Es gibt eine absolute Wahrheit, die im Gegensatz zu einer relativen Wahrheit immer wahr ist. Relative Wahrheit ist nur unter gewissen Umständen, zu gewissen Zeiten, an gewissen Orten wahr, wohingegen die Wahrheit, die hier gemeint ist, an allen Orten, zu allen Zeiten und unter allen Umständen wahr ist. In der Wissenschaft haben wir es mit relativer Wahrheit zu tun. Sachverhalte werden durch Beobachtungen, Messungen und Experimente untersucht und erforscht. Die Wissenschaftler finden heraus, wie etwas funktioniert und warum gewisse Ergebnisse immer wieder zutreffen. Diese Dinge werden als wahr angesehen und werden als Naturgesetze bezeichnet. Die Naturgesetze sollten überall und immer wahr sein, und in gewisser Weise ist das auch tatsächlich der Fall, aber sie sind nicht auf alles anwendbar. Sie lassen sich z.B. nicht auf den Bereich unseres Geistes, nicht auf den Bereich der Gefühle und auch nicht auf den Bereich unseres Selbst anwenden. Die Naturwissenschaft hört da auf, wo unsere Sinne enden, d.h. bei den Augen, der Zunge, den Ohren, der Nase und der Haut. Die Gesetze der Naturwissenschaft enden spätestens dort, wo das (grobstoffliche) Gehirn in den Bereich unseres (feinstofflichen) Geistes übergeht. Dort beginnt die subjektive Welt.

Hier sprechen wir von der Wahrheit, die *immer* wahr ist, sowohl in der objektiven Welt als auch in der subjektiven Welt. Wenn wir sagen, daß es eine Wahrheit gibt, die immer wahr ist, dann meinen wir nicht die relative Wahrheit, sondern die absolute Wahrheit. Das bedeutet, daß wir so etwas wie ein Absolutes, ein Höchstes, Gott oder Göttlichkeit oder auch die reine Liebe in den Bereich unserer Annahmen einbeziehen. Naturwissenschaft ist nützlich, aber sie befaßt sich nicht mit dem Bereich des Absoluten oder des Ewigen. Wirklich fähige Wissenschaftler wissen das und geben es auch zu.

Wir können nicht durch unsere Sinne oder durch unser Denken feststellen, ob es ein Absolutes gibt oder nicht. Yoga und die mystischen Zweige aller Religionen sind Wege, sich dem Absoluten, der Wahrheit, die immer wahr ist, anzunähern und diese Wahrheit ohne Zuhilfenahme der Sinne und des Denkens direkt zu erfahren.

Das ganze Universum, diese Welt, das Leben, unsere Körper, unsere Gefühle und unsere Gedanken, sind relativ und absolut zugleich. Die relative Welt existiert auf relative Weise, d.h., sie existiert für uns, weil wir sie mit Hilfe unserer Sinnesorgane wahrnehmen und die Informationen, die wir durch die Sinne erhalten, in unserem Geist umsetzen. Aber auch unsere Sinnesorgane und unser Geist sind Teil dieser relativen Welt. Und da die Sinnesorgane auch den Gesetzmäßigkeiten der relativen Welt unterworfen sind, eigenen sie sich nicht dazu, die Wahrheit dieser Welt zu erkennen. So scheint die Welt da zu sein, aber tatsächlich existiert nur das Absolute. Dieses Absolute können wir aber nur direkt wissen und direkt erfahren. Dieses Absolute ist das, was wir als das Göttliche bezeichnen. Es ist die Grundlage des Yoga und aller anderen Religionen. Aber ob das tatsächlich so ist, das kann jeder für sich selbst nur durch eine direkte Erfahrung dieser Wahrheit herausfinden. Das Absolute kann unterschiedlich benannt oder in unterschiedlicher Weise dargestellt werden. Jede Religion hat eine andere Form oder ein anderes Symbol für das Absolute; aber das Absolute, die ewige Wahrheit, die sich dahinter verbirgt, bleibt immer dieselbe. So gesehen sind Religionen verschiedene Beschreibungen derselben Sache. Dieses Absolute ist die Basis des Universums und des Lebens. Wir können dieses Absolute nicht nur kennen, sondern wir können auch in direktem Kontakt damit sein.

Unser Ego mag die Beschäftigung mit der absoluten Wahrheit nicht sehr, weil wir dabei auf Dinge stoßen, die jenseits der relativen Wahrheit unseres Geistes mit all seinen Standpunkten und Meinungen liegen. Unser Ego fürchtet diese Dinge, weil es spürt, daß es sein Ende bedeuten könnte, sobald es sie noch näher an sich heranläßt: Wenn wir beginnen, uns mit absoluter Wahrheit zu befassen, werden wir dahin kommen, unserem Geist und dem Ego weniger Glauben zu schenken, und damit werden beide weniger Macht über uns haben.

Es ist nicht möglich, über die Wahrheit, die hinter allem liegt, zu sprechen oder zu schreiben, ohne automatisch einen Standpunkt dazu einzunehmen. *Jede* Beschreibung des Absoluten oder des Göttlichen geschieht aus einer bestimmten Sichtweise heraus. Die Wahrheit selbst ist jenseits des Geistes und nur direkt erfahrbar im Zustand von Einheit mit dem Absoluten. Sobald man aber beginnt, anderen diese Wahrheit zu vermitteln, ist der Geist wieder aktiv, und man berichtet aus einer bestimmten Sichtweise heraus. In diesem Buch stellen wir die yogische Sichtweise von Wahrheit dar; sie ist nicht besser und nicht schlechter als andere. Die Wahrheit selbst ist namenlos, aber solange wir nicht vollständig erleuchtete Wesen sind, können wir nicht anders, als Sichtweisen und Standpunkte dazu einzunehmen.

Leben in Einklang mit der Wahrheit

Wie erlangen wir Zufriedenheit? Wie bekommen wir das, was wir eigentlich wollen? Um erfolgreich, glücklich und schließlich frei und deshalb vollständig zufrieden zu sein, müssen wir in Einklang mit der absoluten Wahrheit leben. Leben in Einklang mit dem, was wirklich ist, ist der Weg zu vollständiger Zufriedenheit. Das Problem ist, daß die meisten von uns diese Wahrheit nicht erfahren haben und deshalb nicht wissen, wie sie in Übereinstimmung damit leben können. Es gibt aber ein paar Wege, die uns dabei helfen können. Eine Möglichkeit, um in Harmonie mit der Wahrheit zu leben, ist die Akzeptanz dessen, was Gott für uns will, anstatt weiter auf unseren eigenen Vorstellungen zu bestehen. Wenn wir nicht mehr dagegen ankämpfen, wie die Dinge wirklich sind, sondern nachgeben, dann leben wir in Übereinstimmung mit dem, was ist.

In unseren täglichen Versuchen, unseren Zielen näherzukommen, haben wir vergessen, was wir eigentlich wollen: Einheit mit der Wahrheit, mit den Dingen, wie sie wirklich sind. Statt dessen haben wir gelernt, unseren Willen zu benutzen, um unsere Ziele im Leben zu erreichen. Das Problem dabei ist, daß wir, wenn wir immer unseren Willen durchsetzen, niemals wirklich zufrieden sein werden. Ein Effekt von direkten und unmittelbaren Erfahrungen der absoluten Wahrheit ist das Zurückkehren der Erinnerung an das, was wir wirklich wollen: die Vereinigung mit dem Göttlichen. Da das unser innerstes Ziel ist, können wir nur auf diese Weise vollständige Zufriedenheit erlangen. Der Weg zu diesem Ziel besteht in einem Leben, das in Einklang mit dem Göttlichen ist. Wenn wir aufhören, die Dinge, wie sie sind, zu verändern oder abzulehnen, werden wir Harmonie empfinden. Wie oft versuchen wir, eine Situation zu beeinflussen oder einen Menschen zu zwingen, etwas so zu tun, wie wir es wollen. Ablehnung und Widerstand gegen das, was ist, erzeugt Leiden – bei uns selbst und bei anderen.

Woher können wir wissen, was die Wahrheit und was Gott ist? Wir können nichts anderes tun, als die Wahrheit sich selbst entfalten lassen. Sich für die Wahrheit zu öffnen heißt, das, was geschieht, völlig zu akzeptieren. Anfangs genügt es, wenn wir einfach akzeptieren, was geschieht und wie etwas zu sein scheint. Mit der Zeit werden wir dann immer fähiger werden, in Harmonie zu leben. In Einklang mit den Dingen zu leben heißt, ihnen keinen Widerstand mehr entgegenzusetzen. Das hört sich zunächst so an, als müßten wir von nun an alles tun, was andere von uns verlangen. Das ist keineswegs der Fall. Wir können wahrnehmen, was andere von uns wollen; das heißt aber nicht, daß wir es auch tun müssen. Das heißt aber auch nicht, daß wir dagegen ankämpfen müssen. Wir müssen überhaupt nichts damit tun. Wir können es tun oder auch nicht tun, wir haben die freie Wahl.

Es ist nützlich und hilfreich, diese Prinzipien zu kennen, aber jeder muß für sich selbst herausfinden, ob sie wahr sind. Indem wir uns für die absolute Wahrheit öffnen, werden wir vielleicht erfahren, ob es Gott gibt oder nicht. Dabei gibt es ein Risiko. Was ist, wenn diese Informationen alle falsch sind? Gibt es wirklich das Absolute, und ist es wirklich wahr, daß wir zufrieden werden, wenn wir uns dafür öffnen und in Einklang damit leben? Wir können es nur herausfinden, indem wir es ausprobieren.

Wir sind alle eine Familie

Diese Behauptung besagt, daß alles und jeder von uns ein Teil eines größeren Ganzen ist, was nicht bedeutet, daß alle dasselbe sind. Alles und jeder ist mit allem und jedem im Universum verwandt. Es besteht eine Beziehung zwischen allen Menschen, zwischen allem auf der Erde und zwischen allem, was existiert – eine Beziehung zwischen allem Lebendigen und allem Nicht-Lebendigen, nicht nur jetzt, sondern zu allen Zeiten. Wir sind miteinander verbunden, Teil einer Familie, nur spielen wir unterschiedliche Rollen. Jeder ist einzigartig und gleichzeitig mit allen anderen verwandt. Niemand ist isoliert.

Wenn wir sehr oberflächlich über diese Dinge nachdenken, dann könnten wir annehmen, daß wir alle eins seien. Es ist wahr, daß wir im innersten Kern wie jeder andere sind, aber gleichzeitig ist jeder ein eigenes Selbst, ein Individuum. Wir sind alle gleich, und doch ist jeder von uns einzigartig. Es ist wie an einem Strand, jedes Sandkorn ist wie jedes andere Sandkorn, und dennoch ist jedes einzelne Sandkorn einzigartig. Genauso oberflächlich wäre es, zu denken, daß jeder für sich alleinsteht und von all den anderen unabhängig sei. Damit würden wir all die Fäden von Beziehungen übersehen, die von einem zum anderen, vom Nächsten zum Übernächsten laufen. Unsere Natur entspricht der Natur eines jeden anderen, das allein schon verbindet uns. Es ist nur ein scheinbarer Widerspruch, daß wir alle das Gleiche und gleichzeitig alle verschieden sein sollen.

Wir sind auch deshalb miteinander verbunden, weil wir alle denselben Prinzipien oder Gesetzen unterliegen. Eines der Gesetze, das Gesetz von Aktion und Reaktion besagt: Für alles, was wir denken, tun oder unterlassen, werden wir eine gleichwertige entsprechende Reaktion erfahren. Nichts geht verloren, jede Handlung hat Konsequenzen, jede nicht erfolgte Handlung auch. Da wir alle miteinander verbunden sind und in unserer Natur dasselbe sind, heißt das, daß wir das, was wir einem anderen zufügen oder ihm tun, uns selbst tun oder uns selbst zufügen. Im Guten wie im Schlechten. Wenn wir jemanden zwingen wollen, auf eine Weise zu sein, wie er nicht ist, dann wird früher oder später jemand auftauchen und versuchen, mit uns dasselbe zu machen. Wenn wir versuchen, einen anderen zu verändern oder ihn in seiner freien Wahl zu beschränken, dann werden wir damit eine automatische Reaktion herbeiführen und früher oder später selbst das gleiche erfahren. Alles kommt zu uns zurück, nichts geht verloren. In Harmonie und Einklang mit Wahrheit zu leben würde bedeuten, in Einklang mit diesem Gesetz zu leben. Wir sind wahrhaftig eine Familie, es ist egal, ob wir daran glauben und es akzeptieren oder nicht. Je mehr wir aber dieses Gesetz akzeptieren, um so eher werden wir in Einklang mit den Dingen leben können, wie sie wirklich sind.

Religion

Es gibt hitzige Auseinandersetzungen darüber, welcher religiöse Weg der beste ist. Dabei ist vielen Menschen noch nicht einmal bewußt, daß Religion überhaupt wichtig ist. Sie ist deswegen wichtig, weil sie von der Basis unseres Lebens handelt. Viele neigen dazu, die materielle Situation als die Basis unseres Lebens zu betrachten, z.B. die Situation des Arbeitsmarktes und ob wir genug zu essen haben. Wirtschaftliche Faktoren und materielle Erwägungen kontrollieren unser Verhalten und unsere Entscheidungen. Für den größten Teil der Welt bedeutet materieller Besitz ganz einfach Überleben. Die Wirtschaft ist wichtig, aber nur, wenn wir es oberflächlich betrachten. Das heißt nicht, daß wir keine materielle Grundlage brauchen, aber letzten Endes sind die Dinge, die unser Leben bestimmen, nicht materieller, sondern spiritueller Art. Das Spirituelle liegt der Existenz des Materiellen zugrunde. Der spirituelle Aspekt wohnt in allem, auch in unseren praktischen Entscheidungen.

Wenn sich jemand entscheidet, Religion einfach zu ignorieren, dann ist das seine Religion. Der Standpunkt »Alles ist relativ, es gibt nur das Materielle, es gibt keinen Gott« ist auch eine Religion. Wenn jemand sich entscheidet, nur zu seinem persönlichen Vorteil zu leben, dann ist das seine religiöse Überzeugung. Für keine dieser Sichtweisen gibt es Beweise. Niemand kann beweisen, ob es Gott gibt oder nicht. Beweise wären auch keine Religion. Wenn wir uns entscheiden, einen bestimmten Weg einzuschlagen oder uns vielleicht sogar entscheiden, keinen Weg einzuschlagen, dann ist diese Entscheidung unsere religiöse Überzeugung. Die Überzeugung nimmt den Platz eines Beweises ein, der letztendlich doch unmöglich wäre. In dem Maße, wie wir ernsthaft versuchen, unserer Überzeugung zu folgen, in dem Maße ist sie unsere Religion.

Die meisten Menschen lernen von ihren Eltern und von der Gesellschaft, was der richtige Weg und die richtige Religion ist. Doch es gibt viele, die den richtigen Weg und die richtige Religion selbst herausfinden wollen.

Alle Religionen handeln von derselben Wahrheit und führen uns zur selben Wahrheit. Es gibt viele Religionen, mit vielen Zweigen und Konfessionen. Einige Religionen behaupten, sie seien der einzig richtige Weg, und die anderen Wege seien falsch. Doch alle Religionen entspringen derselben Quelle und handeln von derselben ewigen Wahrheit. Tiefreligiöse Menschen sind sich sehr ähnlich, egal wo sie leben und aus welcher religiösen Tradition sie stammen. Alle Religionen führen zum selben Ziel: zur Einheit mit Gott. Es ist wie beim Ersteigen eines Berges: Diejenigen, die im Norden beginnen, bewegen sich südwärts, die im Westen beginnen, steigen in Richtung Osten auf usw. Aber alle erreichen auf ihrem Pfad die Spitze des Berges. Und erst, wenn sie fast die Spitze erreicht haben, können sie sehen, daß die anderen Wege auch zum Ziel führen. Es gibt nur eine Wahrheit, aber wir alle beginnen unseren Weg dorthin von verschiedenen Orten aus. Das macht die Unterschiede.

Woran können wir feststellen, ob wir tatsächlich auf einem Weg sind, der zur Spitze führt? Wenn wir auf diesem Weg zu größerer Harmonie kommen, dann sind wir auf einem richtigen Weg. Es wäre alles viel einfacher, wenn wir nur eine einzige Religion hätten. Dann würden es weniger Kriege, Auseinandersetzungen und Kämpfe geben. Doch leider sind wir in unserer oberflächlichen Natur so verschieden, daß es nicht funktioniert, nur einen Weg zu haben. Ideal wäre es, alle religiösen Traditionen zu verschmelzen. Das Problem ist, daß die verschiedenen Traditionen erst gegen Ende beginnen zusammenzulaufen und nicht schon am Beginn des Weges; erst bei den letzten Schritten zeigt sich das Gemeinsame. Dann wird sichtbar, daß es nur eine Wahrheit gibt und daß alle Religionen zu dieser Wahrheit führen. Aber bevor wir soweit gekommen sind, werden wir noch miteinander argumentieren und diskutieren, und jeder wird seinen Weg gehen. Es gibt für jeden einen Weg, der subjektiv der bessere ist, aber die anderen Wege sind genauso wichtig, wertvoll und effektiv. Das Geheimnis zum Erfolg liegt nicht darin, *welchen* Weg wir gehen, sondern darin, einen Weg *zu gehen* – über alle Hindernisse und vorbei an allen Zweifeln und Unsicherheiten.

Einem Weg folgen und darin ausdauernd zu sein, führt zum Erfolg. Es besteht aber auch die Gefahr, daß wir verallgemeinern und alle Wege für gleich richtig und wichtig halten. Die Entscheidung für einen speziellen Weg fällt dann schwer. Möglich auch, daß wir versuchen, allen Wegen gleichzeitig zu folgen. Wenn wir zur Spitze hinauf wollen, dann brauchen wir einen bestimmten Pfad, allein schon, damit die Richtung ungefähr stimmt. Auch Sie sollten einem Pfad folgen; es spielt keine Rolle, welchen Sie wählen. Sie brauchen nicht der Welt entsagen und auch nicht viele Kinder haben. Darauf kommt es nicht an. Wichtig ist, daß Sie Ihrem Weg aufrichtig folgen. Dann führt er zum Gipfel des Berges.

Die Theorien, die wir in diesem Kapitel vorgestellt haben, sind nur bestimmte yogische Sichtweisen. Vielleicht fühlen Sie sich davon angesprochen. Wenn Ihnen diese Dinge nicht zusagen, dann ist auch das in Ordnung. Aber folgen Sie einem Weg. Es muß nicht der yogische Weg sein. Erkennen Sie, daß es für Sie einen Weg gibt, und folgen Sie diesem Weg ernsthaft in Richtung Gipfel des Berges.

Aufgabe für die erste Woche

Öffnen Sie sich für den Gedanken, daß alle Religionen letztendlich dasselbe meinen, auch wenn sie es mit anderen Worten sagen.
Öffnen Sie sich für den Gedanken, daß Gott *ist* und daß es eine Wahrheit gibt, die hinter allem steht und die allem zugrundeliegt.
Schreiben Sie einen Bericht in Ihr Tagebuch.

Aufgabe für die zweite Woche

Versuchen Sie, Situationen und Menschen so anzunehmen, wie sie sind. Hören Sie auf, etwas verändern zu wollen.
Versuchen Sie, mindestens einmal täglich anderen ihren Willen zu lassen. Hören Sie auf, zu kämpfen und Ihren eigenen Willen durchzusetzen.
Beobachten Sie sich selbst in Momenten, in denen Sie etwas verändern oder beeinflussen möchten. Wie verhalten Sie sich, wenn Sie ablehnend sind? Wie verhalten Sie sich, wenn Sie etwas vorantreiben wollen? Achten Sie auf Gefühle und Körperreaktionen.
Schreiben Sie einen Bericht in Ihr Tagebuch.

Aufgabe für die dritte Woche

Beobachten Sie das Gemeinsame zwischen sich und anderen, und beobachten Sie das Verschiedene, das Trennende, das Individuelle. Nehmen Sie wahr, daß beides gleichzeitig ist.
Wenn Ihnen angenehme oder unangenehme Dinge widerfahren, erkennen Sie sie als logische Folge eigener früherer Handlungen.
Vielleicht mögen Sie mit einer Selbst-Inspektion beginnen: Falls Sie auf einen anderen kritisch oder ärgerlich reagieren, finden Sie heraus, was Sie getan haben, das dem entspricht.
Schreiben Sie einen Bericht in Ihr Tagebuch.

Aufgabe für die vierte bis sechste Woche

Welcher religiöse Ansatz oder Weg zieht Sie an diesem Punkt Ihres Lebens an? Lassen Sie sich mehr auf diesen Weg ein. Verabreden Sie sich mit Menschen, die diesen religiösen Weg für Sie verkörpern, und gehen Sie zu ihren religiösen Treffen oder Zeremonien.

Wenn Sie sich von keinem Weg angezogen fühlen, dann wenden Sie sich wieder der Religion zu, mit der Sie aufgewachsen sind. Verabreden Sie sich mit Menschen, die diesen Weg für Sie verkörpern, und gehen Sie zu ihren religiösen Treffen oder Zeremonien (z.B. zur Messe). Stellen Sie Ihre Zweifel gegenüber der jeweiligen Institution für diese Zeit zurück. Jede etablierte Religion entwickelt einen Apparat. Lassen Sie sich nicht von ihm abschrekken. Er ist da, aber kümmern Sie sich nicht darum, ignorieren Sie ihn. Es geht um *Religion*.

7
Entspannung

Jede Zelle des Körpers ist eine kleine chemische Fabrik. Sie benötigt Sauerstoff und Nährstoffe zum Verbrennen und stößt Abfallprodukte aus. Wenn ein Teil des Körpers angespannt ist, dann ist der Blutstrom in diesem Bereich eingeschränkt. Damit ist nicht nur die Sauerstoff- und Nährstoffzufuhr für die Zellen behindert, sondern auch Abfälle häufen sich immer mehr an. Der Geist versucht, diese konstante Irritation zu unterdrücken und übergeht sie. Dadurch kann diese Situation solange fortbestehen, bis der entsprechende Teil des Körpers aufgibt zu funktionieren.

Entspannung ist der Schlüssel zu einem gesunden, erfolgreichen Leben. Entspannung kann Ihnen helfen, gesund zu sein, das Leben zu genießen und wohlhabend zu werden. In der Entspannungsübung, die wir Ihnen in diesem Kapitel vorstellen wollen, nehmen Sie mit Ihrem Körper Kontakt auf und entspannen jeden einzelnen Teil von ihm. Dadurch werden die inneren Verspannungen gelöst und die natürliche gesunde Funktion Ihres Körpers wiederhergestellt. Im Zustand der Entspannung sind Sie zeitweilig von den Verwicklungen des Lebens befreit. Sie können einfach Sie selber sein. Was für eine Erleichterung! Es gibt nichts mehr zu tun. Nach nur fünf oder zehn Minuten der Entspannung fühlen Sie sich erfrischt und wach, wie nach ein oder zwei Stunden Schlaf. Dabei erneuert sich nicht nur Ihr Körper, sondern auch Ihr Geist; Sie fühlen sich offen und klar, als hätten Sie ein geistiges Bad genommen.

Entspannung bedeutet loszulassen, nichts zu tun. Wenn Sie sich entspannen, dann erlauben Sie der Lebensenergie, frei durch Ihren Körper zu zirkulieren. Sie erlauben dem Leben, auf natürliche Weise durch Sie hindurchzufließen. Entspannung heilt nicht nur Ihren Körper, sondern versetzt Sie auch in Harmonie mit dem natürlichen Energiefluß des Universums. Der natürliche Fluß von Lebensenergie würde normalerweise frei durch uns hindurchströmen, wenn wir nicht verspannt wären; Entspannung stellt diesen natürlichen Zustand wieder her.

Ihre erste Aufgabe besteht darin zu erlernen, Ihren Körper physisch zu entspannen. Dazu nehmen Sie mit jedem Teil Ihres Körpers Verbindung auf und befreien ihn dann von der Spannung, die dort festgehalten wird. Dafür werden Sie etwas Übung im Ausrichten Ihrer Aufmerksamkeit benötigen. Der Schlüssel zur Entspannung liegt in der Fähigkeit, die Aufmerksamkeit auf *ein* Objekt, eine Sache oder eben eine bestimmte Körperstelle zu richten und sie damit von allen anderen (ablenkenden) Dingen zurückzuziehen. Konzentration können Sie erlernen. Sie nehmen Kontakt mit Ihrem Körper auf und lassen alles andere, was in Ihrem Bewußtsein auftaucht, los. Mit der Zeit wird sogar das Bewußtsein darüber, daß Sie sich konzentrieren, verschwinden.

Entspannungsposition

Um sich entspannen zu können, ist es empfehlenswert, sich für eine gewisse Zeit an einen ruhigen und ungestörten Ort zurückziehen. Schließen Sie die Vorhänge, und dämpfen Sie das Licht. Legen Sie sich mit dem Rücken auf einen Teppich oder eine Matte, und zwar so, daß Ihr Kopf nach Norden oder Osten zeigt. Auf diese Weise bringen Sie Ihren Körper in Harmonie mit dem natürlichen Energiefluß der Erde. Breiten Sie eine Decke von den Zehen bis zum Hals über sich. Legen Sie nun Ihre Füße hüftweit auseinander, lassen Sie die Fußspitzen nach außen fallen, und legen Sie Ihre Hände, mit den Innenseiten nach oben, mindestens 20 Zentimeter weit von Ihrem Körper entfernt hin. Rollen Sie Ihren Kopf leicht von einer Seite zur anderen, und lassen Sie ihn dann in der Mitte zur Ruhe kommen. Lassen Sie Ihren Körper völlig los und in die Unterlage hineinsinken. Wenn es Ihnen schwerfällt, Ihren Körper loszulassen, dann heben Sie ein Bein etwa zwei bis vier Zentimeter an. Nehmen Sie sein Gewicht und die Anstrengung wahr, die nötig ist, um es hochzuhalten. Dann lassen Sie das Bein sinken. Tun Sie dasselbe mit dem anderen Bein, mit jedem Arm, den Hüften und der Brust. Sie brauchen nichts tun, nur loslassen und sich entspannen.

Das Liegen auf dem Rücken ist die einfachste und beste Stellung zum Entspannen, doch auch Sitzen oder Stehen ist möglich. Am günstigsten ist eine offene Körperposition: Beine, Fußknöchel und Arme sind nicht gekreuzt und die Wirbelsäule ist gerade. Sobald Sie die Grundlagen der Entspannung gemeistert haben, können Sie später in jeder Stellung entspannen.

Entspannungsmethode

Sprechen Sie folgende Anleitung (in langsamem Tempo und mit Pausen) auf Kassette, und spielen Sie sie ab, wann immer Sie eine Entspannungsübung machen möchten.

»Nehmen Sie die von Ihnen bevorzugte Entspannungsposition ein, und machen Sie mindestens drei oder vier lange, langsame und tiefe Atemzüge. Atmen Sie so tief ein, wie es geht. Wenn Sie ausatmen, lassen Sie den Atem einfach los. Halten Sie Ihren Atem nicht zurück, und pressen Sie ihn auch nicht. Lassen Sie Ihren Atem einfach gehen. Wenn Seufzer auftauchen oder ein Gähnen, dann lassen Sie es zu. Seufzer und Gähnen helfen Ihnen zu entspannen. Wenn Ihr Körper sich strecken möchte, lassen Sie es zu, und kehren Sie dann wieder zur ursprünglichen Entspannungshaltung zurück.

Richten Sie Ihre Aufmerksamkeit auf Ihre Füße. Erfassen Sie die Gestalt Ihrer Füße, und erlauben Sie ihnen, sich zu entspannen. Lassen Sie Ihre Füße völlig los. Gehen Sie auf diese Weise durch jeden der nun folgenden Körperteile: Waden ... Knie ... Oberschenkel ... Unterleib (der Bereich, der oberhalb des Schambeines beginnt bis hin zu den Hüftknochen) ... oberer Bauch (der Bereich, der unterhalb des Brustkorbes liegt) ... Brust ... Wirbelsäule (vom Steißbein bis zum Nacken) ... Hände ... Unterarme ... Oberarme ... Hinterkopf … Kehle (lassen Sie Ihre Kehle weich und offen sein) … Kiefer (lassen Sie Ihr Kinn herunterfallen und Ihre Lippen entspannen) … Augen … Stirn … das Innere Ihres Kopfes. Erlauben Sie jedem Teil Ihres Körpers, sich zu entspannen. Lassen Sie zu, daß sich beim Entspannen der einzelnen Bereiche Ihres Körpers die Entspannung auf die umliegenden Bereiche ausbreitet. Auf diese Weise wird der ganze Körper entspannt. Machen Sie sich keine Gedanken darüber, wenn Sie einschlafen sollten – das ist im Augenblick das, was Ihr Körper braucht.«

Nachdem Sie jeden Teil Ihres Körpers entspannt haben, halten Sie weiterhin bis zum Ende der Entspannungsperiode Ihre Aufmerksamkeit bei Ihrem Körper. Bleiben Sie offen, und falls Ihnen irgendwo im Körper eine weitere Spannung bewußt wird, dann lassen Sie diese los. Mit Ihrer Wahrnehmung können Sie Ihren ganzen Körper durchdringen. Wenn Ihr Körper völlig entspannt ist, dann kann sich Ihre Aufmerksamkeit auf die ganze Umgebung ausweiten. Auf diese Weise werden Sie fähig, Ihre Widerstände gegenüber Ihrer Umgebung loszulassen und sich in allen Lebenssituationen entspannen zu können.

Schwierigkeiten bei der Entspannung

Entspannen Sie sich für fünf bis zehn Minuten. Benutzen Sie dabei eine Uhr, die nach der vorgegebenen Zeit ein Signal gibt. Achten Sie darauf, einen bestimmten Zeitraum für Ihre Entspannungsübung festzulegen und diesen genau einzuhalten, auch wenn Sie sich vielleicht danach sehnen, weiter in der Entspannung zu bleiben. Lange Perioden von Entspannung, über den festgelegten Zeitraum hinaus, könnten Sie zu stark von Ihrem Alltagsleben entfernen.

Während der Entspannung kann es sein, daß Ihr Geist herumstreift. Lassen Sie es einfach zu. Vertiefen Sie Ihre Gedanken oder Träumereien nicht, versuchen Sie aber auch nicht, sie zu stoppen. Es kann sein, daß Sie lebhafte und klare Träume haben, die Ihnen wichtige Aspekte Ihres Lebens widerspiegeln. Manchmal wird es Ihnen sehr schwerfallen, sich zu entspannen. Vielleicht haben Sie bereits jedes Körperteil zweimal entspannt, können aber immer noch nicht richtig loslassen. Versuchen Sie es dann ein drittes Mal. Möglicherweise hilft es auch, langsam und tief zu atmen und mit jedem Ausatmen mehr loszulassen. Vielleicht brauchen Sie aber auch erst mal ein heißes Bad oder einen kleinen Spaziergang, bevor Sie sich entspannen können.

Manchmal kommt es vor, daß Sie den Kontakt zu einem Ihrer Körperteile verlieren. Solche Erfahrungen können anfänglich furchterregend sein, da sie ungewohnt sind. Es handelt sich jedoch um eine natürliche Erscheinung der Entspannung. Sollte es für Sie unerträglich sein, dann atmen Sie in diesen Teil hinein, z.B. in Ihren Fuß, oder schauen Sie einfach zu Ihrem Fuß hin. Dadurch wird sich Ihre Wahrnehmung wieder normalisieren.

Wenn Sie ein sehr willensstarker Mensch sind und gewohnt sind, Ihr Leben zu kontrollieren, dann kann Entspannung für Sie ein unangenehmes Erlebnis sein. Stellen Sie sich den Phänomenen, die in Ihrem Körper und in Ihrem Geist auftauchen. Wenn es nötig ist, suchen Sie sich jemanden, der Sie darin unterstützt, in den nächsten sechs Wochen mindestens zweimal wöchentlich die Entspannungsübung zu praktizieren. Die Verbesserungen und Erleichterungen, die sich dadurch einstellen werden, sind es wert, durch diese Unannehmlichkeiten hindurchzugehen.

Sobald Ihnen die Entspannungstechnik vertrauter ist, können Sie sie immer dann anwenden, wenn Sie die Möglichkeit dazu haben: beim Warten, wenn Sie Bus- oder Autofahren, beim Fernsehen, beim Lesen, Schreiben, Spazierengehen, beim Zähneputzen, während einer Unterhaltung oder bei jeder anderen Tätigkeit. Sie können z.B. auch jetzt, während Sie dieses Kapitel lesen, mit Ihren Füßen Kontakt aufnehmen und ihnen erlauben, sich zu entspannen. Nehmen Sie Kontakt mit Ihren Augen auf, und erlauben Sie ihnen, sich zu entspannen. Gehen Sie in Kontakt mit Ihrem Kiefer, und erlauben Sie ihm, sich zu entspannen. Gehen Sie in Kontakt mit jedem anderen Teil Ihres Körpers, von dem Sie empfinden, daß Sie dort festhalten, und erlauben Sie ihm, sich zu entspannen. Spüren Sie die Entspannung, die auftaucht, wenn Sie einen Teil Ihres Körpers völlig loslassen.

Wenn Sie Ihren Körper entspannen, werden Sie feststellen, daß er sich auf natürliche Weise ausdehnt und öffnet. Dies ist eine Herausforderung und bedeutet, völlig anders zu leben, als Sie es bisher vielleicht gewohnt waren. Beobachten Sie sich bei Ihren täglichen Verrichtungen. Oft bemerken wir erst, daß wir angespannt waren, wenn die Verspannung chronisch wird und wir andauernde Unannehmlichkeiten oder Irritationen haben. Breiten Sie Ihre Aufmerksamkeit bei jeder Aktivität auf alle Teile Ihres Körpers aus. Wenn Sie regelmäßig Entspannung praktizieren, und sich Ihre Achtsamkeit vergrößert, werden Sie bald die Fähigkeit erlangen, festzustellen, wann Sie entspannt sind und wann nicht. Sie werden auch bemerken, daß es bestimmte Bereiche in Ihrem Körper gibt, die häufiger angespannt sind als andere. Dieses Gewahrwerden ist keine leichte Aufgabe; es bedeutet, sich tatsächlich zu entwickeln und auf völlig andere Weise im Leben zu sein, als Sie es bisher gewohnt waren. In einem entspannten und gelösten Zustand zu leben, werden Sie nicht über Nacht erreichen, denn es ist nicht so einfach, loszulassen und zu entspannen. Aber lassen Sie sich nicht entmutigen. Tun Sie es, so gut Sie können. Zum Beispiel könnten Sie sich entschließen, jeden Morgen, wenn Sie vom Haus zum Auto gehen, das Entspannen im Gehen zu üben; oder Sie könnten sich entscheiden, fünf Minuten zu entspannen, bevor Sie abends einschlafen oder fünf Minuten vor dem Mittagessen oder während Sie sich abends die Zähne putzen. Tun Sie, was Ihnen möglich ist. Wenn das zur Routine wird, dann werden Sie in der Lage sein, allmählich immer mehr loszulassen.

Entspannung im Leben

Wenn Sie damit fortfahren, körperliche Entspannung zu praktizieren, werden Sie allmählich auch die Fähigkeit gewinnen, geistig loslassen zu können. Wenn Sie entdecken, daß Sie innerlich etwas festhalten, versuchen Sie es loszulassen. Beginnen Sie mit kleinen Dingen. Wenn z.B. jemand darum bittet, ihm ein Glas Wasser zu bringen und Sie keine Lust dazu haben, das zu tun, dann lassen Sie diese Haltung los und tun Sie es. Einfach weil der andere Sie darum bittet. Ein anderes Beispiel: Es ist noch ein Stück Kuchen da, das Sie für sich verwahrt haben. Ein Freund besucht Sie. Es ist sein Lieblingskuchen. Geben Sie ihm das Stück. Lassen Sie den Wunsch los, zu versuchen das Leben in eine bestimmte Richtung zu lenken.

Um das Leben in einer entspannten Art und Weise leben zu können, ist es wichtig, daß wir aufhören, die Dinge auf eine *bestimmte* Art haben zu wollen. Ins Leben hinein zu entspannen ist eine Kunst. Deshalb geht es in diesem Kapitel auch um Wünsche und Bedürfnisse. Damit sind materielle Bedürfnisse gemeint, wie ein neues Kleid oder Auto, aber auch der Wunsch nach jemanden, der uns liebt, und auch der Wunsch, daß etwas in einer bestimmten Weise sein oder nicht sein soll. Wir versuchen die Dinge in einer bestimmten Weise zu haben oder nicht zu haben, fühlen uns angezogen oder abgestoßen und meinen, wir müßten irgend etwas tun.

Diese Wünsche und Sehnsüchte erschaffen Konflikte und sind ein Ausdruck von Unzufriedenheit mit den Dingen, wie sie sind. Sie erschaffen eine Spannung, die den Fluß unserer Lebensenergie blockiert. Entspannung kann nur durch Loslassen erreicht werden. Sie können nicht entspannen, indem Sie versuchen, etwas Bestimmtes zu erreichen. Wünsche lösen sich durch Entspannung auf. Entspannung bringt Sie in die Gegenwart, weg von Ihren Wünschen für die Zukunft. Entspannung im Leben setzt aber voraus, daß Sie die Fähigkeit besitzen, physisch und geistig loszulassen. Wenn Sie lernen, Körper und Geist loszulassen, dann wird sich dieses Loslassen allmählich auf Ihr Leben übertragen. Sie werden Ihr Leben bereitwilliger annehmen, wie es ist, anstatt ständig zu verneinen und zu versuchen, es zu verändern. Immer, wenn Sie entdecken, daß Sie die Dinge in einer bestimmten Weise haben möchten, lassen Sie los. Dann kann alles so sein, wie es wirklich ist. Das macht das Leben wesentlich einfacher.

Sie werden sich leichter und klarer fühlen, wenn Sie ins Leben hinein entspannen. Wann immer Sie entdecken, daß sie versuchen die Dinge zu verändern: Entspannen Sie Ihren Körper, und atmen Sie tief durch. Stellen Sie den Unterschied fest. Letztendlich ist Entspannen das Annehmen der Dinge, wie sie sind, und nicht zu versuchen, die Dinge auf die eine oder andere Weise zu verändern. Das bedeutet nicht Handlungslosigkeit, sondern entspanntes Handeln – Handeln, das ohne Anspannung, Angst und Verhaftung an den Resultaten geschieht.

Aufgabe für die nächsten sechs Wochen

Besprechen Sie eine Kassette mit der Entspannungsanleitung (ca. zehn Minuten).
Praktizieren Sie mindestens zweimal pro Woche die Entspannungsübung mit Hilfe der Kassette. Wenn nötig, holen Sie sich Unterstützung durch einen Monitor (siehe auch Kapitel 12).
Schreiben Sie nach Ablauf der sechs Wochen in Ihr Tagebuch, was Entspannung für Sie bewirkt oder nicht bewirkt hat.

8
Stundenplan

Einen Stundenplan zu haben und ihm zu folgen, gibt Zeit für spirituelles Bemühen, bringt Klarheit und Ordnung in unser Leben, vereinfacht es, unterstützt uns darin, die Ausflüchte von Körper und Geist zu überwinden, nimmt den Streß, bringt uns in Einklang mit anderen. Ein guter Stundenplan hat großen Einfluß auf unseren Erfolg.

Viele Menschen haben das Gefühl, daß sie nicht genug Zeit haben, um Dinge zu tun, die ihr Leben verbessern könnten. Sie sind vollauf damit beschäftigt, ihr Leben zu regeln. Dann ruhen sie sich aus, um anschließend weiter daran zu arbeiten, ihr Leben zu regeln. Sie haben keine Zeit, etwas für ihr persönliches Wachstum zu tun. Das ist verständlich. Dennoch, wenn sie sich nicht die Zeit nehmen, sich über ihre Probleme klarzuwerden und wirklich etwas für sich zu tun, dann wird es nur wenig Fortschritt in ihrem Leben geben.

Zeit liegt allen andern Faktoren unseres Lebens zugrunde. Wenn wir Kontrolle über unsere Zeit haben, haben wir Kontrolle über unser Leben. Wenn wir durch einen Stundenplan Klarheit über unsere Zeiteinteilung gewinnen, löst sich unsere Verwirrung und unsere Unfähigkeit, klar zu denken, auf. Verwirrung entsteht dann, wenn wir das Gefühl haben, nicht die Zeit zu haben, um Dinge zu vervollständigen, die getan werden müssen. Natürlich gibt es für das, was man an einem Tag schaffen kann, eine Grenze, aber nur wenige von uns kommen dieser Grenze auch nur annähernd nahe. Wenn wir unsere Zeit gut einteilen, dann können wir es schaffen, ein bis zwei Stunden pro Tag für unser persönliches Wachstum zu Verfügung zu haben.

Sie mögen jetzt sagen: »Warum sollte ich so eine Reglementierung akzeptieren? Warum sollte ich so einem autoritären System folgen?« Nun: Sie müssen es nicht tun. Und wenn: Sie tun es *für sich*. Und drittens: Kaum jemand kann wachsen, ohne ein organisiertes Leben zu haben. Ein Stundenplan kann ein Tyrann sein, wenn er nicht gut überlegt wurde. Nehmen Sie also nur das mit auf, was getan werden muß, aber nicht mehr; seien Sie nicht zu ehrgeizig. Ein gut durchdachter Stundenplan macht das Leben leichter. Sie bekommen eine tägliche Routine, und wissen, was Sie zu tun haben. An den meisten Tagen werden Sie Ihrem Stundenplan folgen, ab und zu werden Sie es nicht tun. Das ist in Ordnung. Das Wichtigste ist, daß Sie überwiegend Ihren Stundenplan einhalten. Fast alle von uns arbeiten, wir müssen zu bestimmten Zeiten aufstehen und haben reguläre Arbeitszeiten von Montag bis Freitag. Das ist unser Stundenplan, aber das ist nicht alles. Die restliche Zeit zwischen fünf Uhr nachmittags und neun Uhr am nächsten Morgen kann ebenso eingeteilt werden, um sich so Zeit für Wachstumsarbeit zu schaffen.

Wenn Sie Ihren Plan zu dicht machen, dann schaffen Sie es nur ein paar Tage lang, ihm zu folgen; es ist viel zu schwierig. Ändern Sie ihn so, daß es realistisch wird, danach leben zu können. Machen Sie Ihren Stundenplan aber auch nicht zu großzügig. Gewöhnlich ist es gut, jeden Tag Zeiten einzuplanen, an denen nichts vorgesehen ist, Zeiten zu denen Sie tun können, was Sie gerade wollen. Um einem Stundenplan zu folgen, muß er annehmbar sein – nicht überehrgeizig. Im Familienleben sind die festgelegten Mahlzeiten der Schlüssel für ein gelungenes Miteinander; die Familienmitglieder können sich auf die Essenszeiten verlassen und deshalb zu den Mahlzeiten da sein. Auf diese Weise kommen alle zusammen, und die Familienmitglieder haben täglich Kontakt miteinander. In manchen Familien treffen sich die Mitglieder nur für einige Minuten pro Tag mehr oder weniger zufällig zum Essen in der Küche, sie erfreuen sich nicht aneinander, sie genießen nicht die Mahlzeit; sie sind nicht miteinander in Einklang, und ihr Leben ist in Unordnung. Das spiegelt die Verwirrung, die mit diesem Lebensstil verbunden ist.

Wenn Sie Ihre Zeit einteilen, werden Sie auch Zeit für Ihr persönliches Wachstum haben. Das bringt Klarheit in Ihr Denken, und Sie werden sich psychisch und geistig wohlfühlen. Die Welt wird ein sicherer Ort für Sie: Sie wissen, was Sie erreichen wollen, und Sie haben die Zeit, dies umzusetzen. Es bringt Sie auch in Einklang mit anderen; sie können auf Sie zählen, weil sie wissen werden, wann Sie verfügbar sind und wann nicht.

Richten Sie Ihren Stundenplan so ein, daß Sie ihm mit etwas Übung leicht folgen können. Verändern Sie ihn nur, wenn es wirklich nötig ist. Mit der Zeit wird es einfacher für Sie sein, mit einem Plan zu leben als ohne ihn; Ihr Körper und Ihr Geist haben sich ihm angepaßt. Aber auch wenn Sie einen annehmbaren Stundenplan für sich aufgestellt haben, kann es sein, daß Sie manchmal Schwierigkeiten haben werden, ihn einzuhalten – Geist und Körper werden Gründe dafür aufbringen. Falls nötig, lassen Sie sich von jemanden unterstützen. Lassen Sie sich solange helfen, bis Sie anfangen, dem Plan wieder zu folgen und es einfacher für Sie wird.

Es gibt Menschen, die einen Stundenplan haben und nicht glücklich sind, und andere, die keinen Stundenplan haben und auch nicht glücklich sind. Einem Plan zu folgen ist keine Garantie für Glück, die Chance dazu ist jedoch ungleich größer. Sie sollten es wirklich für einige Zeit versuchen. Wenn man es schafft, einem Stundenplan für drei Wochen zu folgen, dann wird er zur Routine, und da unser Geist Routine liebt, wird es einfacher für Sie werden. Bald werden Sie Ihren Plan vermissen, wenn Sie einmal keinen haben. Es wird sich unangenehm anfühlen, die ganze Zeit ziellos zu verbringen; es entsteht Streß. Wenn sie Ihren Plan vermissen, dann wissen Sie, daß Sie mit Ihrer Zeiteinteilung erfolgreich waren.

Um mit Ganzheitlichem Yoga gut voranzukommen, ist ein Stundenplan nützlich, der pro Tag etwa eine Stunde Zeit vorsieht, um zu lesen und die Übungen zu machen. Das wird Ihnen helfen zu wachsen. Sie werden in Schwierigkeiten und Krisen geraten, doch Ihre tägliche Routine wird Ihnen darüber hinweghelfen. Auch wenn Ausflüchte und Widerstände hochkommen, wird Sie Ihre Routine stützen. Ein Stundenplan ist in dieser Hinsicht sehr machtvoll. Stundenplan und Routine werden zum Freund und Unterstützer, weil sie helfen, die Barrieren von Körper und Geist zu überwinden.

Erstellen Sie also einen Stundenplan, der weder tyrannisch noch zu oberflächlich ist. Entwerfen Sie ein *für Sie* annehmbares Programm, dem Sie folgen können und wollen. Dies wird Sie effektiv darin unterstützen, Ihr Leben zu ordnen und sich Ihrem persönlichem Wachstum zu widmen.

Aufgabe für die nächsten sechs Wochen

Während der ersten Woche, in der Sie dieses Kapitel bearbeiten, notieren Sie Ihren täglichen Ablauf. Am Ende der Woche machen Sie den Stundenplan so, wie Sie ihn sich vorstellen. Planen Sie Freizeit und Kontakte mit ein sowie täglich mindestens eine Stunde für die Aufgaben und Übungen dieses Buches.

Folgen Sie Ihrem Stundenplan in den nächsten fünf Wochen. Notieren Sie die Probleme, die auftauchen. Holen Sie sich, wenn nötig, Unterstützung von einem vertrauensvollen Menschen (einem Monitor, siehe Kapitel 12), und besprechen Sie mit ihm all Ihre Schwierigkeiten.

9
Verstehen

Leben *ist* Beziehung. Auch wenn Sie alleine in Ihrem Zimmer sind, sind Sie immer noch in Beziehung zu anderen. Alleine-Sein ist auch In-Beziehung-Sein, weil die grundsätzliche Beziehung, die Sie mit anderen haben, noch da ist. Ihr gesamtes Denken basiert auf Ihren Beziehungen zu anderen und würde nicht geschehen, wenn diese fundamentale Beziehung nicht existieren würde. Alle Aktivitäten, die dieser grundsätzlichen Beziehung entspringen, nennen wir »in Beziehung sein«. In Beziehung zu sein, bedeutet aber weit mehr als nur den Austausch von Gedanken und Ideen. In Beziehung zu sein hat mit all unseren Interaktionen zu tun und dient dazu, uns einander auf jeder möglichen Ebene bewußt zu werden. Miteinander reden, arbeiten, Kinder großziehen, alleine sein, Bücher schreiben, Geschirr waschen, in den Krieg ziehen, beten, verehren, lieben, hassen, leben und sterben, alles sind Formen unserer Beziehung zueinander. Viele Menschen denken, daß wir in Beziehung miteinander sind, um zu überleben. Aber es ist genau anders herum: Wir überleben, um in Beziehung zu sein.

Beziehung ist alles, was ist. Das *ist* Leben und die einzige Aktivität, die wirklich stattfindet. Darum ist Beziehung von so zentraler Bedeutung für unser Leben und auch für unsere spirituellen Bemühungen. Versuchen Sie, das wirkliche Ausmaß Ihrer Beziehungen zu anderen zu erkennen. Es ist ganz offensichtlich, daß Sie in Beziehung sind, wenn Sie einen Freund anrufen oder eine Verabredung mit jemandem haben. Aber Sie sind auch in Beziehung mit anderen, wenn Sie mit Ihrem Auto auf einer Straße fahren, die von anderen erbaut wurde und auf der noch andere Menschen in ihren Autos fahren. Auch in Ihren Träumen sind Sie mit anderen verbunden. Wenn diese grundsätzliche Beziehung zu anderen nicht bestehen würde, dann gäbe es nichts, wovon Sie träumen könnten. Wenn Sie bei sich zu Hause sind, dann sind Sie in Beziehung mit den Leuten, die Ihr Haus gebaut haben. Wenn Sie Licht anschalten oder morgens vom Summen Ihres elektrischen Weckers geweckt werden, dann sind Sie in Beziehung zu den Leuten vom Elektrizitätswerk. Wenn plötzlich das Dach Ihres Hauses undicht wird, dann werden Sie wahrscheinlich Ihren Dachdecker anrufen und in eine neue Form der Beziehung zu ihm treten: Als er das Dach Ihres Hauses gedeckt hat, haben Sie sehr oft an ihn gedacht und mit ihm gesprochen; dann lange Zeit nicht mehr; jetzt werden Sie wieder mit ihm reden, um herauszufinden, was an Ihrem Dach beschädigt ist und wer die Verantwortung dafür trägt. Sie waren die ganze Zeit über mit ihm in Beziehung, es war Ihnen aber nicht bewußt.

Wir sind immer in Beziehung. Es gibt unzählige Menschen auf der Erde, die wir noch nie getroffen haben, aber dennoch ist die Möglichkeit für intensiveren Kontakt mit jedem einzelnen immer da; unser Kontakt mit ihnen mag im Augenblick eher gering sein, aber er ist da. Die Welt ist eine Familie. Wir versuchen nicht, eine Familie zu sein, wir *sind* bereits eine Familie, weil unsere grundsätzliche Beziehung immer besteht. Wirkliche Fortschritte zu machen in Ihrer Fähigkeit, in Beziehung mit anderen zu sein, das wird jeden weiteren Aspekt Ihres Lebens beeinflussen – weil jeder Bereich Ihres Lebens mit Ihren Beziehungen zu anderen verknüpft ist.

Die innere Dynamik und Ausrichtung des Lebens ist es, einander immer bewußter zu werden. Je bewußter uns andere werden, um so bewußter wird uns auch die göttliche Natur, die der Kern eines jeden Menschen ist. Dieser innere Kern ist bei allen gleich, d.h., wenn wir anderen näherkommen, dann kommen wir damit auch dem Göttlichen näher. In Beziehung zu sein bedeutet, daß Gott uns immer bewußter wird und wir immer mehr in Einklang mit ihm kommen. Unsere Beziehungen vollständig zu meistern, das ist ein lebenslanges Projekt.

Wir werden Ihnen jetzt einige Grundsätze vorstellen, die (aus yogischer Sicht) mit unserer wahren Natur und der Ausrichtung des Lebens in Einklang sind. Diese Grundsätze werden Ihnen dabei helfen, Ihre Fähigkeit, mit anderen in Beziehung zu sein, zu verbessern; sie schaffen die Basis für einen einfachen, menschlichen und doch tiefen Kontakt. Erst wenn wir unsere Beziehungen meistern, gibt es Hoffnung darauf, im Leben wirklich erfolgreich und zufrieden zu sein und tiefere Ebenen der Erfüllung und des spirituellen Wachstums zu erreichen.

Die Grundsätze des Verstehens

Der andere ist ein nicht-körperliches, bewußtes Wesen.
Mit allen anderen besteht ein potentieller Kontakt.
Lassen Sie anderen im Gespräch den Vortritt.
Versuchen Sie zu verstehen, und unterbrechen Sie nicht.
Versuchen Sie, alles zu empfangen, was andere mitteilen.
Geben Sie zu erkennen, wenn Sie verstanden haben.
Bleiben Sie solange beim Thema, bis Verstehen erreicht ist.
Sie haben die volle Verantwortung für Verstehen.
Verstehen ist der einzige Weg, um zwischenmenschliche Beziehungen zu verbessern.
Kritik entspringt dem Gefühl, nicht verstanden worden zu sein.

Der andere ist ein nicht-körperliches, bewußtes Wesen

In seinem Kern ist jeder Mensch ein göttliches, bewußtes Wesen. Dieses göttliche Wesen ist jenseits des Körpers und der Persönlichkeit. Körper und Persönlichkeit sind das, worin wir uns unterscheiden. Im Kern, auf der Ebene reiner Bewußtheit, sind wir gleich. Sie selbst sind bewußt und andere sind bewußt. Betrachten Sie den anderen als ein bewußtes Wesen, wie auch Sie eines sind, und nicht nur als Körper, Persönlichkeit oder gar als Sache. Richten Sie Ihre Aufmerksamkeit auf dieses bewußte, göttliche Wesen, während Sie mit jemandem sprechen oder ihm zuhören. Ignorieren Sie seine Reaktionen, aber vermeiden Sie, so zu tun, als seien keinerlei Reaktionen vorhanden. Versuchen Sie also nicht, sich nur der Kommunikation des anderen bewußt zu sein, sondern nehmen Sie ihn auch als göttliches Wesen wahr. Dieses Wesen selbst ist letztendlich die einzige Botschaft, die zählt.

Mit allen anderen besteht ein potentieller Kontakt

Menschen wollen kommunizieren. Sie mögen vielleicht sagen, daß man sie allein lassen soll, und schließen sich im Badezimmer ein. Sie mögen sagen, daß sie mit niemandem sprechen wollen, aber genau das ist ihre Art der Kommunikation in diesem Augenblick. Seien Sie sich darüber bewußt, daß die Möglichkeit für Kontakt immer gegeben ist; in letzter Konsequenz wird niemand jemals Kommunikation verweigern. Wenn Sie diese Sicherheit im Herzen tragen, dann gibt es niemanden, der Sie abweisen kann. Manchmal werden Sie beschließen, sich mit bestimmten Menschen nicht zu beschäftigen, weil es Ihnen zu schwierig erscheint, mit ihnen zu kommunizieren. Das ist in Ordnung. Aber Sie werden wissen, daß Sie es könnten und daß die Möglichkeit dazu immer vorhanden ist. Im Leben zu sein, heißt zu kommunizieren, weil das Leben selbst Beziehung ist.

Kommunikation ist ein heiliges Geschehen. Normalerweise sehen wir es nicht auf diese Weise, aber es ist die Wahrheit. Wenn Sie sich darüber bewußt sind, daß andere die Wahl haben, ob und auf welche Weise sie Kontakt herstellen möchten, und wenn Sie das So-Sein des anderen respektieren, dann ist wahre Kommunikation möglich. Wenn Sie das aber mißachten, dann mißachten Sie zwei grundsätzliche Dinge, die andere versuchen auszudrücken: daß sie bewußte Wesen sind und daß sie die Wahl haben. Leben und Bewußtheit ist die Interaktion von göttlichen, bewußten Wesen. Alle Interaktionen auf dieser höchsten Ebene, von bewußtem Wesen zu bewußten Wesen, sind heilig. Ihr Leben wird sich sehr zum Positiven entwickeln, wenn Sie Ihre Kontakte auf diese Weise betrachten.

Lassen Sie anderen im Gespräch den Vortritt

Seien Sie Zuhörer, unterbrechen Sie den anderen nicht, um Ihre Standpunkte zu vermitteln. Wenn zwei Leute dazu bereit sind, dem anderen den Vortritt zu lassen, dann wird es kein Problem geben. Sie müssen lediglich entscheiden, wer von beiden den Anfang macht.

Versuchen Sie zu verstehen, und unterbrechen Sie nicht

Besonders bei Paaren geschieht es, daß sich die Partner ständig unterbrechen. Auf diese Weise kann Kommunikation nicht vervollständigt werden. Die Probleme der meisten engen Beziehungen könnten gelöst werden, wenn die Partner damit aufhören würden, sich gegenseitig zu unterbrechen. Wenn der eine anfängt, Vorwürfe zu machen, beginnt der andere sofort damit, sich zu verteidigen. So ist unmöglich ein Verstehen zu erreichen.

Eine zeitliche Begrenzung (z.B. eine Uhr mit Signalton) kann Menschen sehr effektiv dabei helfen zu kommunizieren, ohne sich gegenseitig zu unterbrechen. Jeweils für fünf Minuten ist einer Sprecher und einer Zuhörer, danach werden die Rollen gewechselt. Es kann sein, daß der zuhörende Partner zwischenzeitlich sehr aufgebracht ist, voller Vorwürfe und Rechtfertigungen. Wenn er den anderen trotzdem nicht unterbricht, dann kann er hören und verstehen, was dieser versucht, ihm zu sagen. Sobald er selbst wieder an der Reihe ist zu sprechen, wird der andere ihn ebenfalls nicht unterbrechen.

Auf diese Weise kann der verbale Teil einer Beziehung geklärt werden. Nach einer Weile werden die Partner lernen, erst dann zum nächsten Punkt überzugehen, wenn jedes Detail der vorhergehenden Kommunikation verstanden wurde.

Versuchen Sie, alles zu empfangen, was andere mitteilen

Menschen kommunizieren auf vielen Kanälen. Worte sind nur ein kleiner Teil der Interaktion. Beachten Sie auch den Gesichtsausdruck, die Gesten, den emotionalen Ausdruck ... Nehmen Sie alle möglichen Ausdrucksformen wahr, und seien Sie selbst auch gewillt, beim Senden alle Kanäle zu benutzen.

Geben Sie zu erkennen, wenn Sie verstanden haben

Wenn Sie die Mitteilung des anderen verstanden haben, dann sollten Sie das zu erkennen geben. Lassen Sie ihn auch wissen, was Sie verstanden haben. Andere wissen oft nicht, ob und wie sie verstanden wurden, und erzählen deshalb immer wieder dasselbe. Oder sie reagieren gereizt, weil sie das Gefühl beschleicht, zu Ihnen nicht durchzudringen. Werden Sie dann nicht ärgerlich, sondern übernehmen Sie die Verantwortung, indem Sie überprüfen, ob Sie deutlich genug zu erkennen gaben, daß Sie bereits verstanden hatten.

Bleiben Sie solange beim Thema, bis Verstehen erreicht ist

Diese Entscheidung wird Ihnen helfen, große Fortschritte zu machen. Wenn Sie eine unvollständige Kommunikation auf die vorhergehende folgen lassen, dann werden Sie sehr viel Austausch, aber kein Verstehen haben. Das geschieht sehr oft bei alltäglichen Gesprächen mit Freunden oder am Mittagstisch: Ein Thema wird angeschnitten, dann geht man zum nächsten über. Das ist zwar völlig in Ordnung, aber auf diese Weise wird niemals wirklich Verstehen erreicht werden. Damit das möglich ist, sollten Sie solange bei einem Thema bleiben, bis sie sicher sind, daß Sie verstanden wurden. Überlassen Sie es aber nicht allein den anderen, ein Verstehen anzuzeigen, beobachten Sie selbst genau, ob Ihre Mitteilung verstanden wird. Fragen Sie nach, wenn nötig. Versuchen Sie alles, um Ihre Kommunikationen zu vervollständigen.

Wenn Sie dazu bereit sind, sich den nötigen Raum zu nehmen, lösen sich die Widerstände gegen Kommunikation irgendwann auf. Versuchen Sie aber, nicht alles auf einmal mitzuteilen, und zwingen Sie den anderen nicht zum Zuhören. Wählen Sie einen günstigen Zeitpunkt, und gönnen Sie sich die erforderliche Zeit. Manchmal kann es auch nötig sein, andere Formen der Kommunikation zu wählen, um andere zu erreichen.

Sie haben die volle Verantwortung für Verstehen

Wenn Sie wollen, daß Kommunikation stattfindet, dann übernehmen Sie die Verantwortung dafür, daß dies auch geschieht. Geben Sie nicht dem anderen die Schuld, wenn der gewünschte Kontakt nicht zustandekommt. Ein anderer kann sich weigern, eine Mitteilung zu empfangen, und er kann sich weigern, selbst etwas mitzuteilen. Es ist seine freie Entscheidung. Wenn Sie kommunizieren wollen, dann ist es Ihre Aufgabe, dem anderen Ihre Absicht zu verstehen zu geben. Übernehmen Sie auch die Verantwortung, wenn jemand mit Ihnen in Kontakt treten möchte. Versuchen Sie zu verstehen, was der andere Ihnen mitteilen will; es ist Ihre Aufgabe, die Botschaft zu empfangen.

Verstehen ist der einzige Weg, um zwischenmenschliche Beziehungen zu verbessern

Wenn Sie diesen Grundsatz beherzigen, dann werden Sie nicht mehr versuchen, andere Menschen zu manipulieren, zu bestechen, zu betrügen oder zu etwas zu zwingen, sondern Sie werden versuchen, Ihr Anliegen anderen verständlich zu machen. Dadurch wird Verstehen erreicht. Verstehen ist das Resultat von echter Kommunikation.

Unglücklicherweise ist es nicht immer möglich, Verstehen zu erreichen. Andere können nur die Dinge wirklich verstehen, die ihren eigenen Erfahrungen entsprechen. Ein Beispiel: Wenn Sie in einem bestimmten Fachgebiet arbeiten, dann ist es sehr schwierig, von jemandem verstanden zu werden, der selbst überhaupt keinen Einblick in Ihr Arbeitsfeld hat. Dieses Problem wird besonders dann auftauchen, wenn Sie versuchen, eine persönliche Erfahrung des Göttlichen (eine Erleuchtungs-Erfahrung) mitzuteilen. Egal, welche Worte Sie auch benutzen, es ist nicht möglich, dem Gesprächspartner diese Erfahrung begreifbar zu machen. Erst wenn dieser selbst eine Erfahrung dieser Art gemacht hat, wird er fähig sein zu verstehen. Versuchen Sie daher nicht, alles durch Kommunikation zu lösen oder ein Verstehen zu erzwingen. Wenn anderen die entsprechenden Erfahrungen fehlen, dann können Sie nichts tun. Es gibt in diesem Fall keine Glocke, die Sie im Bewußtsein der anderen zum Klingen bringen könnten. Alle weiteren Versuche der Mitteilung sind sinnlos, und Sie müssen Ihren Wunsch, verstanden zu werden, aufgeben.

Es gibt unzählige Mißverständnisse zwischen uns Menschen, und manchmal ist ein Verstehen nicht zu erreichen. Dennoch ist Mißverstehen nur durch Kommunikation aufzulösen. Wir können kein Verstehen erlangen, wenn wir nicht bereit sind, in Kontakt zu gehen und Dinge anzusprechen. Wenn einmal mit einem anderen in einem bestimmten Punkt Verstehen erreicht worden ist, dann kann dies nie mehr verlorengehen. Wir sagen oft: »Wir sind immer gut miteinander ausgekommen, aber jetzt verstehen wir uns nicht mehr.« In Wahrheit jedoch haben sie sich nie verstanden, und das kommt nun ans Licht. Es können Liebe, Anziehung und Zuneigung bestanden haben, aber sie haben einander nicht wirklich verstanden.

Kritik entspringt dem Gefühl, nicht verstanden worden zu sein

Ursache von Kritik ist eine Information, die zurückgehalten oder nicht verstanden wurde. In beiden Fällen versucht jemand, etwas auszudrücken.

Vielleicht will er ein bestimmtes Thema anschneiden und hat Angst davor, darüber zu sprechen. Findet Kommunikation dann nicht statt, wird er frustriert und kritisch werden und beginnen, den anderen abzuwerten. Wenn ein Mensch Sie kritisiert, dann gibt es etwas, von dem er denkt, daß Sie es nicht verstanden haben, oder es gibt irgend etwas, daß Sie verstehen sollten, das er Ihnen aber noch nicht mitgeteilt hat. Dabei muß es nicht Ihre Schuld sein, daß die Kommunikation nicht stattgefunden hat. Umgekehrt gilt das gleiche. Wenn Sie einem anderen gegenüber kritisch sind, dann gibt es Dinge, worin Sie sich nicht verstanden fühlen. Teilen Sie also dem anderen mit, was gesagt werden sollte, dann hört Ihre Kritik auf. Kommunikation ist ein wunderbarer Weg, um Negativität aufzulösen.

Es gibt noch eine andere Art von Kritik, die damit zu tun hat, daß wir an anderen etwas wahrnehmen, was uns nicht gefällt. Diese Kritik entsteht dadurch, weil wir etwas Ähnliches tun oder getan haben, das wir bei uns selbst nicht wahrnehmen oder nicht wahrnehmen wollen. Weitere Informationen hierzu finden Sie im Kapitel 19 (Kritik).

Kommunikationsübungen

Die meisten Menschen fühlen sich gerade in den Dingen, die ihnen am meisten bedeuten, von anderen nicht verstanden. Um Ihnen zu helfen, die Grundsätze des Verstehens in Ihrem Leben anzuwenden, stellen wir am Ende dieses Kapitels einige Übungen vor. Wir geben Ihnen eine Struktur und eine Situation vor, in der Sie tatsächlich von einem anderen verstanden werden können. Zusätzlich können Sie im Rahmen dieser Übungen auch Ihre Fähigkeit des Zuhörens verbessern. Mit den Kommunikationsübungen sammeln Sie zunächst etwas Erfahrung, sich anderen mitzuteilen und die Mitteilungen von anderen zu empfangen. Danach können Sie damit beginnen, diese Grundsätze des Verstehens in Ihrem alltäglichen Leben anzuwenden.

Wenn Sie zu zweit diese Übungen (Diaden) durchführen, dann versuchen Sie, so gut es geht, sich einzubringen. Dabei geraten Sie möglicherweise in Krisen, die sich als starke Widerstände gegen die Übungen äußern können – denn je mehr Sie sich auf die Übungen einlassen, um so mehr werden Sie den Dingen begegnen, die Sie bisher in Ihrem Leben vor anderen zurückgehalten haben. Erlauben Sie diesen Themen, in der sicheren Struktur der Diaden aufzutauchen, und lassen Sie die Macht der Übungen für sich arbeiten. In Ihrem Alltag werden Sie anschließend feststellen, daß Sie einfacher und erfolgreicher in Beziehung sind.

Aufgabe für die nächsten sechs Wochen

Suchen Sie sich einen Partner, der dazu bereit ist, mit Ihnen gemeinsam die Kommunikationsübungen durchzuführen. Studieren Sie beide die Anweisungen zur Durchführung von Diaden, die wir im Kapitel »Arbeitsempfehlungen« gegeben haben.

Praktizieren Sie einmal wöchentlich die Kommunikationsübungen, zuerst in der angegebenen Reihenfolge, später wählen Sie selbst, woran Sie arbeiten möchten.

Instruktionen für die Diaden

Sage mir etwas von Dir, von dem Du denkst, daß andere es nicht verstanden haben. ... Danke.
Sage mir etwas von Dir, das Du vor anderen zurückgehalten hast. ... Danke.

Sage mir, wie Dir geholfen werden könnte. ... Danke.
Sage mir, wie Du einem anderen helfen könntest. ... Danke.

Sage mir, wie Du denkst, daß andere Dich sehen. ... Danke.
Sage mir, wir Du möchtest, daß andere Dich sehen. ... Danke.
Sage mir eine besondere Fähigkeit von Dir. ... Danke.

Sage mir, wie Du geliebt werden möchtest. ... Danke.
Sage mir, wie Du andere lieben möchtest. ... Danke.

Sage mir ein Ziel, das Du im Leben hast. ... Danke.
Sage mir eine Entscheidung, die Du in bezug auf dieses Ziel treffen kannst.
... Danke.

Sage mir ein Problem, das Du zur Zeit im Leben hast. ... Danke.
Sage mir alles, was ich wissen muß, um das Problem vollständig zu verstehen. ... Danke.

Sage mit etwas, was Du getan hast, das Du Deiner eigenen Einschätzung
nach nicht hättest tun sollen. ... Danke.
Sage mir etwas, was Du versäumt hast zu tun, das Du aber Deiner eigenen
Einschätzung nach hättest tun sollen. ... Danke.

Beziehungsübung für Paare

Sage mir etwas, von dem Du denkst, daß wir darin einer Meinung sind. ...
Danke.
Sage mir etwas, das Du an mir magst. ... Danke.
Sage mir etwas von Dir, von dem Du denkst, daß Du es mir sagen solltest.
... Danke.

Diese Beziehungsübung eignet sich besonders gut, um die Beziehung von
Paaren zu verbessern und zu klären. Sie sollten solange ausschließlich mit
dieser Instruktion arbeiten, bis die vorhandene Spannung zwischen Ihnen
und Ihrem Partner deutlich vermindert ist. Dann können Sie mit den anderen
Instruktionen weitermachen. Paare sollten ganz besonders darauf achten,
nicht auf die Mitteilung des anderen zu reagieren, sowohl als zuhörender als
auch als sprechender Partner. Falls sich das als nicht durchführbar erweist,
wäre es ratsam, die Unterstützung einer außenstehenden Person zu suchen,
die mit der Betreuung von Paarübungen vertraut ist.

10
Träumen

Einen großen Teil unseres Lebens verbringen wir schlafend und träumend. Nützen uns diese Träume im praktischen Leben oder bei unserem persönlichen und spirituellen Wachstum? Viele Menschen haben große Schwierigkeiten mit der normalen physisch-gegenständlichen Welt und mit ihrem Wachbewußtsein, warum sollten sie sich also noch zusätzlich mit einer ganz anderen Welt auseinandersetzen? Es kann jedoch sehr wertvoll sein, Träume und andere Bewußtseinsebenen zu erforschen, besonders für Menschen, die das Leben auf einer tieferen Ebene verstehen wollen. Das Wissen, das aus Träumen erworben wird, kann uns auch helfen, unser alltägliches Leben besser zu meistern, und uns der Einheit mit dem Göttlichen näherbringen. Auch unsere Fähigkeit, mit Nach-Tod-Erfahrungen umzugehen, kann sich erhöhen, wenn wir lernen, bewußter zu träumen. In diesem Kapitel geben wir Ihnen einige praktische Informationen über Träume und zeigen Ihnen, wie Sie erfolgreich mit Ihren Träumen arbeiten können.

Träume sind für die Menschheit schon immer ein Gegenstand der Faszination gewesen. Früher wurden Träume unter anderem als Orakel genutzt, um Königreiche zu regieren. Menschen versuchten zu allen Zeiten, die Träume zu erforschen. Meistens waren es Priester, Propheten, Schamanen, Hexen und Medizinmänner, die sich mit der Realität der Träume auseinandersetzten und sie nutzten, um andere zu beraten und zu heilen. Besonders im alten Ägypten wurde in bezug auf Träume Bedeutendes geleistet. In der ersten Dynastie lebte der Pharao Menes (ca. 3000 v.Chr.). Er war der erste Pharaonenkönig Ägyptens und gleichzeitig Priester. In zahlreichen Tempeln wurden unter anderem Techniken gelehrt und geübt, um Träume bewußter zu erfahren. In späteren Zeiten gingen dieses Wissen und diese Fähigkeiten dann wieder verloren.

Seit der Mitte des 20. Jahrhunderts hat es in der westlichen Wissenschaft ein Wiederaufleben der Untersuchung von Träumen gegeben. Heute sind die Meinungen über den Wert der Träume sehr geteilt. Einige westliche Psychologen sind der Meinung, daß Träume nur chaotische Mischungen von geistigen Einprägungen sind, die nur zur Entspannung des Gehirns dienen und ansonsten keine Bedeutung haben. Andere wiederum sagen, daß das Verständnis der Inhalte der Träume eine große Hilfe für unser Leben sein kann.

Um die Traumwelt und ihre Beziehung zum Wachzustand zu beschreiben, benutzten die Ägypter ein schönes Beispiel: Der Lotus, der auf der Oberfläche des Wassers treibt, hat einen langen Stiel, seine Wurzeln reichen tief in den Schlamm hinein. Die Ägypter verglichen das Leben im Wachzustand mit den Wurzeln unten im Schlamm und den Zustand des Träumens mit der Lotusblume oben auf der Oberfläche des Wassers, die im Sonnenlicht liegt. Der lange Stiel ist die Brücke des Bewußtseins, die man schlagen muß, um diese beiden Welten zusammenzubringen, so daß sie füreinander von Nutzen sein können. Die Frage ist, was es mit diesen zwei Welten auf sich hat und wie wir die Kluft, die zwischen ihnen liegt, überbrücken können.

Die Schlafzyklen

In der Mitte unseres Jahrhunderts begannen die Untersuchungen in den sogenannten Schlaflaboratorien. Dort wurde entdeckt, daß Träume mit Gehirnwellenaktivitäten einhergehen. Ein Mensch, der während einer bestimmten Gehirnwellenaktivität geweckt wurde, hatte gerade geträumt, auch wenn er es danach wieder vergaß und am nächsten Morgen schwor, daß er keinen einzigen Traum gehabt hatte. Diese Untersuchungen lieferten den Beweis, daß Menschen nicht nur immer träumen, sondern auch, daß alle Menschen träumen. Wir träumen nicht die ganze Nacht lang, aber jeder von uns träumt in jeder Nacht.

Die Forscher entdeckten auch den Wechsel von Schlaf- und Traumphasen, der in einem 90-Minuten-Zyklus abläuft. In der ersten Phase beginnen wir wegzutreiben und sehen oft recht farbenfrohe und eindrucksvolle Bilder. Da wir in dieser ersten Phase noch nicht richtig schlafen, kann dies nicht wirklich als Traumzustand angesehen werden. In der dann folgenden zweiten Phase schlafen wir tatsächlich, sinken immer tiefer in den Schlaf, träumen aber nicht – eine Art Übergangsphase.

Die dritte Phase ist der Traumzustand, auch paradoxer Schlaf genannt, weil sich in diesem Zustand die ganze Physiologie des Körpers so verhält, als würde man nicht schlafen. Das Herz schlägt wie in einem wachen Körper, die Augen bewegen sich, die Muskeln sind aktiv, einschließlich der Gehirnwellen, alles verhält sich genauso, als wären wir wach. Aber unsere Augen sind geschlossen, und wir antworten nicht auf Fragen, die uns gestellt werden. Würden wir geweckt werden, dann sagten wir, daß wir gerade geträumt hätten. Oft könnten wir sogar ausführlich von einem langen Traum berichten; Stunden später oder am nächsten Tag wäre die Erinnerung an diesen Traum jedoch verblaßt.

Später entdeckten die Schlafforscher noch eine vierte Phase, den Tiefschlaf, der einem Koma-Zustand ähnlich ist. Die Gehirnwellen sind in dieser Phase sehr ruhig und gleichmäßig, und der Stoffwechsel des Körpers ist äußerst niedrig. Eine wichtige Entdeckung war auch, daß es in den Wachzeiten des Tages zu verschiedensten emotionalen und geistigen Störungen kommt, wenn man nicht genügend träumt und nicht diesen sehr tiefen Schlaf der vierten Phase erfährt.

Ein kompletter Schlaf-Zyklus ist 90 Minuten lang. Vom Hinübergleiten in den Schlaf bis zur Ebene des Tiefschlafs dauert es ungefähr 45 Minuten, dann steigt man wieder zur dritten Phase auf, dann zur zweiten Phase und schließlich zur ersten. Wacht man an diesem Punkt nicht auf, wird man wieder in den nächsten 90-Minuten-Zyklus eintauchen.

Tiefschlaf

Der Schlaf der vierten Phase, auch Vergessenszustand genannt, ist für das spirituelle Wachstum von großer Bedeutung. Das Individuum hat kein Gefühl von Sein, es gibt keine Wahrnehmung eines Ich; es gibt überhaupt nichts. Werden wir in diesem Zustand geweckt, dann werden wir sagen, daß wir nicht geträumt haben, sondern alles schwarz gewesen sei. Das ist alles, woran wir uns erinnern können. Aber in diesem Zustand ist es nicht schwarz, da ist *nichts*. Es gibt nicht einmal ein Gefühl des Nichts oder der Leere, noch ein Gefühl von Dunkelheit. Es ist nur schwarz, wenn man sich später vom Wachzustand aus versucht zu erinnern, was war. Es gibt also weder eine Erfahrung von Schwarz oder von irgend etwas anderem, noch ein Gefühl von Sein. Es existiert kein Ego und kein Seinszustand. Hat das Individuum etwa aufgehört zu existieren? Ja und nein. Das, was wir als Ich empfinden, hat aufgehört zu sein, das Gefühl des Seins hat aufgehört zu existieren. Daß man im Tiefschlaf nicht existiert, trifft jedoch nicht zu.

Es geht hier nicht um Existenz oder Nicht-Existenz. Viele Menschen halten diesen Zustand irrtümlicherweise für Erleuchtung (Samadhi). Im Zustand des vollkommenen Vergessens, dem Tiefschlaf, gibt es überhaupt kein Bewußtsein; es ist ein Zustand von Ohnmacht, der im Yoga Murcha genannt wird. Samadhi und Tiefschlaf haben nur eine Gemeinsamkeit: Es gibt kein Sein, kein Gefühl des Existierens. In Samadhi besteht Einheit mit Gott, und im Tiefschlaf herrscht völlige Isolation von allem und allen anderen. Das ist der Unterschied. Im Tiefschlaf sind wir vollkommen isoliert; nicht unsere Persönlichkeit oder unser Seinszustand sind isoliert, sondern unser Selbst, unser spiritueller Kern. Patanjali, ein hochentwickelter Yogi, schrieb ungefähr 200 v.Chr. die Yoga Sutras. Darin erwähnt er auch Träume und die vierte Schlafphase, den Tiefschlaf. Er definiert ihn als »die Situation des Geistes, in der es keinen Inhalt gibt«.

Die einzelnen Schlafphasen und unsere Wachzustände können wir auch als verschiedene Stufen von Isolation bzw. Beziehung zu anderen ansehen: von der völligen Isolation in der Phase des Tiefschlafs bis hin zur völlig erfüllten Beziehung im Zustand der Einheit mit dem Göttlichen.

Ein Aspekt, der von Schlafforschern nicht beachtet wurde, war die Traumdeutung. Traumdeutung ist so sehr Gegenstand von Irrtum und Fehlinterpretation, daß wir diese Technik grundsätzlich in Frage stellen. Es gibt unserer Ansicht nach nur einen einzigen Menschen, der wirklich geeignet ist, Ihre Träume zu interpretieren, und das sind Sie selbst. Wenn Sie mit dieser Einstellung an die Deutung Ihrer Träume herangehen, dann können Sie wirklich Nutzen aus Ihren Träumen ziehen.

Unabhängig von jeder Deutung des Inhalts eines Traumes gibt es sehr unterschiedliche Arten von Träumen, und es sind viele unterschiedliche Versuche unternommen worden, sie zu kategorisieren. Wir benutzen hier die Kategorien, die Charles Berner entwickelt hat, aber wenn Sie andere Kategorien sorgfältig überprüfen, dann werden Sie herausfinden, das es sich im Wesentlichen um die gleichen handelt.

Ein allgemein bekannter Traumtyp ist der *Alptraum*. Alpträume sind Körperträume. Sie sind Bilder oder Einprägungen im Körper, Neuauflagen von unverdauten Erfahrungen, die im Körper gespeichert wurden. Alpträume werden gewöhnlich von einem in seinem Stoffwechsel nicht ausbalancierten Körper verursacht. Sie treten häufig in Streß- und Krankheitsperioden auf, wie z.B. nach einem zu schweren und reichhaltigen Essen, bei Fieber und im Delirium. Kinder durchleben eine Vielzahl kleinerer Erkrankungen, durch die sie ihre körpereigene Abwehr aufbauen. Als Folge dieser Krankheiten oder auch als Folge von Übermüdung tauchen oft Alpträume auf. Alpträume sind kein Zeichen für Überängstlichkeit, die Ängste sind vielmehr ein Resultat der Alpträume. Alpträume haben immer eine physiologische Grundlage. Das Gehirn beginnt diese Bilder zu entwerfen, wenn es aus dem Gleichgewicht gerät. Oft zermartern wir uns nach einem Alptraum den Rest der Nacht den Kopf, was dieser Traum wohl zu bedeuten habe. Tatsächlich hatte er aber keine tiefere Bedeutung. Alpträume können sehr unangenehm sein, und je mehr der Stoffwechsel eines Körpers aus seinem Gleichgewicht gerät, desto wahrscheinlicher sind sie. Um Alpträume zu verstehen, sollten wir uns klarmachen, daß es der Körper bzw. das Gehirn ist, das aus dem

Gleichgewicht geraten ist und daß es deshalb großes Können erfordert, mit einem wirklichen Alptraum mehr zu tun, als ihn zu ertragen. Der beste Weg, mit Alpträumen umzugehen, ist aufzuwachen, die beste Art, sie zu vermeiden, ist eine gute Ernährung mit genügend Vitaminen und Mineralien, Körperübungen und das Vermeiden einer streßvollen Lebensweise. Wenn trotzdem Alpträume auftreten, sollten Sie versuchen, Ihren Körper wieder ins Gleichgewicht zu bringen. Doch versuchen Sie nicht, die Bilder zu bekämpfen, sondern lassen Sie sie, so gut Sie können, in Ruhe.

Den nächsten Traumtyp nennen wir den *Gehirntraum*. Die Dinge, die in Gehirnträumen auftauchen, sind die unverdauten Erfahrungen des Tages. Zu einem geringen Teil kommen die Bilder aus dem Geist, aber hauptsächlich aus dem Gehirn, da diese unverdauten Erfahrungen in ihm gespeichert sind. In unseren Träumen tauchen sie wieder auf, und wir bearbeiten sie mit unserem Geist. Das sind die gleichen Träume, die Katzen und Hunde haben, wenn sie im Schlaf Mäuse bzw. Kaninchen jagen.

Der nächste Traumtyp führt uns in den Bereich des unbewußten Geistes, hin zu den Träumen, die mit tiefergelegenen Konflikten zu tun haben, den *gewöhnlichen Träumen*. Zum Beispiel können wir träumen, daß wir ohne Kleider auf einer Party sind und niemand es bemerkt, wir aber Angst haben, man könnte es bemerken. Oder wir werden verfolgt und können nicht schnell genug laufen. Oder wir fahren Auto und können es nicht unter Kontrolle bringen. Oft gehen wir in einem solchen Traum diese Erfahrung immer und immer wieder durch. Was gewöhnliche Träume von Gehirnträumen unterscheidet, ist, daß sie nicht aus dem Gehirn kommen, sondern tiefe, ungelöste Konflikte sind, die aus dem unbewußten Geist aufsteigen und angesehen und erfahren werden wollen. Dies geschieht aus dem Versuch heraus, eine Lösung für ungelöste, mentale Konflikte zu finden. Die Träume haben also einen bestimmten Sinn und werden meistens von einem Gefühl des Unbehagens begleitet. Gewöhnlich sind sie relativ kurz und haben eine Handlung. Oft wechseln die Themen schnell und sprunghaft. Der Schlüssel dazu, mit diesen Träumen umzugehen, liegt im Erkennen, daß Sie gerade träumen, und darin, mit der daraus erwachsenden Fähigkeit den Traum zu Ende spielen zu lassen. Wenn Sie während des Traums erkennen, daß Sie träumen, dann befreit Sie das von Verstrickung und Kampf, und Sie können sich voll Hingabe dem Ablauf des Traums überlassen. Voraussetzung für Ihre Bereitschaft, sich dem Traum hinzugeben, ist aber, daß Sie erkennen, daß Sie gerade träumen. Wenn es Ihnen gelingt, auf dieser Ebene mit Träumen umzugehen, besitzen Sie eine echte Möglichkeit, Fortschritte in Ihrem persönlichen Wachstum zu machen. Wir werden später noch erläutern, wie das zu erreichen ist.

Oft machen sich Menschen Gedanken über *sexuelle Träume*. Wir betrachten sie aber nicht als eine eigene Kategorie, weil man sexuelle Träume in jeder der verschiedenen Kategorien haben kann. Die meisten sexuellen Träume sind gewöhnliche Träume; sie sind ein Ausleben der unbewußten sexuellen Konflikte. Sexuelle Träume können Alpträume sein, wenn sie durch eine energetische Unausgeglichenheit im Körper verursacht werden; oder es sind gewöhnliche Träume, wenn sie durch mentale Konflikte hervorgerufen werden, wie z.B. beim Versuch, Schuldgefühle oder schlechtes Karma aufzulösen. Menschen, die ein Zölibatsgelübde abgelegt haben, geraten in der Traumwelt häufig in einen ungeheuren Kampf zwischen dem sexuellen Drang und dem Gelübde. Wenn Sie sexuelle Träume haben, machen Sie sich keine Sorgen darüber. Haben Sie sie einfach. Im Bereich der wahren oder göttlichen Träume verschwinden die extremen sexuellen Trauminhalte.

Die nächste Kategorie sind die sogenannten *Wunschträume*. In diesen Träumen taucht ein starker Wunsch auf, und wir versuchen, ihn zu erfüllen. Im Wachzustand können wir diesem Wunsch nicht gerecht werden, deshalb versucht der Wunsch, auf der Traumebene erfüllt zu werden. Nehmen wir z.B. an, Sie möchten in einem großen Palast leben. Dieser Wunsch, diese Einprägung im Geist, kann in der Traumwelt Erfüllung finden, so daß Sie sich im wachen Leben nicht länger unerfüllt fühlen müssen. Die Erfüllung in der Traumwelt wird aber nur dann auftreten, wenn Sie spüren, daß Sie ein gutes Karma haben und es verdient haben – im Gegensatz zu den gewöhnlichen Träumen, die von einem schlechten Karma herrühren. Gute Karmaträume tauchen auf, wenn es jemanden gibt, der Sie wirklich liebt. Wenn sich Wunschträume in der Traumwelt entfalten, werden wir von der Wunsch-Einprägung im Geist befreit, und der Wunsch wird durch seine

Erfüllung in der Traumwelt erledigt sein. Sie brauchen also nicht mehr in der realen Welt nach einem Palast zu suchen oder ihn bauen. Für unseren spirituellen Fortschritt sind solche Träume von großer Bedeutung, weil wir uns oft von unerfüllten Wünschen abhalten lassen, weiter zu wachsen.

Eine weitere Kategorie nennen wir die *wahren Träume*. Hier treten wir zum ersten Mal in den Bereich ein, der auch als Astralwelt bezeichnet wird. Dieser Bereich beinhaltet keine geistigen Bilder, sondern einen tatsächlichen Kontakt zwischen uns und anderen Individuen, die ebenfalls träumen. Unser Körper schläft irgendwo, aber unser Selbst ist in einer anderen, feinstofflichen Welt, der Astralwelt. Wir sind mit diesen anderen Individuen in Beziehung, entweder indem wir sprechen oder auch indem wir mit Bildern spielen. Ein Individuum baut ein Bild auf, und ein anderes verändert es, und es geht in farbigen Mustern und allen möglichen ähnlichen Aktivitäten hin und her. Manchmal tritt eine Gedankenübertragung auf, aber man denkt, es sei gesprochen worden. Wir verwenden den Begriff »wahrer Traum«, weil wir dabei tatsächlich mit einem anderen Individuum in einer Wechselwirkung stehen und uns austauschen. Das andere Individuum ist beteiligt, es handelt sich nicht um irgendein Phänomen unseres Geistes.

Menschen, die an persönlichem und spirituellem Wachstum interessiert sind, haben sehr viel häufiger solche wahren Träume als gewöhnliche Menschen. Wahre Träume sind ein Zeichen Ihres spirituellen Wachstums. Mit der Zeit können Sie sogar im Bereich der wahren Träume eine helfende Rolle einnehmen, indem Sie andere in ihrer Entwicklung unterstützen. Viele spirituelle Meister lehren auf dieser astralen Ebene. Ein derartiger Unterricht hat den Vorteil, daß er auch dann stattfinden kann, wenn beide, Sie und Ihr Lehrer, sich an verschiedenen Plätzen aufhalten oder wenn Ihr spiritueller Lehrer bereits verstorben ist.

Über diese wahren Träume hinaus gibt es noch *göttliche Träume*. In göttlichen Träumen tauchen Dinge auf, die zwischen Ihnen und Gott stehen. Gott selbst versucht, Ihnen etwas zu vermitteln. Anfangs denken Sie vielleicht, er versucht etwas zu verdeutlichen, was Ihrem persönlichen Wohlergehen dient. Aber eigentlich will er Ihnen etwas klarmachen in bezug auf Ihr Ego und Ihre Schwächen. Wenn diese Art von Träumen auftaucht, dann erhalten Sie auch im Wachsein Lektionen über das Leben und über Ihr Verhalten. Diese Lektionen kommen nicht von einem bestimmten Lehrer, sondern von der Wahrheit selbst. Wahre Träume und göttliche Träume werden im Yoga auch yogische Träume genannt. Jenseits der göttlichen Träume beginnt Samadhi, die Einheit mit Gott.

Erinnern von Träumen

Warum haben wir solche großen Probleme, beim Erwachen unsere Träume zu erinnern? Der Wachzustand ist eine vollkommen andere Ebene als der Traumzustand. Im Wachzustand sind wir mit dem identifiziert, für das wir uns gewöhnlich halten: unser Name, unser Körper, unser Aussehen, unsere Persönlichkeit, all das, was man über sich selbst denkt und was andere über uns denken. Je tiefer wir in den Schlaf und in die Träume gehen, umso mehr lassen wir all das los. So kann es sein, daß Sie Träume haben, in denen Sie ein handelndes Wesen sind, aber keinen Namen mehr tragen und keiner Familie angehören, also eigentlich ein »Niemand« sind. Während wir immer fester schlafen und in immer tiefere Ebenen gehen, kommen wir in immer grundlegendere und damit höhere Seins-Zustände.

In der 1. Phase des Schlafs (ähnlich wie in der Entspannung) lassen wir unseren Körper weitgehend los, sind aber noch mit Namen und Persönlichkeit identifiziert und gehen die Ereignisse des Tages noch einmal durch.

In der 2. Phase (Übergangsphase) lassen wir unseren Körper ganz los, so daß er sich erholen und neue Energie schöpfen kann. In dieser Zeit bleiben wir selbst sozusagen außerhalb des Geschehens und tun nichts.

In der 3. Phase (der Phase der Träume) agieren und reagieren wir auf der Ebene des Geistes und unserer Persönlichkeit.

In der 4. Phase (Tiefschlaf) lassen wir auch unseren Geist und unser Ego los. Da ist kein Gefühl mehr von »Ich bin«.

Jede dieser Phasen ist ein eigener Zustand, zwischen denen es keine Verbindung gibt. Deshalb können wir uns nicht erinnern: ohne Verbindung keine Erinnerung. Wenn wir von einem Zustand in einen anderen wechseln, dann wird das Bewußtsein, das mit dem ersten Zustand verknüpft war, nicht automatisch in den anderen Zustand mitgenommen. Mit der Traumtechnik und der Traumarbeit entwickeln und trainieren Sie die Fähigkeit, diese Verbindung herzustellen. Das war die Kunst des Pharao Menes, er konnte die Kluft zwischen diesen Zuständen überbrücken.

Traumarbeit

Die Traumtechniken, die wir Ihnen nun erklären werden, können Ihnen helfen, Brücken zu schlagen und Ereignisse und Erkenntnisse aus einer Ebene in eine andere Ebene mitzunehmen. Es sind Techniken, die Sie benutzen können, um im eigenen persönlichen und spirituellen Wachstum mit Träumen zu arbeiten.

Beschaffen Sie sich einen Notizblock oder einen Kassettenrecorder mit Mikrophon, und legen Sie den Block oder den Recorder neben Ihr Bett. Bevor Sie abends schlafen gehen, denken Sie mehrmals bewußt: »Ich werde mich an meine Träume erinnern, und in meinen Träumen werde ich mir bewußt sein, daß ich träume, und ich werde tun, was nötig ist, um diese Träume in mein Wachbewußtsein mitzunehmen.« Dann schlafen Sie ein und tun in Ihren Träumen Ihr Bestes, um sich bewußt zu werden, daß Sie gerade träumen. Wenn Ihnen zum ersten Mal bewußt wird, daß Sie träumen, werden Sie vielleicht aufwachen, einfach durch die Aufregung, es bemerkt zu haben. Nach ein paar Nächten geht das gewöhnlich vorbei. Sobald Ihnen im Traum bewußt wird, daß Sie träumen, träumen Sie weiter und geben sich einfach dem hin, was im Traum passiert oder passieren will. Um aus Träumen Wissen und großen Nutzen zu ziehen, ist es wichtig, sich während des Traums bewußt zu werden, daß man gerade träumt, und es dann trotzdem zulassen zu können, daß der Traum sich ungehindert entfaltet.

Auf diese Weise werden Sie lernen, bewußt zu träumen und die Erinnerung an die Träume mit in die nächste Schlafphase zu nehmen, bis zurück zum Wachzustand. Es bedarf etwas Übung, aber wenn Sie mit Ihrer Traumarbeit beharrlich sind, werden Sie sich allmählich auf natürliche Weise und ohne Mühe an Ihre Träume erinnern können.

Wenn Sie sich am Ende des Schlafzyklus beim Auftauchen ins Wachsein Aufzeichnungen machen, dann halten Sie diese kurz und skizzenhaft. Versuchen Sie jedoch, möglichst viele unterschiedliche Träume festzuhalten. Sie können sich am nächsten Morgen am besten erinnern, wenn Sie in der Nacht Stichworte mit einer zentralen Bedeutung notiert haben. Wenige Bemerkungen reichen aus, um am folgenden Tag den Traum ins Gedächtnis zurückzurufen. Je mehr Stichworte Sie im Laufe der Nacht und beim Aufwachen notiert haben, desto besser. Wiederholen Sie das jede Nacht.

Beschäftigen Sie sich erst am folgenden Nachmittag mit Ihren Notizen. Erinnern Sie dann soviel von den Träumen der vergangenen Nacht, wie Ihnen möglich ist. Denken Sie darüber nach, was der jeweilige Traum bedeuten könnte, versuchen Sie eigene Interpretationen, gehen Sie der Bedeutung nach, die der Traum für *Sie* hat. Um welche Art von Traum hat es sich gehandelt? Wenn Sie etwas über sich selbst, über das Leben, über Träume oder irgend etwas anderes herausfinden, das Ihnen wichtig erscheint, dann erzählen Sie es jemandem, der zuhört, ohne es zu bewerten. Diese Erfahrungen einem anderen mitzuteilen, wandelt sie in wirkliches Wissen um. Und fragen Sie sich zuletzt auch, welche Schlüsse Sie aus dem Traum ziehen können. Oft gibt es nichts zu tun. Aber wenn es etwas gibt, von dem Sie denken, daß Sie es im Wachzustand umsetzen sollten, dann ziehen Sie die Möglichkeit in Betracht, diese Handlung auszuführen bzw. sich anderen mitzuteilen. Seien Sie dabei ethisch, und verletzen Sie andere nicht.

Wenn in Ihrem Wachzustand eine Verwirklichung und Umsetzung der Erfahrungen stattfindet, die Sie in den Träumen gemacht haben, werden Sie in beiden Bereichen schnell Fortschritte erzielen. Dadurch entstehen Verbindungen zwischen der Traumarbeit und den anderen spirituellen Übungen, die Sie praktizieren. Barrieren im spirituellen Wachstum werden sich dann schneller auflösen.

Aufgabe für die nächsten sechs Wochen

Führen Sie für die nächsten Wochen ein Traum-Tagebuch.
Folgen Sie jedem Schritt der Traumtechnik.
Nehmen Sie alle Träume in Ihr Tagebuch auf, ebenso alle Interpretationen und Einsichten, die aus den Träumen folgen.
Ordnen Sie jeweils den Traum einem der Traumtypen zu.
Schreiben Sie auf, welche Handlung Sie als Ergebnis eines jeden Traums im wachen Leben in Betracht ziehen, falls sie durchführbar ist.

11
Sexualität

Sexualität spielt in den verschiedenen Gesellschaftsformen eine sehr unterschiedliche Rolle. In unserer Gesellschaft ist ihre Rolle sehr unklar und mit viel Verwirrung verbunden. Im Yoga wird die sexuelle Energie als die zentrale Energie des Lebens betrachtet. Dort ist sie keine Nebensächlichkeit, sondern die wichtigste Energie des menschlichen Lebens überhaupt. Im Yoga wird die sexuelle Energie Shakti genannt, Shakti ist die Ursache jedes Handelns. Sie ist die motivierende, alles antreibende Kraft des Lebens, der Grund, warum wir leben und warum die Welt existiert.

Das Männliche und das Weibliche sind ganz offensichtlich. Es gibt männliche und weibliche menschliche Körper, aber auch im Körper selbst finden wir diese Polarität: Die rechte Körperhälfte ist männlich, die linke weiblich. Wo die beiden Körperhälften aufeinandertreffen, befindet sich der zentrale Energiekanal des Körpers. In Sanskrit wird er Sushumna Nadi genannt. Wenn wir das Absolute, die Wahrheit, die hinter allem existiert, in zwei Teile teilen, dann ergeben sich das Männliche und das Weibliche. Zwischen diesen beiden Polen besteht eine natürliche Anziehungskraft, die sexuelle Energie. Werden die Pole wieder vereint (das Wort Yoga bedeutet Einheit), dann entsteht wieder das Absolute. Solange das Männliche und Weibliche existieren, herrscht Trennung vor. Sexualität ist die Spannung oder Anziehung zwischen den zwei gegensätzlichen Polen und der Versuch, die Trennung zu überwinden und Vereinigung zu erlangen, in körperlicher wie in spiritueller Hinsicht. Deshalb ist Sexualität so wichtig, sie ist der zentrale Aspekt unseres Lebens.

Unser grundsätzliches Wesen, unser Selbst, ist nicht die Persönlichkeit, nicht der Körper, nicht die Art, wie wir handeln, sondern es ist das, was wir wirklich sind. Das Selbst, das, was wir wirklich sind, befindet sich im Zentrum unseres Seins. Dort, im Zentrum, befindet sich auch der zentrale Energiekanal und die sexuelle Energie. Darum können wir Sexualität nicht zur Seite stellen und unser Leben einfach ohne sie leben. Wenn wir das versuchen, werden wir kein erfülltes Leben haben; was wir auch tun, es wird uns künstlich, hohl und unwirklich erscheinen. Wir werden uns nie zufrieden fühlen, weil der Kern, das, was wir wirklich sind, nicht zufrieden ist. Deshalb müssen wir lernen, richtig mit Sexualität umzugehen. Wenn wir Sexualität nicht unterdrücken, dann ist es naheliegend, zu versuchen, die auftauchenden sexuellen Wünsche zu befriedigen. Das ist jedoch nicht die einzige Möglichkeit, mit Sexualität umzugehen.

Der grundsätzliche Irrtum

Jeder von uns macht den Fehler zu denken, daß der sexuelle Drang sein ureigenster Wunsch sei. »*Ich* habe dieses sexuelle Bedürfnis. *Ich* will Sex. *Ich* muß dafür sorgen, daß mein Bedürfnis befriedigt wird.« Das ist der Irrtum, den die gesamte Menschheit begeht. Wir denken, es sei *unser* Wunsch, und das ist nicht der Fall. Wir haben uns nicht eines Tages dazu entschieden, sexuelle Wünsche zu haben, sondern dieser Drang war plötzlich einfach da. Gott gab uns diesen sexuellen Drang, damit er erfüllt wird. Sex zu haben ist in Ordnung, doch die schlechteste Art, damit umzugehen, ist der Versuch, seine *eigenen* sexuellen Bedürfnisse befriedigen zu wollen. Versuchen Sie zu erkennen, daß der sexuelle Drang nicht *Ihr* sexueller Wunsch ist. Er gehört Gott. Sogar der zölibatäre Mönch bekommt seine sexuellen Wünsche erfüllt, weil sie in die Einheit mit Gott strömen und somit die Trennung aufgehoben wird.

Es ist schwierig, eine Unwahrheit zu erfüllen. Es ist sogar unmöglich. Sex ist nicht unser Wunsch, er gehört uns nicht. Er ist einfach da. Manche Leute sagen, er sei Gottes Wunsch, andere sagen, er sei ein biologischer Drang, der ein zwangsläufiges Ergebnis des evolutionären Prozesses ist. Das sind alles gute Betrachtungsweisen, aber tatsächlich haben wir den Sex zu unserem Eigentum erklärt. Wir identifizieren uns mit dieser zentralen Energie, weil die sexuelle Energie und unser wahres Wesen sehr nah beieinanderliegen.

Wenn die sexuelle Energie Ihnen nicht gehört, wie können Sie dann damit umgehen? Als erstes sollten Sie sich nicht dafür tadeln, daß Sie Sexualität haben, und zweitens sollten Sie nicht ständig versuchen, *Ihre* sexuellen Bedürfnisse zu befriedigen. Sie haben sexuelle Bedürfnisse, und sie sollten befriedigt werden, aber es sind nicht Ihre. Die sexuellen Bedürfnisse kreisen in Ihren Gedanken, in Ihrem Körper und in Ihren Genitalien, aber sie gehören Ihnen nicht. Es ist die Energie Gottes, die Energie der absoluten Wahrheit selbst. Das ist die Wahrheit, die Sie dazu befähigen kann, auf andere Weise mit sexueller Energie umzugehen.

Aus diesem Irrtum entsteht Schuld

Die tiefste Form von Schuld entsteht durch die Versuche, *unsere* sexuellen Bedürfnisse zu befriedigen. Stillen wir diese Bedürfnisse, so finden wir ein wenig inneren Frieden, doch kurze Zeit später fühlen wir uns plötzlich schuldig. Sie mögen jetzt denken, daß Ihnen das nicht passiert, weil Sie ein moderner Mensch sind. Aber es gibt verschiedene Schichten von Schuld. Es gibt z.B. intellektuelle Schuld. Wenn Sie sexuell aktiv waren und danach denken, daß das falsch war, dann fühlen Sie geistige Schuld. Wenn Sie Teil der befreiten alternativen Kultur sind, dann haben Sie wahrscheinlich den intellektuellen Standpunkt, daß Sex zwischen zwei übereinstimmenden Erwachsenen völlig in Ordnung ist. Intellektuell werden Sie sich also nicht schuldig fühlen. Unglücklicherweise sind Sie aber in einer christlichen Gesellschaft aufgewachsen, die Sexualität außerhalb einer Ehe als Sünde ansieht. Dadurch entsteht eine emotionale Form von Schuld, die das Resultat der Erziehung in dieser Gesellschaft ist. Sie können die emotionale Schuld zwar mit der Einstellung, daß Sex in Ordnung ist, überdecken, doch das befreit Sie nicht von dieser emotionalen Schuld. Wenn noch dazu die Gefühle eines anderen Menschen verletzt worden sind, dann werden Sie sich erst recht schuldig fühlen. Dasselbe geschieht in bezug auf Selbstbefriedigung. Vielleicht haben Sie in psychologischen Büchern gelesen, daß Onanieren ganz natürlich ist, und haben diesen intellektuellen Standpunkt übernommen. Tief in uns, auf der Ebene der Emotionen, existiert jedoch der religiöse Standpunkt der christlichen Kultur, in der Sie aufgewachsen sind, und der besagt, daß Onanieren falsch ist.

Um uns von dieser tiefen Schuld zu befreien, die das Resultat der gedanklichen Struktur dieser Gesellschaft ist, ist sehr viel Forschung und Reflexion nötig. Diese Schuld reicht bis in den Bereich unserer Gene und Instinkte hinein. Seit Tausenden von Jahren existieren die Muster, verursacht durch gewaltige kulturelle Zwänge. Befreiung von sexueller Schuld macht daher erforderlich, daß wir unsere gesamte religiöse und kulturelle Basis überprüfen und neu durchdenken. Es ist nicht genug, nur das Gegenteil von dem zu sagen, was unsere Eltern sagten oder was wir in der Gesellschaft gelernt haben. Es ist wichtig, ehrlich in unsere Vergangenheit zu schauen, die geistigen Lehren der Kultur zu betrachten, in der wir aufgewachsen sind, und sich zu fragen: »Wie haben diese Lehren meine eigene Einstellung zur Sexualität beeinflußt?« Wir sollten uns auch fragen, was Jesus, was Moses *wirklich* mit ihren Lehren meinten. Was ist die wahre Bedeutung ihrer Lehren? Dazu muß man nicht Theologie studieren. Es ist wichtig, selbst zu den Wurzeln vorzustoßen, und dann zu tun, was wir selbst als richtig empfinden.

Schuld bekennen

Wie können Sie Ihre sexuelle Situation verbessern? Geringe sexuelle Energie und unerfüllte sexuelle Beziehungen sind ein Indikator dafür, daß Ihre Sexualität mit Schuld belegt ist. Wenn dies auf Sie zutrifft, dann sollten Sie damit aufhören, so zu tun, als sei Sexualität für Sie völlig in Ordnung. Verneinen Sie nicht länger Ihre Schuldgefühle in bezug auf Sexualität. Wenn Sie in sich gehen und über ihre sexuellen Erfahrungen reflektieren, werden

Sie auf Ereignisse stoßen, von denen Sie *selbst* denken, daß sie falsch gehandelt haben. Diese Dinge zuzugeben, sie zu bekennen und dabei die Schuld zu fühlen und sich der Scham und der Reue zu stellen, das wird Sie von dieser Schuld befreien. Bekennen heißt zuzugeben, daß wir bei dem Versuch, unsere sexuellen Wünsche zu befriedigen, andere Menschen mißbraucht oder mißachtet haben. Um Schuld bekennen zu können, brauchen wir jedoch jemanden, dem wir trauen, der zuhört ohne zu bewerten und ohne es weiterzuerzählen.

Das Bekennen von sexueller Schuld ist das machtvollste Bekenntnis, das es gibt. Einen Diebstahl zu beichten ist dagegen leicht. Aber zu beichten, daß wir unsere Kinder wegen Sex vernachlässigt oder abgetrieben haben, daß wir unseren Partner betrogen haben oder wir jemanden bei einem Geschäft übervorteilt haben, nur um uns eine Prostituierte leisten zu können: Wenn wir etwas in bezug auf Sexualität getan haben, von dem wir tief innen fühlen, daß wir das nicht hätten tun sollen, oder sogar auch dann, wenn wir versäumt haben, etwas zu tun, von dem wir denken, wir hätten es tun sollen, diese Schuld schneidet bis tief in unseren innersten Kern. Dabei geht es nicht um das Urteil von anderen, sondern nur um unser eigenes. Wir selbst urteilen über unsere Handlungen. Bei dieser Art von Selbstreflektion reicht es nicht, wenn wir nur unsere intellektuelle Oberfläche durchleuchten. Wenn wir diese tiefen Schuldgefühle finden und bekennen, dann wird sich unser Leben in bezug auf Sexualität grundlegend verändern. Tief innen haben wir unglaublich feine Maßstäbe, mit denen wir unsere Handlungen und Unterlassungen selbst beurteilen. Rechtfertigungen sind der Versuch, diese Schuld nicht zu fühlen und sie zuzudecken. Scham und Reue sind für unser Ego unerträgliche Gefühle, und doch sind sie es, die uns von der Schuld befreien, sofern wir bereit sind, Gefühle wie Scham und Reue zuzulassen. Sexuelle Schuld sitzt tief, weil Sexualität sehr tief geht. Sexuelle Energie ist zentrale Energie. Deshalb haben schlechte Handlungen im sexuellen Bereich eine große Macht über uns und unser Leben.

Warum hilft Bekennen? Weil wir alle eine Familie sind. Unsere innere Natur ist, daß wir alle Teil der Menschheit sind. Wenn wir uns zurückhalten und nicht zugeben, daß wir schlecht gehandelt haben, besonders in diesem zentralen Bereich der Sexualität, dann isolieren wir uns von anderen. Die Welt wird unreal und unerfüllt, und wir können weder tiefen Kontakt zu anderen aufnehmen noch sexuelle Erfüllung finden.

Sexuelle Energie nutzen

Es gibt viele Möglichkeiten, mit Sexualität umzugehen. Manche Menschen wollen sich unter keinen Umständen damit beschäftigen. Sie verstecken ihre Sexualität, tun so, als ob sie nicht existieren würde, unterdrücken sie, soweit sie können, und leben ihr Leben. Wenn Sie dies tun, dann besteht die Gefahr, daß Sie irgendwann geistig, emotional oder körperlich oder auf allen Ebenen zusammen große Schwierigkeiten bekommen werden. Das Leben wird Ihnen leer und sinnlos vorkommen. Sexualität kann man nicht einfach zur Seite schieben, sie ist für unser Leben von zentraler Bedeutung.

Die Frage ist nun, wie man mit sexueller Energie umgehen kann, wenn man sie nicht unterdrücken, aber auch und nicht verdrängen will. Viele Leute denken, die Alternative wäre, Sexualität ungezügelt auszuleben. Aber das funktioniert auch nicht. Wilde, ungezügelte sexuelle Aktivitäten sind näher am zentralen Wesen, führen aber leicht zu großer Verwirrung, tiefer Schuld und persönlichen Tragödien. Wenn wir unsere sexuelle Energie mißbrauchen, dann vergeuden wir sie und fühlen uns schuldig.

Die Yogis vergangener Zeiten entdeckten folgende Prinzipien: Sex ist weder gut noch schlecht. Sex ist Sex. Und wir können diese Energie nutzen, um drei Dinge im Leben zu erreichen: Familie, Erfolg oder Befreiung. Um diese Dinge zu erreichen, muß die sexuelle Energie kanalisiert werden. Wenn wir die sexuelle Energie nutzen, um Erfolg im Leben zu haben, dann bündeln wir unsere kreativen Kräfte, und unser Leben wird besser und erfüllter werden. Wollen wir diese Energie für unsere Familie nutzen, dann focussieren wir sie auf die Beziehung zu unserem Partner und auf das Großziehen von Kindern. Die dritte Möglichkeit sexuelle Energie zu nutzen, ist das Erreichen von spiritueller Befreiung.

Wie können wir sexuelle Energie für Erfolg, für eine glückliche Familie und für Befreiung einsetzen? In allen drei Fällen muß die sexuelle Energie gesammelt und kanalisiert werden. Wenn wir versuchen, jedes sexuelle Bedürfnis zu befriedigen, dann wird sich unsere sexuelle Energie ständig entladen, und wir können sie nicht anderweitig nutzen. Leben wir jedes sexuelle Gefühl aus, werden wir nur sehr wenig kreative Energie in unserem Leben zur Verfügung haben. Um kreative Kraft zu entwickeln, ist es nötig, unseren sexuellen Ausdruck etwas zu mäßigen. Dadurch steigt unsere kreative Energie an.

Sexuelle Energie kanalisieren

Taucht der Wunsch auf, mit einem anderen oder mit sich selbst Sex zu haben, wäre es gut, diesem Verlangen nicht immer nachzugeben. Dadurch wird die Energie ansteigen. Wenn Sie einige Zeit Ihre sexuelle Energie ansteigen lassen, kann das dazu führen, daß Sie plötzlich überaktiv und innerlich unruhig sein werden. Die gewöhnliche Lösung wäre der Versuch, die sexuelle Energie so schnell wie möglich wieder zu entladen. Statt dessen aber kann die vermehrte sexuelle Energie in eine sinnvolle Aufgabe oder in ein Projekt kanalisiert werden, um sie zu nutzen. Sie können diese Energie in Ihre Arbeit, in Kunst, Musik oder was auch immer für Sie wichtig ist fließen lassen. So verwandelt sich die Überaktivität in Kreativität und Ehrgeiz. Wenn die Energie ansteigt, füllt sich Ihr Geist mit kreativen Ideen. Sexuelle Energie ist kreative Energie. Sie erschafft Kinder, und sie erschafft brillante Ideen und künstlerischen Ausdruck. Achten Sie aber darauf, diese Mäßigung nicht zu übertreiben, denn es kann geschehen, daß Sie durch einen noch weiteren Anstieg von sexueller Energie sehr reizbar werden. Wenn Sie merken, daß Sie zu empfindlich werden, dann ist es Zeit für eine sexuelle Entladung. Anschließend werden Sie wieder ruhiger sein.

Wenn Sie damit beginnen, Ihre sexuelle Energie zu sammeln, dann wird es wichtig, sich Aufgaben und Projekte zu suchen, die Sie interessieren und die außerhalb der Suche nach sexueller Befriedigung liegen. Steigt Ihre kreative Energie an, werden Sie nach einiger Zeit ganz in diesen Projekten aufgehen. Sofern Sie aber jedesmal, sobald Sie etwas sexuelle Lust verspüren, diese sofort befriedigen, werden Sie nie ausreichend Energie haben, um Ihre Ziele im Leben zu verwirklichen. Noch dazu werden Sie sich schuldig fühlen, wenn Sie gegen tief verwurzelte Maßstäbe Ihrer Kultur verstoßen. Aus diesem Grund ist es gut, die Sexualität in einer Form von Beziehung zu leben, die in Einklang mit den Lehren der Religion oder Philosophie Ihrer Gesellschaft ist. Aber sogar dann werden Sie nicht genug Energie haben, wenn Sie jedesmal Ihrem sexuellen Bedürfnis nachgeben. Das hat nichts mit Moral zu tun. Es geht darum, genug Energie zu haben, um diese in ein erfolgreiches Leben kanalisieren zu können.

Wenn Sie sich dazu entschließen, Ihre sexuelle Energie etwas zu erhöhen, so tun Sie das im Rahmen Ihrer eigenen Maßstäbe. Sie sollten also nicht versuchen, völlig zölibatär zu leben, sondern Ihre sexuelle Energie Ihren eigenen Vorstellungen und Möglichkeiten gemäß etwas ansteigen lassen. Hatten Sie bisher jeden Tag eine sexuelle Entladung, dann reduzieren Sie die Entladung auf jeden zweiten Tag; hatten Sie gewöhnlich dreimal pro Woche eine sexuelle Entladung, dann reduzieren Sie sie auf zweimal usw.

Jetzt werden Sie vielleicht sagen: »Und was ist mit meinem Sexualtrieb? Was wird aus meiner sexuellen Befriedigung?« Wessen Befriedigung? Erinnern Sie sich! Es ist bloß sexuelle Befriedigung, sie gehört nicht Ihnen. Es ist dennoch eine berechtigte Frage. Was wird mit dem Sexualtrieb geschehen? Egal, ob Sie berühmt, kreativ und hervorragend sein wollen, ob Sie heiraten und Kinder haben wollen oder beides, diese Projekte werden Ihre Energie voll beanspruchen.

Fähigkeit zur Konzentration

Sexuelle Energie zu kanalisieren und auf ein Projekt oder eine Aufgabe zu richten, setzt die Fähigkeit zur Konzentration voraus. In dem Maße, in dem Sie in der Lage sind, sich zu konzentrieren, in dem Maße werden Sie in der

Lage sein, Ihre Energie dahin zu bringen, wo Sie sie haben wollen. Aus diesem Grund ist es ratsam, beim Versuch, Ihre kreative Energie zu erhöhen, gleichzeitig durch eine Meditationstechnik Ihre Konzentrationsfähigkeit zu verbessern. Jede Konzentrations- und Meditationstechnik führt bei beständiger Übung zum gewünschten Erfolg. Techniken, die die Macht der Konzentration mit dem Energiefluß nach außen kombinieren, sind dabei geeigneter als solche, die das nicht tun.

Die Konzentrationsfähigkeit zu vergrößern erfordert Übung, Disziplin und Ausdauer. Um Disziplin zu erlernen ist es gut, die Unterstützung anderer Menschen zu haben. Mit liebevoller Unterstützung werden Sie es schaffen. Ohne Hilfe von außen ist es sehr schwierig, sich zu disziplinieren. Disziplin führt zu Konzentration. Konzentration führt zum Kanalisieren und gezielten Ausrichten von Energie. Und kanalisierte Energie führt zu Erfolg und Glück. All diese Faktoren gehören zusammen. Wenn einer der Faktoren fehlt, dann wird es keinen Erfolg geben, egal wie brillant eine Idee oder wie wahr ein Prinzip ist.

Sexuelle Befriedigung

Wie können Sie in einer Beziehung zu einem anderen Menschen volle sexuelle Befriedigung erlangen? Indem Sie Ihre Schuldgefühle überwinden. Sehr selten stehen körperliche Gründe im Weg, gewöhnlich ist es ganz einfach Schuld. Wenn wir Schuld fühlen, und sei es unbewußt, dann werden wir nicht fähig sein, eine sexuell erfüllte Beziehung zu leben. Das ist der Sinn von Ehe oder einer verbindlichen Lebensgemeinschaft sowie der Grund, warum man sie den Partner respektieren, nicht verletzen und nicht belügen sollte. Die verbindliche Beziehung ist ein Platz, an dem Sie Ihre Energie in einem geschützten Rahmen entladen können; Ihre sexuelle Energie fließt u.a. in die Fortpflanzung, in das Großziehen von Kindern und in den Erhalt der Familie. Dadurch werden Sie ein erfülltes Leben haben.

Wenn Sie sich dazu entschließen, Ihre sexuelle Energie etwas ansteigen zu lassen, werden Sie ein verstärktes sexuelles Verlangen verspüren. Indem

Sie dieses Verlangen noch einige Zeit zurückhalten, steigt es sehr stark an. Wenn Sie diese Zurückhaltung üben und sich nicht schuldig fühlen, wird Ihr Partner oder Ihre Partnerin Ihnen wie ein göttliches Wesen erscheinen. Kommt dann der Zeitpunkt des sexuellen Kontakts mit Ihrem Partner, dann lassen Sie sich ohne Rückhalte auf diese Begegnung ein. Nehmen Sie sich Zeit, und machen Sie keinen mechanischen Vorgang daraus. Ihr Partner wird durch Ihr zeitweiliges Zölibat sehr anziehend und schön für Sie sein, und es kann geschehen, daß Sie völlig neue Ebenen von Kontakt und sexueller Ekstase erleben werden. Wenn Sie sich schuldig fühlen, werden Sie statt dessen schlecht über Ihren Partner denken, reizbar und unzufrieden sein, und Ihr sexueller Kontakt wird Sie nicht erfüllen.

Wenn wir aber Erfüllung gefunden haben, dann ist anschließend dieser wundervolle goldene Glanz da. Es gibt keine Probleme, wir machen uns keine Sorgen, nichts treibt uns, alles ist genau so, wie es sein soll. Dies ist auch der Fall, wenn man eines Tages die vollkommene Erleuchtung, die völlige Einheit erreicht hat und in ihr bleibt. Es ist der totale Orgasmus, ein Aufgehen im Göttlichen. Aus diesem Grund gleichen die Beschreibungen von tiefen religiösen Erfahrungen oft den Beschreibungen eines Orgasmus. Die Ekstase der Vereinigung mit Gott ist völlig erfüllend. Und es ist dieselbe sexuelle Energie, jene Energie, die in unseren Genitalien beginnt und im Universum, in der völligen Einheit endet.

Damit unser innerstes Wesen, das, was wir wirklich sind, sich mit Gott vereinigen kann, muß die sexuelle Energie im zentralen Energiekanal, der Sushumna Nadi, aufsteigen. Dies ist der Kanal der Kundalini, der evolutionären Kraft. Wenn diese Energie im zentralen Energiekanal unterhalb des Zwerchfells wirksam ist, dann erfahren wir sie in ihrer uns vertrauten Form, nämlich als Sexualität, als sexuelle Wünsche, Gefühle und Gedanken. Ist die sexuelle Energie im zentralen Energiekanal vom Zwerchfell an aufwärts wirksam, erfahren wir sie als göttliche Liebe, Liebe des Herzens oder hingebungsvolle Liebe. Sobald die zentrale Energie über die Augenbrauen aufsteigt und in der Kuppe des Kopfes wirksam ist, im sogenannten Scheitel-Chakra, wird sie direkt als Göttlichkeit erfahren. Dann geht man in den unbeschreiblichen Zustand der Einheit mit dem Absoluten ein, der Samadhi genannt wird. Es handelt sich stets um dieselbe Energie, sie wirkt nur in verschiedenen Bereichen.

Kundalini ist die zentrale Macht. Vom ersten sexuellen Bedürfnis als Baby bis zum höchst entwickelten Stadium des befreiten Wesens ist die Sexualität die zentrale Verbindungslinie. Sie ist die Göttin, die göttliche Energie. Sexualität ist ein Ausdruck Gottes, eine Macht des Universums, und wir können sie nicht einfach beiläufig behandeln oder zur Seite schieben. Wir können uns nicht entwickeln, keine Fortschritte machen, nicht wachsen, keine Erfüllung finden, nicht glücklich werden und nicht tiefer erleuchtet werden, solange wir mit dieser Energie nicht umzugehen verstehen.

Das Problem der Eifersucht

Zur Linderung des Problems der Eifersucht ist es wichtig, eine Situation zu schaffen, die keine Eifersucht hervorruft. Das ist der beste Ansatz. Mit anderen Worten: Sie sollten Ihren Partner so gut behandeln, daß er nicht bei anderen nach Erfüllung sucht. Worauf können Sie dann noch eifersüchtig sein? Wenn wir sexuelle Erfüllung in unserer Partnerschaft erfahren, dann werden wir nicht eifersüchtig sein, sondern glücklich, weil Sexualität zentral ist. Ohne sexuelle Erfüllung gibt es keine Heilung für Eifersucht.

Für einen Menschen, der in Einheit mit dem Absoluten ist, gibt es keine Eifersucht. Eifersucht ist eine Komplikation, die durch Mangel an Einheit entsteht. Die Lösung besteht in der Einheit und nicht im Versuch, mit der Eifersucht irgendwie umzugehen. Wenn wir versuchen, diese Eifersucht zu kontrollieren, dann werden wir verlieren; irgendwann kommt sie wieder. Auf der intellektuellen Ebene mögen wir vielleicht alles im Griff haben, aber im Bauch, wo das Zentrum der Eifersucht liegt, wird sie uns zu schaffen machen. Und wenn wir so tun, als ob alles in bester Ordnung wäre, dann werden wir ein Magengeschwür bekommen oder unsere Aggression gegen andere richten. Es gibt nur eine Lösung für den Umgang mit Eifersucht: eine verbindliche Beziehung einzugehen und gemeinsam auf Erfüllung hinzuwirken.

Aufgabe für die nächsten sechs Wochen

Suchen Sie sich jemanden, der auch am Thema Sexualität arbeiten möchte. Verabreden Sie sich einmal pro Woche, um an den nachfolgenden Diaden zu arbeiten. Die genaue Anleitung für die Diaden und die notwendigen Regeln finden Sie im Kapitel »Arbeitsempfehlungen«.

Instruktionen für die Diaden

Was ist Sex? ... Danke.
Was ist Sex nicht? ... Danke.

Sag mir etwas, das Du von Deinen Eltern in bezug auf Sexualität gelernt hast. ... Danke.
Sag mir, wie das Deine Einstellung zur Sexualität beeinflußt hat. ... Danke.

Sag mir, was Du von sozialen oder religiösen Gruppen in bezug auf Sexualität gelernt hast. ... Danke.
Sag mir, wie das Deine eigene Einstellung zur Sexualität beeinflußt hat. ... Danke.

Sag mir, was Du an einem anderen in bezug auf Sexualität kritisierst. ... Danke.
Sag mir etwas, was Du getan hast, das dem entspricht. ... Danke.

Sag mir etwas, das Du in bezug auf Sexualität getan hast, das Du *Deiner eigenen Einschätzung nach* nicht hättest tun sollen. ... Danke.
Sag mir etwas, das Du in bezug auf Sexualität unterlassen hast, das Du *Deiner eigenen Einschätzung nach* hättest tun sollen. ... Danke.
Sag mir, wie Du andere in bezug auf Sexualität besser behandeln kannst. ... Danke.

12
Monitoren

Wenn wir im Leben an einem Punkt ankommen, wo wir unserem inneren Wachstum eine größere Bedeutung beimessen und versuchen, unser Leben zu verbessern, tauchen oft Schwierigkeiten auf. Wir können uns zwar vorstellen, was wir tun sollten, wie wir sein sollten, was wir haben sollten und wie wir uns verhalten sollten, aber es ist schwierig, das dann tatsächlich auch zu tun. Zum Beispiel wollen wir eine bestimmte Diät befolgen oder einen bestimmten Stundenplan einhalten. Wir wissen, daß es besser wäre, tiefer zu atmen. Wir entscheiden ernsthaft, es zu tun, aber wenn wir es versuchen, merken wir oft, daß es gar nicht so einfach ist. Körper und Geist stellen sich unseren Entscheidungen in den Weg, und wir bekommen Probleme. Was können wir tun?

Glücklicherweise sind wir nicht isoliert. Wir sind in Beziehung zu anderen Menschen, und wenn wir nicht zu egozentrisch sind, werden wir uns erlauben, von ihnen Hilfe anzunehmen. Das ermöglicht uns, Schwächen zu überwinden. Allerdings versucht unser Ego oft, diese Hilfe zu sabotieren. Es sagt: »Ich will es allein schaffen. Nein danke, ich mache das schon.« Mit dieser Einstellung versagen wir. Nicht, weil wir es nicht wirklich schaffen wollten, sondern weil der Körper, der Geist oder beide gemeinsam zu Hindernissen werden, die unserer Entscheidung im Weg stehen. Die Macht der Barrieren von Körper und Geist sind genauso groß oder größer als unsere Fähigkeit, sie zu überwinden. Dinge, die wir tun können, ohne an diese Barrieren zu stoßen, führen nicht zu Wachstum. Wollen wir also unsere derzeitigen Fähigkeiten erweitern, dann kommen wir zwangsläufig in Schwierigkeiten. Dies gilt für jede Wachstumssituation.

Allein schaffen wir es also nicht. Woher bekommen wir die Kraft, um diese Hindernisse zu überwinden? Der einzige Weg ist, Hilfe von außen zu akzeptieren. Um zu wachsen, brauchen wir Unterstützung. Im Ganzheitlichen Yoga wird diese Unterstützung Monitoren genannt: Wenn Sie etwas tun möchten und wissen, daß Sie dabei Hilfe brauchen, dann fragen Sie einen anderen um Hilfe und nehmen sie an.

Zu wissen und zu entscheiden, was zu tun ist, ist oftmals relativ leicht, doch einer Technik oder Disziplin bis zum Ende zu folgen, ist wesentlich schwieriger. Alle Wachstumstechniken, die zum Erfolg führen, setzen einen Menschen voraus, der uns unterstützt. Beispielsweise wird viel Geld für Psychologen ausgegeben, nicht so sehr für die guten Ratschläge, sondern für die Unterstützung, die man bei ihnen erhält. Diese Verbindung zu haben, diese liebende Unterstützung eines anderen Menschen, hilft uns, unser Ziel zu erreichen.

Monitoren heißt, daß eine Person die andere an ihre Ziele erinnert. Jemand entscheidet sich für etwas, das er tun will, z.B. nicht mehr rauchen oder eine Diät einhalten, eine neue Technik lernen oder jeden Tag Yoga machen. Dann bittet er eine andere Person darum, ihn zu monitoren, d.h., ihm zu helfen, dieses Ziel zu erreichen. Der Monitor fragt des öfteren nach, ob er bei seinem Plan bleibt und weiterkommt oder nicht. Und er berichtet dem Monitor, wie es vorangeht und welche Schwierigkeiten auftauchen. Der Monitor bewertet das Gesagte nicht und gibt keine Ratschläge, sondern ermutigt den anderen dazu, seinem Vorhaben weiterhin zu folgen. Das ist alles. Es ist einfach und doch überraschend effektiv.

Der Monitor dient als ein sanfter Erinnerer und, noch wichtiger, als jemand, zu dem man sprechen kann, der nicht nur nachfragt, sondern auch zuhört und versteht. Er ermutigt uns, auch wenn uns alte Gewohnheiten wieder eingeholt haben. Die Hilfe des Monitors ermöglicht es uns, die Fähigkeit zu erlangen, die Dinge zu tun, die wir mit großer Wahrscheinlichkeit nicht tun könnten, wenn wir auf uns alleine gestellt wären. Monitoren sollte solange praktiziert werden, bis Erfolg eintritt. Es ist eines der stärksten Hilfsmittel, die es gibt. Eine Methode oder Technik zu haben ist wichtig, aber erst die liebevolle Unterstützung durch einen anderen befähigt uns wirklich, die Hindernisse von Körper und Geist zu überwinden.

Monitoren heißt nicht, daß Sie jeden Tag kontaktiert werden, aber es kann zeitweise so sein. Der Monitor gibt Ihnen das, was Sie an Unterstützung von außen benötigen, um da weiterzumachen, wo Sie alleine aufgeben würden. Manchmal kann es nötig sein, daß Sie jede Stunde erinnert werden. Es mag vorkommen, daß Sie sich über Ihren Monitor ärgern und denken, er wolle Sie quälen, aber in Ihrem Herzen wissen Sie, daß er auf Ihrer Seite ist. Sie haben in einem Augenblick der Einsicht entschieden, etwas zu ändern. Jetzt, in einem Augenblick der Schwäche, ist der Monitor da, um Ihr wahres Selbst zu unterstützen. Auch wenn Ihr Monitor Sie liebt, sollte er nicht Ihren Schwächen nachgeben, sondern Ihre Entscheidung mittragen. Da er Ihr Selbst unterstützt, wird er all die Ausreden und Vermeidungen nicht akzeptieren. Das ist der Moment, in dem wir das besiegen können, dem die Menschheit in ihrer Geschichte immer wieder unterlegen war.

Monitoren ist der Schlüssel zum Wachstum: Sie erlauben es sich, Hilfe zu erhalten, und erschaffen eine Situation, in der Unterstützung stattfinden kann. Im Ganzheitlichen Yoga ist Monitoren sehr wichtig, damit wir aus dem Teufelskreis von versuchen und versagen ausbrechen können. Wir versuchen, es richtig zu machen, doch dann versagen wir, weil unsere Schwächen stärker sind. Mit der beständigen und liebenden Unterstützung von jemanden, der daran interessiert ist, daß wir unsere selbstgewählten Ziele erreichen, können wir es schaffen, unsere Schwächen schrittweise zu überwinden. Oft reicht es schon, wenn wir wissen, daß der andere da ist.

Einen Monitor zu haben bedeutet nicht, zu etwas gezwungen zu werden. Wenn ein anderer beschließen sollte, daß Sie etwas tun sollen, ohne daß Sie damit einverstanden sind, dann wird er keinen Erfolg damit haben. Würde er versuchen wollen, Sie zu zwingen, dann fänden Sie einen Weg, ihn zu überlisten. Monitoren ist, wenn Sie etwas aus Überzeugung tun wollen und dabei Hilfe von außen empfangen. Wenn Sie bei einem Versuch scheitern, aber weiter Unterstützung und Liebe erhalten und wissen, daß die andere Person auf Ihrer Seite ist, dann werden Sie es wieder versuchen. Dann werden Sie Ihrem Ziel erneut folgen und irgendwann keine Hilfe mehr benötigen. Sie haben den schwersten Teil überwunden; Sie sind durch die Krise gegangen. Jetzt können Sie ohne Hilfe weitermachen und sind unabhängig. In Ihrem Wachstum haben Sie damit wieder einen Schritt nach vorn gemacht.

Wenn Sie Ihr Leben ordnen wollen, aufhören wollen zu rauchen, zu trinken oder ungesund zu essen, und Sie haben es nach einem schweren Kampf mit der liebenden Unterstützung eines anderen geschafft, dann sind Sie gewachsen. Das ist weitaus mehr, als sich einfach gut zu fühlen. Sie fühlen die Erregung des Sieges über die Schwächen Ihres Körpers und Ihres Geistes.

Schämen Sie sich nicht dafür, Unterstützung zu benötigen. Die Besten von uns brauchen nicht nur diese Unterstützung, sie lieben es, sie zu haben. Dazu ist Leben da. Wir sind alle eine Familie. Hilfe zu erhalten und zu geben ist der Ausdruck des Lebens selbst. Im Monitoren akzeptieren Sie es nicht nur, selbst unterstützt zu werden, sondern Sie haben auch die Gelegenheit, andere, die ebenso wachsen wollen, liebevoll zu unterstützen. Sie brauchen keinen akademischen Titel, um jemandem zu helfen; es reicht aus, für den anderen wirklich da zu sein. Jeder kann das für jeden tun, solange er aufrichtig ist, das Selbst unterstützt und gewillt ist, die Schwächen von Körper und Geist der anderen Person zu ignorieren. Es gibt keine noblere Tat.

Aufgabe für die nächsten sechs Wochen

Wählen Sie drei andere Aspekte des Mandalas, eines von jeder der anderen Seiten, von denen Sie annehmen, daß Sie Schwierigkeiten damit haben werden. Wenn Sie wollen, können Sie auch noch einmal zu den Aspekten zurückgehen, deren Aufgaben Sie (Ihrer Einschätzung nach) nicht zufriedenstellend gelöst oder bewältigt haben.
Arrangieren Sie es, für die nächsten sechs Wochen in diesen Aspekten von jemandem unterstützt zu werden.
Schreiben Sie einen wöchentlichen Bericht in Ihr Tagebuch.

13
Dienen

Dienen ist ein Prinzip, das in vielen großen Religionen der Welt wiederzufinden ist. Das läßt vermuten, daß dieses Prinzip eine Bedeutung haben muß.
Es gibt sehr unterschiedliche Ebenen, Arten und Grade des Dienens, die aus
dem Gefühl der Verpflichtung anderen gegenüber erwachsen. Das mütterli-
che Umsorgen eines Kindes ist ein solcher Dienst. Einige Mütter tun es
widerwillig, manche Mütter tun es glücklich, manche Mütter tun es, weil ihr
Instinkt sie dahin lenkt, ohne daß sie über ihr Handeln reflektieren, manche
Mütter tun es nicht – sie haben das Kind, kümmern sich aber nicht darum,
es aufzuziehen. Ganz gleich, von welchem Standpunkt aus die Mutter oder
die Gesellschaft es betrachten, ein Dienen hat an diesem Kind bereits stattgefunden, indem die Frau dem Kind einen Körper gegeben und es geboren
hat. Darüber hinaus können viele Grade des Dienens folgen. Das Dienen liegt
also völlig im subjektiven Erfahrungsbereich.

   Dienen ist etwas, das Sie für einen anderen tun. Es hilft dem anderen und
nicht unbedingt Ihnen selbst. Es handelt sich nur dann um Dienen, wenn Sie
aufhören, egoistisch zu sein. Das öffnet den Kanal der Beziehung zwischen Ihnen beiden. Durch diesen Kanal finden wir die wahre Erfüllung des Lebens.
Immer, wenn Sie einem anderen Menschen wirklich dienen, öffnet sich dieser
Kanal. Wenn Sie etwas für jemanden tun, aber der Kanal zwischen ihnen sich
nicht öffnet, dann dienen Sie nicht. Es war ein fehlgeschlagener Versuch oder
vielleicht eine egoistische Handlung. Dienen können Sie nur, wenn Sie in irgendeiner Weise mit dem anderen verbunden sind und seine Existenz respekt-
voll anerkennen. Alles, was diese Wirkung hat, können Sie Dienen nennen.

   Dienen kann sehr unterschiedliche Grade haben. Sie gehen z.B. in ein
Restaurant, und der Kellner kommt und beginnt, Sie zu bedienen. Das ist

eine Art des Dienens – er wird dafür bezahlt. Vermutlich ist er darin ausgebildet worden, wie man richtig bedient, und doch können Sie den Unterschied zwischen einem guten und einem schlechten Kellner erkennen. Wenn er Ihnen das Essen vor die Nase stellt und dann gleich wieder geht, dann gibt er Ihnen nicht das, was Sie möchten. Zwar mag eine gewisse Form von Dienen stattgefunden haben (vielleicht waren Sie sehr hungrig, und nun steht Nahrung vor Ihnen), Sie werden sich aber nicht bedient fühlen. Ein guter Kellner ist fähig, den Kanal zwischen sich und Ihnen zu öffnen: Obwohl er für diese Arbeit bezahlt wird, kann er zu Ihnen Kontakt aufnehmen und tun, was nötig ist, damit Sie sich gut umsorgt fühlen.

Auf einer anderen Ebene des Dienens dienen Sie anderen aus Liebe. Diese Liebe gibt Ihnen den Wunsch und den Willen zu dienen. Eigentlich haben Sie keine Lust aufzustehen und Ihren Kindern das Frühstück zu bereiten, aber weil Sie sie lieben und auch wissen, daß sie sich freuen werden, tun sie es. Sie tun es aus Liebe zu ihnen. Es gibt aber auch die Art des Dienens, in der Sie etwas tun, weil Sie sonst Schuldgefühle haben. Mit Sicherheit kennen Sie das. Wenn Sie Ihre Eltern diesen Monat nicht anrufen, werden Sie sich schuldig fühlen, also rufen Sie an. Ihre Eltern freuen sich, Sie zu hören, Sie reden mit ihnen, und Sie bemerken, wie sich der Kanal öffnet. Sie haben eine gute Tat getan. Sie haben ein Schuldgefühl aufgelöst, bevor es sich richtig festsetzen konnte. Dienen kann also willentlich geschehen: Sie würden etwas lieber nicht tun, aber Sie entscheiden sich, es trotzdem zu tun. Ihre Verpflichtung anderen gegenüber gibt Ihnen die Kraft, über Ihren eigenen Schatten zu springen. Anfangs tun Sie es willentlich, und nach einer Weile wird es ganz von alleine passieren.

Es ist gut zu dienen, auch wenn es willentlich ist. Mit der Zeit wird es spontan geschehen und Ihr Leben befriedigender gestalten. Wir dienen, weil wir einander lieben. Es geht sogar noch tiefer als das – diese Liebe ist es, was wir im Ursprung sind und was wir versuchen, im Leben miteinander zu erfüllen. Ob wir es nun willentlich tun oder ob es aus dem Zustand von Hingabe heraus geschieht, Dienen führt uns immer zu Gott, weil es in Einklang mit Wahrheit ist. Die Wahrheit ist, daß wir dieselbe Natur haben und daß diese Natur auch Liebe genannt werden kann.

Sie werden nach Ihrem Tod nicht in der Hölle schmoren müssen, nur weil Sie anderen nicht gedient haben. Nicht zu dienen bedeutet lediglich, daß Sie ein egoistisches Leben führen und die Hölle bereits hier erleiden: Ihre Trennung von anderen. Das ist alles. Sie leben nicht im Einklang mit den Dingen, wie sie wirklich sind. Sie leben so, als ob Ihnen die anderen gleichgültig sein könnten. Die Wahrheit ist aber, daß Sie im innersten Kern um andere mehr als um sich selbst besorgt sind. Wenn Sie mit dieser Wahrheit in Einklang leben, werden Sie glücklich sein. Sie könnten jetzt denken, daß das Dienen so gesehen eine ganz eigennützige Sache ist, denn wenn Sie dienen, werden Sie sich weniger schuldig und anderen näher fühlen. Es ist in Ordnung, wenn Sie es aus diesen Gründen tun. Mit der Zeit werden Sie es schließlich aus Ihrer spontanen Liebe zu anderen heraus tun. Dienen wird dann einfach stattfinden, als Resultat Ihrer Liebe. Nicht weil *Sie* irgend etwas tun, sondern weil das *Göttliche* in Ihnen handelt.

Es gibt eine weitere Ebene des Dienens, wo nicht Sie es sind, der es tut. Dienen taucht dann einfach auf, weil der Kanal zwischen Ihnen und anderen bereits offen ist. In diesem Fall ist Dienen nicht mehr eine bewußte Handlung, sondern ein natürliches Resultat dieser Offenheit. Sie erleben Situationen, in denen Sie plötzlich jemanden begegnen und mit ihm reden. Nichts erscheint Ihnen in irgendeiner Weise ungewöhnlich – Sie haben weder versucht, etwas zu tun, noch haben Sie versucht, nichts zu tun. Zwei Wochen später kommt diese Person auf Sie zu und sagt: »Erinnern Sie sich, wie Sie vor ein paar Wochen auf der Straße mit mir geredet haben? Das hat mir geholfen – es war wirklich ein Dienst, den Sie mir damit geleistet haben«. Sie werden denken: »Das habe ich nicht gewußt.« Das passiert, und es ist schön, aber Sie können es nicht willentlich passieren lassen. Sie können nicht sagen: »Jetzt gehe ich hinaus und diene Menschen.« Eine solche Situation tritt nur dann ein, wenn Sie sich grundsätzlich entschieden haben, andere besser zu behandeln, und Sie es grundsätzlich für eine gute Idee halten, ihnen zu dienen.

Es gibt ein altes Zenwort, das besagt: »Wenn du mit großem Eifer die Suche nach der Wahrheit aufnimmst, dann werden von überall Kräfte auftauchen, um dir zu helfen.« Es ist dann so, als ob wir uns gegenseitig tragen würden. Die ganze Welt ist eine Familie. Wahrscheinlich ist das die tiefste Wahrheit, die es gibt. Und so ist Dienen einfach die Anerkennung und ein Öffnen für diese grundsätzliche Beziehung, die wir miteinander haben. Irgendwann erreichen wir den Punkt, an dem unsere pure Existenz ein Dienen ist. Dann werden wir Kanal der Liebe, Kanal Gottes werden, ein Mensch, der Gott die Möglichkeit gegeben hat, durch ihn zu wirken. Es ist ein Dienst gegenüber denjenigen von uns, die damit Schwierigkeiten haben. Da es so viele Grade des Dienens gibt, ist es in jeder Stufe unseres spirituellen Wachstums anwendbar. Darum hat das Prinzip des Dienens viele Religionen und Zeitalter überdauert. Falls Sie ein schuldgeplagter, egoistischer Mensch sind, kann das Dienen Ihnen sehr helfen, sofern Sie es schaffen, sich selbst dazu zu bringen, etwas für andere zu tun. Dadurch werden Sie sich weniger schuldig fühlen und können Ihr egoistisches Verhalten wieder gutmachen.

Eines der Schlüsselprinzipien des Dienens ist es, das zu tun, was dem anderen nützt. Wie können Sie wissen, wie Sie ihm einen Dienst erweisen können? Es gibt verschiedene Wege, das herauszufinden. Sie können den anderen fragen. Oder beobachten Sie, und urteilen Sie selbst, was am meisten helfen würde. Ein Dienst kann alles sein. Ein Soldat dient und stirbt für sein Land. Eine andere Person sieht das vielleicht überhaupt nicht als Dienen, sondern eher als Dummheit an. Aber für den Soldaten ist es seine Tat des Dienens; er stirbt mit dem Bewußtsein, daß er sein Leben für dieses Ideal gegeben hat. Manche Menschen ziehen in den Krieg aus rein persönlichen Gründen. Sie wollen nicht dienen, sondern Macht ausüben. Am Dienen gibt es nichts wirklich Objektives. Je mehr das Dienen im Einklang mit der Natur unseres Selbst ist, umso reiner ist es. In Kern des Dienens steht die Absicht, den anderen wirklich wichtiger zu nehmen, als sich selbst. Ganz gleich, wie rechtschaffen Sie meinen zu sein, ganz gleich, wie sehr Sie meinen, ein Opfer der Umstände zu sein, ganz gleich, wie sehr Sie an etwas glauben – wenn Sie getrennt von anderen leben, leiden Sie und leben in der Hölle.

Es ist besser, den Kanal zwischen Ihnen und anderen zu öffnen und Ihr Ego sterben zu lassen, als weiter von anderen getrennt zu sein. Lassen Sie

Ihr Ego ruhig darunter leiden, Unrecht zu haben oder nicht verstanden zu werden, aber öffnen Sie sich für Ihre Beziehungen. Das wird Ihnen Glück und Erfüllung bringen. Es wird den Pfad der Liebe öffnen, was unsere wahre Natur ist. Je mehr Sie Ihr Leben in Übereinstimmung mit dieser Wahrheit gestalten, desto besser wird es verlaufen. Das Dienen wird sehr bestimmt durch unsere Absicht. Es kann sogar ein Dienen sein, wenn Sie zulassen, daß jemand Ihnen dient. Die meisten Menschen fühlen sich jedoch so schuldig, daß sie das nicht ertragen können. Doch manche können empfangen und es geschehen lassen, auch wenn es ihnen oft nicht wirklich dient. Wie Sie sehen, ist es nicht die Tat selbst, die zählt, sondern die Öffnung des Kanals der Liebe zwischen uns und anderen.

Je mehr Sie fühlen, daß andere Ihnen dienen oder Sie anderen dienen, desto mehr wird eine göttliche Verbindung zwischen Ihnen geknüpft. Denken Sie einmal über Menschen in Ihrem Leben nach, denen Sie gern dienen würden. Fragen Sie oder beobachten Sie, bis Sie herausfinden, was Sie für die andere Person tun könnten. Finden Sie etwas, das Ihren Fähigkeiten entspricht und dem anderen nützt. Machen Sie keine große Sache daraus. Tun Sie es einfach, und stellen Sie dann fest, wie Sie sich fühlen. Dienen ist ein machtvoller Auflöser von Schuld. Es kompensiert die schlechten Taten, von denen Sie in Ihrem Herzen spüren, daß Sie sie begangen haben. Wenn sie jemandem Hilfe anbieten und dies ein wirkliches Opfer für Sie ist, dann bringt Sie das dem anderen näher.

Eine gute Möglichkeit, mit dem Dienen zu beginnen, sind Ihre Eltern; sie haben Ihnen gedient, Hunderte von Windeln gewechselt und unzählige Mahlzeiten vom Boden aufgewischt. Allein Ihre Eltern mit Ihrer Anwesenheit zu ehren, ist ausreichend. Sie müssen nichts Bestimmtes tun oder sagen, zeigen Sie sich einfach. Unter allen Menschen auf diesem Planeten haben Sie sich Ihre Eltern ausgewählt und sich entschieden, mit ihnen gemeinsam Ihre Zeit auf dieser Erde zu verbringen. Es ist also eine gute Sache, sie zu besuchen. Wenn Sie nur umsonst bei ihnen essen wollen, dann ist das nicht dasselbe. Es ist wichtig, was Sie in Ihrem Herzen spüren, wenn Sie bei Ihren Eltern sind.

Aufgabe für die nächsten sechs Wochen

Fragen Sie drei Personen in Ihrer nächsten Umgebung, was ihnen wirklich helfen würde, und seien Sie bereit, das zu tun, was Ihnen geantwortet wird. Oder beobachten Sie sie, und beurteilen Sie selbst, was helfen würde.
Wählen Sie aus den vorhandenen Möglichkeiten einige aus, die Sie in den nächsten Wochen der Reihe nach als Dienst für andere tun werden.
Schreiben Sie in Ihr Tagebuch, welche Barrieren Sie überwinden mußten. Am Ende schreiben Sie einen Bericht über die Veränderungen, die in Ihren Beziehungen zu anderen eingetreten sind.

14
Beziehungen

Eine Disharmonie zwischen Ihnen und jemandem, mit dem Sie eine andauernde, tiefe Beziehung haben, tendiert dazu, sich in die anderen Aspekte Ihres Lebens hinein auszubreiten. Eine der zerstörerischsten Situationen im Leben ist, wenn es Unklarheit und Streit zwischen Ihnen und jemandem gibt, den Sie lieben. Fühlen Sie sich jedoch in Harmonie mit den Menschen, die Sie lieben, dann schreiten Sie im Leben freudig und effektiv voran.

Das Wichtigste innerhalb einer Beziehung sind der Kontakt und jene Kommunikationen, die auf die Erhaltung eines Zustandes von Beziehung und Verstehen abzielen. Beziehungs-Diaden sind eine Technik, mit der Sie Harmonie und Verstehen in die Beziehungen zu den Menschen bringen können, die Ihnen wirklich wichtig sind. Diese Diaden helfen Ihnen, jede Ihrer Beziehungen zu verbessern: zu Ihren Kindern, zum Geliebten, zu Geschäftsfreunden, zu jedem, dem Sie sich nahe fühlen. Disharmonie zwischen Ihnen und einem Menschen, der Ihnen wichtig ist, entsteht durch einen Bruch im Kontakt und in der Kommunikation. Das Ergebnis ist ein Gefühl von Trennung. Sie fühlen sich der Person nicht mehr so nahe oder fühlen sich nicht mehr so verstanden. Stellen Sie sich vor, Ihr Partner hat mehr Geld ausgegeben, als Sie es für richtig befinden. Wenn Sie in bezug auf dieses Thema in Kontakt bleiben und kommunizieren, dann kann es gelöst werden. Vielleicht finden Sie heraus, daß das Geld wirklich ausgegeben werden mußte, vielleicht erläutern Sie Ihren Standpunkt, und Sie erneuern eine alte Absprache oder ändern sie. Disharmonie ist lösbar, wenn der Kontakt zwischen Ihnen und dem anderen aufrechterhalten wird; nur wenn Sie weiterhin in bezug auf das Problem in Kontakt bleiben, gibt es überhaupt eine Chance zu einer wirklichen Klärung.

Wenn Sie den Kontakt und die Kommunikation abbrechen, dann neigen Probleme dazu, sich aufzubauen. Sie beginnen, Ihrem Partner Böses zu unterstellen und zu denken, daß die Situation unmöglich und unauflösbar ist. Weil Sie aus dem Kontakt und aus der Kommunikation gegangen sind, werden Sie mehr und mehr kritisch. Stauen sich auf diese Weise viele Probleme auf, dann kann das Leben mit dem Menschen, den Sie eigentlich lieben, eine Hölle sein. Sie fühlen sich sehr weit von der Liebe entfernt; alles, was geblieben ist, sind Leiden und Distanz. Die meisten Probleme zwischen Liebenden, wenn nicht sogar alle, können durch die Erneuerung von Kontakt und Kommunikation gelöst werden. Sobald Kontakt und Kommunikation wieder aufgenommen und hergestellt sind, kann eine Verständigung erreicht und etwas Produktives in bezug auf die Probleme unternommen werden.

Beziehungsübungen

Teil der Schwierigkeiten, wieder in Kontakt zu gehen, ist, daß wir oft nicht wissen, wie wir es anstellen sollen. Manche sagen: »Ich weiß, daß wir einander grundsätzlich lieben, aber jedesmal, wenn wir versuchen Dinge zu klären, dann beginnen wir sofort miteinander zu streiten. Es ist eine unmögliche Situation, und wir haben es aufgegeben.« Oder: »Ich weiß noch nicht einmal, was ich in dieser Beziehung will, denn sobald ich das Thema anschneide, wird er kalt und distanziert und schaltet den Fernseher an. Ich denke, daß wir einander nach all dem vielleicht nicht mehr wirklich lieben.«

Wegen der Schwierigkeiten, durch solche Barrieren hindurch in Kontakt zu kommen und zu kommunizieren, wurden die Paar-Diaden (Beziehungsübungen) entwickelt. Bei der Paararbeit im Ganzheitlichen Yoga werden den Partnern keine Ratschläge gegeben, was sie tun oder wie sie miteinander umgehen sollten. Wir lassen Sie und die Person, mit der Sie eine enge Beziehung haben, in einer Diade einander gegenübersitzen und in einer strukturierten Weise kommunizieren – eine Struktur, die es Ihnen erlaubt, sich selbst auszudrücken und auch genauer zu verstehen, was der andere denkt und fühlt. Diese Diade kann im Falle eines akuten Konfliktes unter Anleitung eines trainierten Leiters durchgeführt werden. Bei kleineren Schwierigkeiten oder zum Aufrechterhalten der Harmonie in der Beziehung ist ein Leiter nicht nötig.

Der Zweck der Diade ist also, Sie und Ihren Partner wieder in Kontakt und in Kommunikation miteinander zu bringen. Dies geschieht, indem man einander erlaubt, abwechselnd fünf Minuten ohne Unterbrechung zu sprechen, während der andere zuhört; danach werden die Rollen gewechselt. Indem Sie innerhalb dieser Struktur verschiedene Instruktionen befolgen, wird Ihre Aufmerksamkeit auf jene Aspekte Ihres Lebens gelenkt, die Quelle Ihrer Schwierigkeiten sein könnten. Zum Beispiel können Sie abwechselnd für 40 Minuten an der Instruktion arbeiten: »Sag mir, wie du geliebt werden möchtest.« Falls das Ihr Problem betrifft, gibt es Ihnen die Gelegenheit, über dieses Thema zu reflektieren und sich selbst, ohne unterbrochen zu werden, diesem wichtigen Menschen gegenüber auszudrücken. Zwar würde es Ihnen auch weiterhelfen, wenn Sie über dieses Thema mit einer anderen vertrauten Person sprechen würden, doch es ist viel machtvoller, es dem Menschen zu sagen, den es auch betrifft. Damit können sich Kontakt und gegenseitiges Verstehen tatsächlich verbessern.

Die meisten Probleme zwischen Menschen sind deshalb nicht einfach zu lösen, weil sie überladen sind mit Emotionen, inneren Einstellungen, Wünschen, Mißverständnissen oder Ängsten, belogen und verlassen zu werden. Wie können diese Schwierigkeiten entschärft werden? Durch angemessene Kommunikation. Wenn das, was gesagt werden sollte, von beiden Seiten geäußert wird, dann ergibt sich die Lösung meist von ganz alleine. Harmonie und Verstehen in einer engen Beziehung sind einer immerwährenden Dynamik von Ebbe und Flut unterworfen, sie über einen längeren Zeitraum aufrechtzuerhalten, ist oft schwierig. Deshalb erfordert eine Beziehung aktive Mitarbeit und Bereitschaft. Beziehungs-Diaden sind ein Werkzeug, das man verwenden kann, wann immer es nötig ist. Sie helfen uns, gegenseitiges Verstehen in unseren engen Beziehungen aufrechtzuerhalten. Paarbeziehungen sind ein wichtiger Aspekt des Lebens. Vom Erfolg oder Versagen dieser

Beziehung hängt das Glück der Familie, der Gemeinschaft, der ganzen Welt ab, denn wenn wir nicht unsere Probleme mit den Menschen klären können, die wir am besten kennen und die wir lieben, wie sollen wir jemals Erfolg damit haben, Harmonie auch nur in die kleinste Gemeinschaft zu bringen? Beginnen Sie mit den Menschen, denen Sie sich am nächsten fühlen. Sobald Sie in diesem Bereich Erfolg haben, wird sich das allmählich auf Ihr ganzes Leben übertragen.

Aufgabe für die nächsten sechs Wochen

Arrangieren Sie für die nächsten sechs Wochen wöchentlich eine Beziehungs-Diade. Nehmen Sie als Partner jemanden, zu dem Sie eine tiefe Beziehung haben. Sie können für die sechs Wochen mit einem einzigen Partner arbeiten, oder auch für jede Sitzung einen neuen wählen. Wichtig ist es, daß die Person, die Sie dazu einladen, aus ihrer eigenen freien Entscheidung heraus teilnimmt. Die genaue Anleitung für die Diaden und die notwendigen Regeln finden Sie im Kapitel »Arbeitsempfehlungen«.

Instruktionen für die Diaden

Sag mir etwas, das Du an mir magst. … Danke.
Sag mir etwas, von dem Du denkst, daß wir darin einer Meinung sind. … Danke.
Sag mir etwas von Dir, von dem Du denkst, daß ich es wissen sollte. … Danke.

Sag mir etwas von Dir, von dem Du denkst, daß es andere nicht verstanden haben. … Danke.
Sag mir etwas von Dir, daß Du vor anderen zurückgehalten hast. … Danke.

Sag mir, wie Dir geholfen werden könnte. … Danke.
Sag mir, wie Du einem anderen helfen könntest. … Danke.

Sag mir, wie Du denkst, daß andere Dich sehen. ... Danke.
Sag mir, wie Du möchtest, daß andere Dich sehen. ... Danke.

Sag mir ein Problem, das Du zur Zeit im Leben hast. ... Danke.
Sag mir alles, was ich wissen muß, um dieses Problem vollständig zu verstehen. ... Danke.

15
Loslassen

Ein wichtiger Faktor im persönlichen Wachstum ist ein gewisses Maß an Nicht-Verhaftetsein gegenüber den Dingen, die man hat oder die man gerne haben möchte. Das heißt nun nicht, daß Sie alles, an das Sie sich gebunden fühlen, aufgeben sollten. Aufgeben und Nicht-Verhaftetsein dürfen wir nicht miteinander verwechseln. Etwas zu besitzen, sagt nichts darüber aus, ob Sie auch daran verhaftet sind oder nicht. Sie können z.B. aus Stolz auf etwas verzichten, aber trotzdem innerlich noch sehr daran verhaftet sein. Indem Sie etwas weggeben, können Sie überprüfen, ob Sie noch daran verhaftet sind. Sind Sie daran verhaftet, werden Sie sich wünschen, es wiederzuhaben. Verhaftetsein heißt nicht nur, daß Sie etwas *haben wollen*, sondern, daß Sie etwas *haben müssen*. Dieses »haben müssen« macht Verhaftetsein aus. Das heißt, Sie sind innerlich zwanghaft an dieses Etwas gebunden – das kann eine Sache sein, eine Person, der gute Ruf, Anerkennung, Liebe usw. Der Zwang, etwas haben oder etwas tun zu müssen, macht es zu einer Verhaftung. Es ist nahezu unmöglich, sich an etwas wirklich zu erfreuen, an das man innerlich verhaftet ist. In unserem Herzen trauen wir uns dann nicht, uns wirklich daran zu erfreuen, denn es könnte ein Ende haben, und das würde wehtun. Schlimmer noch: Wenn wir an etwas verhaftet sind, dann wird es für uns so wichtig, daß wir es wahrscheinlich verlieren werden. Wenn jemand z.B. etwas Wertvolles (aus Angst, es zu beschädigen) sehr vorsichtig trägt, dann wird er dazu neigen, es fallen zu lassen und zu zerstören. Dies gilt nicht nur für Gegenstände, sondern auch für Leistungen jeglicher Art und für das Gefühl, etwas unbedingt erreichen zu müssen.

Stellen Sie sich einen hungernden Menschen vor, der etwas zu essen haben muß. Erhält er endlich Nahrung, wird er dazu neigen, zuviel und zu schnell zu essen. Dieses Überessen und Hinunterschlingen wird ihn nicht nur davon abhalten, sein Essen zu genießen, es wird ihn auch krank machen: Er wird Magenschmerzen bekommen und sich eventuell übergeben. Ein anderes Beispiel: Jemand wird als Radiosprecher engagiert. Er bemüht sich, alles richtig zu machen, und hat Angst davor, Fehler zu begehen. Vielleicht ist auch noch ein anderer an diesem Job interessiert. Anstatt entspannt und korrekt zu formulieren, beginnt er nach Worten zu suchen. Er ist mit seiner Aufmerksamkeit bei seinen Sorgen um diese Arbeitsstelle – er muß diesen Job haben. Er macht Fehler in der Betonung und drückt sich undeutlich aus. Er verpatzt die Sache und ist die Stelle los. Ein klassisches Beispiel ist der Junge, der zum ersten Mal ein Mädchen anspricht. Er stammelt und stottert und kann keinen klaren Gedanken fassen. Wenn er endlich einen Satz herausbringt, sagt er das Falsche. Er ist so davon eingenommen, die Liebe des Mädchens erhalten zu müssen, daß er sie nicht bekommen wird. Sogar, wenn er das Richtige sagen würde, könnte er ihre Liebe nicht genießen, da er so besorgt ist, ihre Zuneigung zu verlieren, daß seine ganze Aufmerksamkeit darauf gerichtet wäre, das zu vermeiden.

Dieser Zustand, unbedingt etwas haben zu müssen, ist das Verhängnisvolle am Verhaftetsein. Das Zwanghafte der Situation zerstört die Fähigkeit, wirklich etwas zu haben, sogar wenn alles dafür spricht, es haben zu können. Die Yogis entdeckten dieses Prinzip und fanden eine Lösung, um Verhaftetsein zu überwinden: Sie gaben die Dinge auf, an die sie verhaftet waren. Der Verzicht auf all das, dem man sich innerlich stark verbunden fühlt, ermöglicht es, diese zwanghafte Verbindung aufzulösen. Etwas für einen guten und wohltätigen Zweck zu opfern, ist wahrscheinlich einer der besten Wege, dies zu üben. Wählen Sie etwas, dem Sie sich verbunden fühlen. Versuchen Sie dies sowohl mit Dingen, die wirtschaftlichen Wert haben, als auch mit Dingen, die einen gefühlsmäßigen, persönlichen Wert besitzen. Arbeiten Sie mit beidem. Beginnen Sie mit kleinen Dingen, die nicht allzu großen Wert für Sie haben, und geben Sie sie ab. Es muß sich dabei nicht um etwas Gegenständliches handeln, es kann auch etwas von Ihrer Zeit sein. Vielen Leuten ist ihre Zeit sehr wichtig, besonders die Zeit am Wochenende. Es ist gut, Loslassen zu üben, indem Sie etwas von Ihrer Zeit einer anderen Person oder einer sozialen Einrichtung opfern. Dienen Sie, und geben Sie anderen, was diese möchten und brauchen. Wenn Sie nicht all Ihre Zeit für das Wohlergehen anderer oder für eine gute Sache geben können, dann geben Sie einen kleinen Teil Ihrer Zeit, einen kleinen Teil Ihres Geldes, einen kleinen Teil Ihres Besitzes oder sogar einen Teil Ihres guten Rufes; aber tun Sie es für eine gute Sache, für ein nobles Ziel, ganz gleich welcher Art.

Wenn Sie, nachdem Sie auf etwas verzichtet haben, das Gefühl haben, es zurückhaben zu wollen, dann fragen Sie sich: »Was kann ich tun, um darauf verzichten zu können?« In alten Zeiten warfen die Menschen solche Dinge bei einem Feueropfer in das Heilige Feuer. Wenn sie nicht alles ins Feuer werfen konnten, dann warfen sie einen Teil davon ins Feuer. Um die Fähigkeit des Loslassens zu entwickeln, nahmen sie einen kleinen Teil ihres Weizens und warfen ihn in die Flammen und opferten ihn dem Gott des Feuers. Sie gaben einen Teil von dem ab, von dem sie spürten, daß sie es unbedingt haben mußten. Dieses Opfern entwickelt allmählich die Fähigkeit des Loslassens. Sie können dasselbe tun. Wenn Sie etwas geopfert haben und dann spüren, daß Sie es lieber zurückhätten, dann lassen Sie es wieder los. Lassen Sie es in Ihrem Herzen immer wieder los. »In Ordnung, ich gebe es ab. Ich gebe es noch einmal ab. Auch wenn es physisch bereits fort ist, so gebe ich es jetzt noch einmal in meinem Herzen ab.«

Wenn Sie auf diese Weise vorgehen und allmählich ein gewisses Maß an Loslassen erreicht haben, dann werden Sie entspannter sein, weil die Spannung aus Ihrem Körper, Ihren Gefühlen und Ihrem Geist weicht. Diese Entspannung ermöglicht es Ihnen, sich an Ihrem Leben zu erfreuen. Es ist die Freude darüber, daß Sie losgelassen haben, und die Freude darüber, andere zu erfreuen. Dies bringt eine neue Dimension von Wachstum in Ihr Leben. Ihre Freude vergrößert sich, auch wenn Sie weniger zu haben scheinen, denn Sie brauchen sich keine Sorgen mehr zu machen, es zu verlieren. Solange Sie noch Angst haben, etwas zu verlieren, halten Sie immer noch fest.

Im Mandala des Ganzheitlichen Yoga steht der Aspekt des Loslassens direkt vor dem Aspekt des Sterbens. Das Verhaftetsein am Leben läßt den Tod für uns so überwältigend und unfaßbar erscheinen. Wenn wir Loslassen nicht kultivieren, werden wir leiden müssen – nicht so sehr im Moment des Todes, sondern vorher, in der Erwartung des Todes. Manche Leute ahnen den nahen Tod und bekommen große Angst. Sie geraten in ein furchtbares Elend. Die meisten Menschen versuchen einfach, nicht darüber nachzudenken; das ist ihre Lösung. Es gibt jedoch eine andere, eine bessere Lösung, und die heißt, Loslassen zu kultivieren. Die tiefste Verhaftung ist das Verhaftetsein an das Leben selbst.

Wenn Sie Loslassen üben wollen, beginnen Sie mit den kleinen Dingen. Sie brauchen nicht Ihr bisheriges Leben aufzugeben, es gibt genug Möglichkeiten, etwas für einen guten Zweck zu opfern, z.B. Ihre Zeit und Ihre Kraft zugunsten der Kinder, der Familie, der spirituellen Gemeinschaft und der Gesellschaft. Sie können verschiedene Aspekte Ihres Lebens für andere opfern und dadurch langsam Nicht-Verhaftetsein in bezug auf Leben erlernen. Auf diese Weise werden Sie fähig sein, ein Leben zu leben, das wirklich wertvoll ist, und gleichzeitig nicht daran verhaftet sein. Das wäre eine gute Vorbereitung auf den Tod. Wenn man eine Rose in der Hand hat und sie krampfhaft umklammert, hat man dann eine Rose, oder macht man sie kaputt? Wenn man sie auf der Handfläche hält, kann sie herunterfallen, aber zumindest kann man sich solange, bis sie herunterfällt, an Ihrer Schönheit erfreuen. Sie sollten nicht nur Dinge auf diese Weise behandeln, sondern auch Ihre Liebe zu anderen oder zum Göttlichen und so diese sehr wichtige Eigenschaft kultivieren, die die Qualität Ihres Lebens verbessern wird: Nicht-Verhaftetsein.

Fangen Sie mit einfachen Dingen an, und machen Sie weiter mit Dingen, die etwas wichtiger sind oder die Ihnen wichtiger erscheinen. Es werden dabei Gedanken und Emotionen auftauchen. Beobachten Sie Ihre Erfahrungen, und machen Sie sich Notizen. Zum Beispiel: »Ich habe es abgegeben, aber es hat schrecklich wehgetan. Es war dumm von mir, mich auf diese Technik einzulassen.« Notieren Sie alles, was bei jedem Schritt des Abgebens auftaucht. Das wird Ihnen helfen, allmählich die Fähigkeit des Loslassens zu entwickeln.

Aufgabe für die nächsten sechs Wochen

Machen Sie eine Liste von sechs Dingen, auf die Sie verzichten möchten. Wählen Sie Dinge von wirtschaftlichem Wert, aber auch solche, die einen persönlichen, gefühlsmäßigen Wert für Sie haben.
Verzichten Sie jede Woche auf eines dieser Dinge.
Notieren Sie in Ihr Tagebuch die Erfahrungen, die Sie als Resultat des Verzichtens machen.

16
Sterben

Der Sterbeprozeß

Der Mensch besteht aus dem Körper, dem Geist und dem Selbst (Individuum). Je mehr das Selbst mit dem Körper oder dem Geist identifiziert ist, um so mehr wird es sich als Körper oder als Persönlichkeit betrachten. Diese Vermischung macht es sehr schwierig, anderen oder auch sich selbst während des Sterbeprozesses zu helfen.

Die weisen Menschen eines jeden Zeitalters sagen, daß wir nicht der Körper sind, sondern ewige, unsterbliche, göttliche Wesen. Wir sind freie Wesen, zwar identifiziert mit dem Körper und dem Geist, selbst aber frei davon. Die Persönlichkeit, die Erinnerungen und die Gedankenprozesse sind Teil unseres Geistes. Wir sind jedoch nicht unsere Persönlichkeit, wir *haben* eine Persönlichkeit. Wir sind auch nicht unser Körper, wir *haben* einen Körper.

Wir möchten Ihnen eine kleine Übung vorschlagen, die Ihnen helfen soll, eine Erfahrung Ihres wahren Selbst zu machen. Schließen Sie für einige Sekunden Ihre Augen. Stellen Sie sich mit geschlossenen Augen eine Katze vor, irgendeine Katze. Sehen Sie eine Katze? Diese Katze ist Teil Ihres Geistes. Ganz gleichgültig, ob diese Katze die Erinnerung an eine Katze ist oder ob es eine Vorstellung ist, sie ist doch Teil des Geistes. Öffnen Sie jetzt Ihre Augen wieder, und schauen Sie auf Ihre Hand. Ihre Hand ist ein Teil Ihres Körpers. Sie ist aus Fleisch. Das ist einfach und offensichtlich, nicht wahr? Stellen Sie sich jetzt wieder das Bild der Katze vor. Es spielt keine Rolle, wie genau Sie es sehen. Halten Sie Ihre Augen geschlossen. Bewahren Sie das Bild der Katze, schauen Sie auf sie, und beachten Sie – aber versuchen Sie nicht dorthin zu sehen – beachten Sie denjenigen, der die Katze ansieht. Das sind *Sie*, das Individuum, das Selbst. Versuchen Sie es nochmal. Schließen Sie wieder die Augen, und stellen Sie sich die Katze vor. Beachten Sie jetzt den, der die Katze betrachtet. Versuchen Sie nicht, den oder das anzusehen, das schaut! Wenn Sie versuchen, Ihr Selbst anzusehen, bewegen Sie sich davon weg, denn Sie selbst sind es, der schaut. Beachten Sie es einfach nur, seien Sie sich Ihres Selbst gewahr. Seien Sie sich bewußt, daß *Sie* es sind, der die Katze ansieht.

Sterbenden Menschen fällt diese Übung besonders leicht, weil sie beginnen, sich aus ihrem Körper herauszubewegen. Für sie ist es einfacher zu sehen, daß der Körper der Körper ist, der Geist der Geist und sie selbst dasjenige, das den Geist und den Körper ansieht. Der Körper, der Geist und das Individuum sind die drei grundlegenden Teile des menschlichen Wesen. *Sie* sind nicht das ganze menschliche Wesen, *Sie* sind ein Individuum. Das ist der kritische Punkt beim Kontakt mit Menschen, die dem Tod nahe sind. Es ist wichtig zu verstehen, daß wir spirituelle Wesen sind, die unabhängig vom Körper und vom Geist existiert. Menschen, die einen Hauch von dieser Erfahrung haben, können andere während des Sterbens gut begleiten und auch den eigenen Sterbeprozeß leichter durchschreiten.

Das, was den Tod so schwierig macht, ist unser Verhaftetsein am Leben. Wir wollen leben und wehren uns gegen die Realität des Todes. Dadurch wird der Tod eine schreckliche Erfahrung. Wenn man sich ihm nicht widersetzt, ist der Tod einfach. Als Swami Yogananda bei einer Versammlung weilte, er war um die 60 Jahre alt, setzte er sich aufrecht hin und sagte: »Ich werde jetzt sterben.« Er stand auf, ging in den nächsten Raum und starb. In den 40er Jahren erkrankte in Indien ein großer Heiliger, Ramana Maharshi, an Krebs. In seinem Geist und seinen Gedanken war er sehr rein und hatte erkannt, wer er war. Er hatte die völlige Trennung von Geist und Körper vollzogen. Trotz einer sehr qualvollen und schmerzhaften Art von Krebs blieb er glorreich und leuchtend bis zu seinem Tod. Sein Prozeß, schrittweise an Krebs zu sterben, dauerte Monate. Die Menschen beobachteten ihn, um zu sehen, ob er an der Krankheit zerbrechen würde, aber im Moment des Todes waren Ramana Maharshis Augen offen und strahlten. Dann starb er.

Er war der lebende Beweis für seine tiefen, inneren Erfahrungen. Er war nicht an Körper und Geist verhaftet, deshalb war sein Tod, trotzt des entsetzlichen Leidens, ein glorreicher Sieg. Es gibt noch viele solcher beispielhafter Menschen. Sie alle haben etwas gemeinsam: Sie wußten, wer sie waren. Sie wußten, daß sie göttliche, unsterbliche Wesen sind.

Wenn diese Zuversicht fehlt, klammern sich Sterbende am Leben fest und gehen häufig für eine lange Zeit in ein Koma. Sie bleiben im Koma, weil sie glauben, daß sie der Körper sind, und wollen deshalb an ihm festhalten. Einige Menschen fallen für Wochen und Monate ins Koma, was den Sterbeprozeß für den Betroffenen und alle anderen sehr schwierig, mühsam und hart macht. Es ist verständlich, daß ein Mensch, der glaubt, sein Körper zu sein, an diesem Körper hängt. Und der Körper hat einen starken, tief verwurzelten Überlebensdrang.

Ebenso läßt eine starke Verhaftung an das Leben selbst uns gegen den Tod ankämpfen. Es ist unmöglich zu sterben, wenn man sich nicht dem Tod gegenüber öffnet. Dieses Prinzip trifft auch dann zu, wenn der Körper durch einen Unfall völlig zerstört ist. Wenn wir den Tod nicht akzeptieren, werden wir nicht sterben. So sehr wir uns aber auch an das Leben klammern, werden wir doch früher oder später an den Punkt kommen, an dem wir einsehen müssen, daß dieser Körper uns nichts mehr nützt. Wenn das geschieht und wir den Körper loslassen, stirbt er. Der Tod tritt ein, und wir trennen uns von unserem Körper.

Wenn Sie einen anderen durch die Sterbeerfahrung begleiten, dann seien Sie sich klar darüber, daß es für einen Menschen, der voll mit seinem Körper und seinem Geist identifiziert ist, sehr schwierig ist, sich mit der Realität seines Todes abzufinden. Seien Sie bereit, sich den starken emotionalen Reaktionen zu stellen, die auftreten können, wenn Sie ihn über seinen nahen Tod informieren. Meist genügt Ihre Nähe und Ihre Bereitschaft, den Schmerz und die Angst des anderen zu empfangen, um ihm die Kraft zu verleihen, die Tatsache seines nahen Todes anzunehmen. Wenn es Ihnen schwerfällt, Menschen liebende Unterstützung zu geben, dann stellen Sie sich vor, Sie selber wären in der Situation des anderen. Was bräuchten Sie? Geben Sie ihm genau das. Haben Sie den Mut, offen über den Tod zu sprechen, damit der

Sterbende sein physisches Ende leichter annehmen kann und ihm dadurch viel Schmerz und Leid erspart bleibt. Es ist eine große Aufgabe, einen Menschen in diesem Prozeß des Übergangs vom Leben zum Tod zu begleiten, und kann für Sie beide eine zutiefst befriedigende und beglückende Erfahrung werden.

Wenn Sie selbst im Sterben liegen, dann versuchen Sie, die Realität des nahen Todes anzuerkennen – Sie ersparen sich selbst und anderen viel Leid. Entscheiden Sie sich zu sterben! Das wird Ihnen sehr viel leichter fallen, wenn Sie wissen, daß Sie ein unsterbliches, göttliches Wesen sind, das unabhängig von Körper und Geist existiert.

Unsere Nicht-Bereitschaft zu sterben, macht den Tod zu einer leidvollen Erfahrung. Oft tun Menschen alles, um die Situation ihres nahen Todes zu verdrängen. Auch die Angehörigen, die Ärzte und das Pflegepersonal unterstützen die Verleugnung, aus Angst vor der emotionalen Reaktion des Sterbenden. Sie wollen den Betroffenen schonen und fühlen sich unfähig, Trost und Hilfe zu geben. Es gibt kontroverse Diskussionen darüber, wie lange Ärzte das Leben verlängern sollten. Es wird rechtlich und ethisch argumentiert. Sicher spricht vieles dafür, das Leben zu erhalten, aber wir sollten uns auch fragen, für welchen Preis. Wenn dem Sterbenden große Dosen Beruhigungsmittel verabreicht werden, um den Schmerz zu betäuben, so daß er nicht mehr weiß, was mit ihm geschieht, dann wird ihm das nicht helfen, bewußt und absichtsvoll zu sterben. Man denkt auch darüber nach, Drogen, z.B. Halluzinogene wie LSD, zu benutzen, um den Sterbeprozeß zu unterstützen. Aber das ist nicht zu empfehlen. Beide Medikamententypen zwingen den Betroffenen in eine Situation, und das zu einem Zeitpunkt, an dem er die Möglichkeit hätte, sich jeglichem Druck und Zwang zu entziehen.

Nur in einer Gesellschaft, in der man völlig davon überzeugt ist, daß wir unsere Körper sind, benutzt man aufwendige technische Apparaturen, um das Leben zu verlängern. Wenn eine Gesellschaft als Ganzes versteht und annimmt, daß jeder einzelne Mensch in seinem Kern ein göttliches Wesen ist, wird sie nicht länger versuchen, den Körper solange als irgend möglich zu bewahren.

Wüßten wir, was geschieht, sobald wir den Körper verlassen, würde sich unser Umgehen mit dem Sterben völlig verändern. Deshalb ist es wichtig, Menschen darüber aufzuklären, was während des Todes tatsächlich vor sich geht. Das Individuum hört im Tod nicht auf zu existieren. Der Körper hört auf zu funktionieren, aber für das Individuum ereignet sich nur der Übergang in einen anderen Zustand. Wir sind weiterhin das bewußte Wesen, das wir auch vorher waren. Wir werden auch nicht plötzlich ein Teil Gottes oder verwandeln uns in etwas anderes. Wir setzen uns einfach fort.

Sicherlich ist der Tod vom Standpunkt des Lebens aus betrachtet ein Mißerfolg, es ist die Trennung von fast allem, was uns bis zu diesem Zeitpunkt wichtig war, und wir sind völlig von Freunden und Verwandten abgeschnitten. Aber wir sind weiterhin bewußt. Manchmal hoffen wir, daß nach dem Tod einfach alles vorüber wäre. Aber das ist nicht so, wir existieren weiter. Wenn wir wissen, was nach dem Tod geschieht, dann können wir sogar Nutzen aus der Todessituation ziehen und wachsen.

Der Umgang mit dem Sterben

Falls der Tod unausweichlich ist und die medizinischen Prozeduren keinen Erfolg mehr haben, ist es gut, den Sterbenden aus der Krankenhausumgebung herauszunehmen. Er sollte von Freunden und von seiner Familie umgeben sein, falls die Familie zu seinen Freunden zählt. Wichtig ist eine freundliche, ruhige, saubere Atmosphäre, ohne Hektik, ohne Eile und ohne Schwere. Idealerweise ist es eine spirituelle Atmosphäre, in der die Aufmerksamkeit auf Gott, der Wahrheit und auf dem liegt, was wir wirklich sind. Wenn der Sterbende die Tatsache seines nahen Todes nicht verdrängt, wird er sich zu diesen Themen hingezogen fühlen, auch wenn sie ihn vorher nicht interessiert haben. Oft beginnt in der Nähe des Todes eine tiefe Auseinandersetzung mit dem vergangenen Leben. Erinnerungen an Fehler und Schuld tauchen im Bewußtsein des Sterbenden auf und belasten ihn. Unterstützen Sie ihn in diesem Prozeß, indem Sie ihm bereitwillig zuhören. Versuchen Sie, nicht zu reagieren, nicht zu bewerten oder abzuwiegeln, sondern richten Sie auf liebende, offene Weise Ihre Aufmerksamkeit auf den Sterbenden, und versuchen Sie, ihn zu verstehen. Helfen Sie ihm, sich selbst zu vergeben, indem Sie bewertungsfrei seine Mitteilungen empfangen. Richten Sie ihre Aufmerksamkeit auf das bewußte, göttliche Wesen, das er ist, und schaffen Sie so eine Atmosphäre von Verstehen und Vergebung.

Auch wenn sich jemand im Koma befindet, können Sie zu ihm sprechen. Sie sitzen an seiner rechten Seite und sprechen in sein rechtes Ohr. Sie müssen sich nicht ganz hinunterbeugen. Sie sitzen einfach da, reden mit ihm und gehen davon aus, daß er versteht, was Sie sagen. Richten Sie Ihre Aufmerksamkeit auf das Individuum, auf das spirituelle Wesen, und sprechen Sie dieses Wesen an. Unterstützen Sie den Sterbenden dabei, sein Verhaftetsein an das Leben loszulassen und mit den Menschen Kontakt aufzunehmen, mit denen er noch etwas zu klären hat. Er kann dann diese Klärung auf der feinstofflichen, geistigen Ebene vornehmen. Die Geschehnisse auf der feinstofflichen, ätherischen Ebene sind wahre Begebenheiten, und die Mitteilungen und Bekenntnisse können dort zu Ende gebracht werden.

Selbst wenn Sie nicht in der Lage sind, einem Sterbenden räumlich nahe zu sein, sogar wenn Sie Tausende von Kilometern von ihm entfernt sind, können Sie ihn erreichen. Während Sie laut zu ihm sprechen, sollten Sie sich die Person im Geiste vorstellen. Lassen Sie sich nicht durch Zweifel davon abhalten, zu Sterbenden Kontakt aufzunehmen. Wenn Sie jemanden in der Todeserfahrung helfen wollen, so tun Sie es, und gehen Sie davon aus, daß Sie mit ihm kommunizieren können. Es kann keinen Schaden anrichten, sondern sehr viel Gutes bewirken.

Der Moment des Todes

Der Tod hat vier Phasen. Die erste Phase beginnt bereits, bevor der Körper seine Funktionen aufgibt und man ihn ganz verläßt. Das ist der Prozeß des Sterbens. Dann geschieht der Übergang vom Leben zum Tod, den die meisten

Menschen nicht bewußt erleben können und deshalb als Bruch empfinden. Dieser Übergang ist die zweite Todesphase. Es ist ähnlich, wie beim Einschlafen; der Zeitpunkt des nächtlichen Übergangs vom Wachsein zum Schlafen ist sehr schwer erfaßbar. Im Schlaf sind wir erst dann wieder bewußt, wenn wir träumen; zum Zeitpunkt des Todes, erst dann wieder, wenn wir den Bereich der Nach-Tod-Erfahrung betreten haben. Die dritte Phase beginnt nach dem Eintritt des Todes und ähnelt den Traumphasen des Schlafs. Das Individuum begegnet den Tiefen seines Geistes. Die vierte Phase ist der Prozeß der Wiedergeburt, das Betreten eines neuen Körpers.

Im Moment des Todes geschehen einige wichtige Dinge, die Sie kennen sollten und auf die Sie, wenn Sie einen Sterbenden begleiten, vorbereitet sein sollten. Es findet eine Trennung der Seele, des feinstofflichen, ätherischen Körpers vom physischen Körper statt. Der ätherische Körper ist der Körper, den wir auch im Traum haben. Es ist ein perfekter, unsterblicher Körper, der göttliche Eigenschaften besitzt. Er altert nicht, ist unverletzbar, er ist gesund und ohne Mängel. Der ätherische Körper lebt weiter. Im Augenblick des Todes nehmen Sie eine starke Veränderung beim Sterbenden wahr. Der Atem hört auf. Gleichzeitig verändert sich das Beziehungsfeld zwischen Ihnen und dem Sterbenden. Normalerweise empfängt Ihre Aura die Schwingungen anderer Menschen. Die Aura, die den Körper umgibt, ist ein elektromagnetisches Energiefeld. Je sensibler Sie in diesem Bereich sind, um so deutlicher können Sie an der Schwingung Ihres eigenen Energiefeldes das Befinden von Menschen in Ihrer näheren Umgebung wahrnehmen. Im Augenblick des Todes fühlen Sie, daß in diesem Körper vor Ihnen niemand mehr zu Hause ist. Die Aura hat mit dem materiellen Körper aufgehört zu existieren, sie ist erloschen. Dann hört Ihre Aura auf mitzuschwingen, und Sie empfinden eine große Ruhe. Der feinstoffliche Körper des Sterbenden hat den grobstofflichen, materiellen Körper verlassen.

Im lebenden Körper existieren zwei unterschiedliche Energien: die männliche auf der rechten Seite und die weibliche auf der linken Seite. Der Energiefluß zwischen diesen beiden Polen hält den Körper lebendig. Im Augenblick des Todes bricht diese Polarität zusammen, und zwischen der männlichen und der weiblichen Hälfte des Körpers besteht, energetisch gesehen, keine Trennung mehr. In Moment dieses totalen Energiezusammenbruchs, gibt es einen Augenblick der völligen und absoluten Neutralität. Das ist der Tod. Für eine kurze Zeit löst sich auch die duale Struktur des Geistes auf. Dieser besteht aus Gegensätzen, aus oben und unten, hier und dort, jetzt und dann, gut und schlecht, krank und gesund... Diese Dualitäten existieren nicht mehr; der Geist ist rein, leer und klar. Alles ist aufgehoben. In diesem Augenblick offenbart sich die Wahrheit. Nicht die relative Wahrheit, nicht die Gedanken, Betrachtungen und Möglichkeiten, nicht die Logik, die Diskussionen, der Glaube oder sonst etwas, das dem Geist entspringt. Die reine, leuchtende, klare, absolute Wahrheit; völlig unabhängig von Raum und Zeit, von Energie und Substanz. In diesem Moment sind wir eins mit dem Absoluten. Wir sind eins mit der Wahrheit. Es gibt keine Trennung mehr.

Der Zustand der Einheit dauert nicht an; er ist für die meisten Menschen sehr, sehr kurz, nur der winzige Bruchteil einer Sekunde. Wenn wir jedoch wissen, daß dies passieren wird, können wir diesen Moment einfangen und die Wahrheit festhalten. Je nachdem, wie weit unser spiritueller Wachstumsprozeß fortgeschritten ist, können wir in diesem Augenblick für immer in die Ewigkeit und in Gott eingehen. In der buddhistischen Tradition wird diesem Zeitpunkt eine große Wichtigkeit verliehen; die praktizierenden Buddhisten bereiten sich ihr ganzes Leben lang auf diesen Augenblick der Befreiung vor.

Der Tod ist der Moment der unmittelbaren Erfahrung der Wahrheit. Die Tibeter nennen sie die Erfahrung des klaren Lichtes. Wenn Sie sich entschlossen haben zu sterben und sich diese Erfahrung der Wahrheit ereignet, dann wird in Ihrem Bewußtsein kein Zweifel mehr sein, daß der Tod eingetreten ist. Wissen Sie jedoch nicht, daß Sie ein göttliches Wesen sind, und auch nicht, daß es diesen Moment der Wahrheit geben wird, dann kann es sein, daß Sie nicht bemerken werden, daß der Tod eingetreten ist, und es ergeht Ihnen wie beim Einschlafen. Haben Sie jemals bemerkt, wann Sie einschlafen? Erst sind Sie wach, dann finden Sie sich träumend. Aber Sie bemerken nicht, wann Sie einschlafen. Da ist eine Lücke. Der Moment des Todes ist der Moment der Wahrheit. Wenn Sie erkennen, daß diese Leere, dieses klare Nichts der absoluten Bewußtheit die Wahrheit ist, können Sie an diesem Punkt die völlige Befreiung erlangen. Die Wahrheit ist Gott oder reines, ungeformtes Bewußtsein. Es ist der leere Geist im Ozean der Stille und des Friedens. Es ist pure Einfachheit. Die Wahrheit ist der Hintergrund, vor dem alle Dinge geschehen. Es ist die Grundlage allen Lebens. Im Tod machen Sie die Erfahrung der Grundlage aller Existenz. Wenn Sie weit genug entwickelt und an diesem Punkt aufmerksam sind, dann werden Sie in dieses ungeformte Bewußtsein eingehen und befreit sein. Der Geist wird sich auflösen. Alle Erinnerungen und Vorstellungen werden verschwinden, und Sie sind befreit von den Verzerrungen des Geistes.

Was aber ist mit den Menschen, die sich nicht mit diesen Ideen auseinandergesetzt und entsprechend auf den Augenblick des Todes vorbereitet haben? Nach den Lehren des Yoga sollten sie im Augenblick des Todes ihre Aufmerksamkeit auf Gott richten und einen seiner Namen sprechen oder denken, um die Befreiung zu erlangen. In jedem Kulturkreis gibt es andere Namen für Gott: Gott, Jesus, Allah, Shiva usw. Im Augenblick seines Todes vergab Mahatma Ghandi seinem Attentäter und sprach einen der vielen Namen Gottes: »Ram, Ram, Ram.« Wie viele Menschen haben diese Kraft, dieses Bewußtsein von Wahrheit und diese Vorbereitung auf den Moment des Todes? Den Namen Gottes im Moment des Todes zu sprechen, stimmt den Geist auf die Wahrheit ein, ganz gleich in welcher Form der Tod eintritt. Der Tod ist eine große Möglichkeit, Befreiung zu erlangen, und darauf sollte man vorbereitet sein.

Der Moment des Todes wird die Phase des Lichts oder der Wahrheit genannt. Wenn der Verstorbene in diesem Moment keine endgültige Befreiung erlangt, dann tritt er in die nächste Phase der Todeserfahrung ein. Die meisten erkennen zunächst nicht, daß sie tot sind. Sie verpassen den Moment der Befreiung und der unmittelbaren Wahrheit und wandern dann mit ihrer Aufmerksamkeit im Bereich ihres Geistes umher. Der Körper ist tot und bewegt sich nicht mehr, aber der Geist arbeitet nach seinem kurzen Zusammenbruch weiter. Es ist eine große Hilfe für den Verstorbenen, wenn Sie ihm zu diesem Zeitpunkt sagen, daß er tot ist, weil es sonst manchmal sehr lange dauern kann, bis er die Realität seines Todes erkennt.

Es gibt viele unterschiedliche Berichte über die Zeit nach dem Tod. Die Totenbücher der Tibeter und Ägypter beschreiben diese Zeit und werden den Verstorbenen vorgelesen, um ihnen zu helfen, ihre Situation zu erkennen und Befreiung zu erlangen. Die Beschreibungen der Geschehnisse sind so unterschiedlich wie die Kulturkreise, aus denen die Verstorbenen stammten. Dies zeigt deutlich, daß wir nach dem Tod den Inhalten unseres eigenen Geistes begegnen. Alle Totenbücher stimmen aber darin überein, daß wir zu einem bestimmten Zeitpunkt nach dem Tod mit unseren vergangenen Taten konfrontiert werden. Diese Konfrontation kann sehr schmerzhaft sein und zu großem Leiden führen. Die Mechanismen von Rechtfertigung, die uns im Leben helfen, die Schuldgefühle zu mildern, die uns als Resultat unserer Handlungen und Unterlassungen quälen, sind im Zustand des Nach-Todes nicht mehr wirksam. Wir erleben eine Zeit, in der wir über uns selbst richten, unsere »guten« und »bösen« Taten gegeneinander abwägen und daraufhin entweder Qual oder Freude erleben. Die Qual kann derart überhandnehmen, daß wir in einen verwirrten und unbewußten Zustand fallen und orientierungslos durch die Tiefen unseres Geistes wandeln. Durch die Schuld, die wir wegen unserer vergangenen Taten empfinden, erlauben wir uns nicht, in die Wahrheit einzugehen. Zu diesem Zeitpunkt kann es für Vestorbene sehr hilfreich sein, wenn ihnen zu ihrer Orientierung und Unterstützung ein Totenbuch vorgelesen oder für ihre Seele gebetet wird.

In der Konfrontation mit den Inhalten unseres Geistes begegnen wir zu einem späteren Zeitpunkt auch unseren unerfüllten Wünschen. Es sind unsere Wünsche, die uns wieder zurück in einen neuen Körper, in ein neues Leben drängen. Ein alter Yoga-Text sagt: »So wie die Wünsche eines Menschen sind, so ist sein Schicksal. Oder wie sein Wunsch ist, so ist sein Wille. Und wie sein Wille ist, so ist seine Handlung und wie seine Handlung ist, so ist seine Belohnung, ob gut oder schlecht. Ein Mensch handelt nach den Wünschen, an denen er haftet. Nach dem Tod geht er in die Welt der Seelen und trägt in seinem Geist die Eindrücke seiner vergangenen Handlungen. Nachdem er dort die Ernte seiner Handlungen eingebracht hat, kommt er wieder in diese Welt der Handlungen zurück. Deshalb wird derjenige, der Wünsche hat, wiedergeboren.«

Leben als Vorbereitung auf den Tod

Falls die Tibeter, die Ägypter und die Yogis recht haben, dann gibt es diese Zeit nach dem Tod, und wie es uns dort ergeht, hängt von unserem vergangenen Leben ab. Daher ist es von Vorteil, sich im Leben auf den Tod vorzubereiten. Was aber können wir konkret tun?

Als erstes sollten wir versuchen, andere gut zu behandeln. Das führt dazu, daß wir uns weniger schuldig fühlen und im Nach-Tod nicht so sehr leiden. Außerdem sollten wir die Dinge tun, von denen wir denken, sie sollten getan werden. Das hilft uns, als Sterbende loszulassen und den Tod anzunehmen. Weiter sollten wir versuchen, unsere Wünsche zu reduzieren und zu begrenzen. Auch das hilft uns loszulassen und vergrößert die Möglichkeit, Befreiung zu erlangen. Das sind große Aufgaben, und es wäre gut, im Leben möglichst früh damit zu beginnen.

Es ist wichtig zu begreifen, was beim Tod tatsächlich geschieht. Falls der Tod einfach das Ende des Lebens ist, werden wir keinen großen Nutzen aus dieser Situation ziehen können. Wenn aber diejenigen recht haben, die besagen, daß der Tod eine Möglichkeit zu Wachstum ist, daß es eine Zeit nach dem Tod gibt und ein nächstes Leben, dann sollten wir uns auf den Tod vorbereiten, um ihn für uns zu nutzen.

Aufgabe für die nächsten sechs Wochen

Erstellen Sie eine Liste von mindestens sechs unvollendeten Vorhaben in Ihrem Leben. Nehmen Sie sich pro Woche eines vor, und setzen Sie es in die Tat um.
Vervollständigen Sie Ihre unerledigten Kommunikationen mit anderen.
Stellen Sie sich vor, Sie würden sterben, ist Ihr Nachlaß geregelt? Wenn nicht, schreiben Sie Ihr Testament. Es genügt völlig, wenn Sie es in Ihr Tagebuch schreiben. Sie können es aber auch notariell beglaubigen lassen.
Regeln Sie Ihre finanzielle Situation.
Notieren Sie Ihre Gedanken und Gefühle über den Tod und das Sterben.

17
Ruhen und Erholen

Streß – das allgegenwärtige Leiden

Wir leben ein Leben voller Streß. Und oft ist uns dies nicht einmal bewußt. Einige Leute haben mehr Streß als andere, aber es gibt kaum einen Menschen, der nicht unter erheblichem Streß steht. Im Leben ist es erforderlich, daß wir unsere Aufgaben erfüllen. Wir müssen unser Auskommen haben; wir müssen uns um die Kinder kümmern; wir müssen lernen; wir müssen uns disziplinieren, einschränken und anstrengen. Wir gewöhnen uns daran, es wird einfach zur alltäglichen Routine. Es ist manchmal sogar so, daß es sich für uns nicht gut anfühlt, wenn der alltägliche Druck unseres Lebens einmal wegfällt. Nehmen wir z.B. die Situation eines Picknicks im Wald. Wir essen und sind satt. Danach gibt es nichts zu tun – kein Streß. Und jetzt? Wir sind derart an Aktivitäten gewöhnt, daß wir nur schwer den sanften Herbstnachmittag und die Schönheit des Waldes wahrnehmen können. Wir finden es statt dessen langweilig, wenn die Umgebung ruhig und still ist. Da gibt es Blätter und Bäume und sonst nichts zu tun. Es ist auch kein Fußballspiel im Fernsehen zu sehen an diesen Nachmittag. Wir brauchen uns nicht zu beeilen, um rechtzeitig bei einer Verabredung zu sein. Wir brauchen auch nicht hastig das Abendessen hinunterzuschlingen, um pünktlich im Kino zu sein. Das halten wir kaum aus.

Wenn wir uns drei oder vier Tage in die Natur begeben, geschieht etwas Merkwürdiges. Der Streß, der sich im Geist, in den Gefühlen und im Körper festgesetzt hat, kommt an die Oberfläche, was zu Unbehagen führt. Da wir nicht wissen, was mit uns geschieht, machen wir uns Sorgen und sind beunruhigt. Schließlich halten wir es nicht mehr aus und nehmen so schnell als

151

möglich unser hyperaktives Leben wieder auf. Dort sammeln wir weiteren Streß an, bis wir eines Tages einen Zusammenbruch erleiden. Da Menschen denken, daß sie immerzu beschäftigt sein müssen, machen sie sogar ihren Urlaub zu einer streßvollen Angelegenheit.

Streß ist eine Krankheit. Der Großteil der Menschen auf diesem Planeten ist gestreßt. Streß ist nicht einfach zu heilen. Dieses Kapitel wird Ihnen helfen, den bestehenden Streß zu reduzieren, aber es wird Sie nicht davor bewahren können, Streß zu haben. Das ist ein anderes Projekt. Ruhe und Entspannung helfen Ihnen, sich zu erholen und Ihr Leben zu verbessern. Von einem Vortrag zum anderen, von einem Seminar zum nächsten, von einer Wachstumsschule zur anderen zu laufen, das wird Ihren Streß nicht reduzieren. Es wird Ihnen aber auch nicht weiterhelfen, wenn Sie diese Aktivitäten einfach aufgeben.

Viele Leute entscheiden an einem bestimmten Punkt: »Ich kann das nicht ertragen. Ich steige aus.« Aber auch das Aussteigen wird den allgegenwärtigen Streß nicht auflösen. Streß ist eine innere Angelegenheit, die nur aufgehoben werden kann, wenn Sie sich selbst und die Wahrheit des Lebens verstehen. Wie können Sie dieses Vorhaben angehen? Sie sind aufgerieben, müde und versuchen den Streß zu beheben, indem Sie überall nach einer Lösung suchen. Je müder Sie werden, desto gestreßter sind Sie. Je gestreßter Sie sind, desto kränker werden Sie und um so krampfhafter wird Ihr Bemühen, etwas dagegen zu tun. Es ist hoffungslos.

Ansammlung von Müdigkeit

Streß und Müdigkeit wachsen immer mehr an. Beide sind ein Resultat unserer Lebensführung, des Versuchs unsere Pflichten zu erfüllen und das zu bekommen, was wir haben wollen. Manche Leute stauen Streß und Müdigkeit solange an, bis sie wie lebende Leichen aussehen; sie sind »todmüde«. Die Müdigkeit wird zum Normalzustand, doch sie sind sich dessen nicht bewußt. Erst wenn sie krank werden, bemerken sie, wie müde sie wirklich sind. Warum werden Menschen so rasch alt, grau, schrumpelig und steif? Es gibt zwei Hauptgründe. Der eine ist das Ansammeln von Müdigkeit, da man sich niemals vollständig ausruht. Der zweite Grund ist das Überessen, aber das ist das Thema eines anderen Kapitels.

Ab unserem 18. Lebensjahr geht es mit uns »bergab«. Wir bemerken es aber meistens erst, wenn wir um die 30 sind. Dann stellen wir fest, daß unser Körper etwas steifer als bisher ist oder wir allmählich grau werden, ein paar Falten haben oder einfach nicht mehr das essen können, was wir gerne essen möchten. Ein großer Teil dieser Symptome wird durch das Anspeichern von Müdigkeit verursacht. Um uns wieder zu regenerieren, müssen wir lernen, uns zu entspannen. Jede gut geleitete Yoga-Gruppe hat am Ende der Übung eine Phase der Entspannung. Es ist jedoch nicht möglich, sich in fünf oder zehn Minuten ausreichend zu entspannen. Die meisten von uns sammeln viele Schichten von Müdigkeit und Streß an, und das nicht nur in unserem Körper, sondern auch im emotionalen Bereich und im Geist. Es braucht Tage, wenn nicht sogar zwei oder drei Wochen der Ruhe, um wirklich zu entspannen. Viele von uns finden etwas Entspannung an den Wochenenden, gerade genug, um die folgende Woche zu bestehen. Aber warum warten wir, bis wir wirklich reif sind für einen Zusammenbruch, wenn wir ihn durch Entspannung vermeiden können?

Ruhe – das Heilmittel gegen Streß

Die Psychiatrie bemühte sich über viele Jahre hinweg, Streß durch Biochemie und analytische Behandlungsmethoden zu beheben. Vor ein paar Jahren entdeckte man, daß sich der Prozentsatz der Genesungen im Vergleich zu anderen Behandlungsmethoden nahezu verdoppelte, wenn man die Patienten eine Weile ausruhen ließ. Das bedeutet nicht, daß man von Therapien nicht profitieren könnte, nur hatte bis dahin jegliche Art von Entspannung in einer streßfreien Umgebung bei solchen Behandlungen gefehlt. Als man Menschen, die einen Nervenzusammenbruch erlitten hatten, gefallenes Laub zusammenkehren ließ, wenn sie Lust dazu hatten, oder sich unter einen

Baum setzen ließ, wenn sie das wollten, erholten sich viele nach zwei oder drei Wochen ohne Arzneimittel oder sonstige Behandlung. Streß kann also durch eine streßfreie Umgebung aufgelöst werden.

Um den Streß und die Müdigkeit zu reduzieren, die Sie in Ihrem Leben angesammelt haben, sollten Sie versuchen, für sich eine Situation zu erschaffen, in der sie für zwei oder drei Wochen nichts als Ruhe haben. Ausruhen und entspannen, um dann zu genesen. Verbinden Sie deshalb diese »Ruhephase« nicht mit einer langen Reise. Wenn Reisen notwendig ist, dann achten Sie darauf, daß dies sowenig Zeit wie möglich in Anspruch nimmt. Die übrige Zeit sollte ausschließlich zur Entspannung zur Verfügung stehen. Nehmen Sie noch nicht einmal ein Buch zum Lesen mit. Wenn Sie sich eine Weile ausgeruht haben, dann kann es sein, daß Sie in eine Krise kommen werden. »Ich muß etwas tun!« Geben Sie diesem Impuls nicht nach. Ruhen Sie sich weiter aus, und lassen Sie die Krise vorübergehen. Verbringen Sie Ihre Ruheperiode fernab von Ihren üblichen familiären und beruflichen Pflichten und sonstigen Verantwortungen. Es wird Ihnen nicht möglich sein, wirklich zu ruhen, wenn Sie zu Hause bleiben, auch dann nicht, wenn Sie alleine leben, denn Sie werden von den Dingen angezogen werden, zu denen Sie lange nicht gekommen sind, wie z.B. den Backofen zu schrubben oder die Fenster zu putzen.

Ruhen Sie sich für jeweils zehn Jahre Ihres Lebensalters eine Woche lang aus. Wenn sie 30 Jahre alt sind, brauchen Sie drei Wochen, wenn Sie 40 oder 50 Jahre alt sind, dann ruhen Sie sich vier bzw. fünf Wochen lang aus. Es ist wahr, daß in dieser Welt der größte Teil der Menschheit nicht die Möglichkeit hat, ein Leben ohne Zwänge und Anstrengungen zu führen. Auch Sie haben Ziele im Leben und bemühen sich, diese zu erreichen. Wenn Sie einen Abschluß möchten, dann investieren Sie Kraft und Anstrengung, um diesen Abschluß zu bekommen. Wenn Sie einen guten Job haben möchten, werden Sie sich bemühen, diesen Job zu erhalten. Kaum einer kann sich einfach entspannen und genau das haben, was er möchte. Es ist in Ordnung, sich anzustrengen. Aber Sie können auch eine Pause machen. Sie können sich zwei, drei oder vier Wochen nehmen, um auszuruhen und sich zu erholen.

Planen Sie Ihre Ruhepause im voraus ein, das kann ein Monat, sechs Monate oder auch ein Jahr vorher sein. Es mag sein, daß Sie soviel Zeit benötigen, um alles optimal vorzubereiten, arrangieren Sie es aber nicht so, daß Sie in dieser Zeit jede Menge zu tun haben.

Keine Disziplin, sondern Loslassen

Disziplinieren Sie sich während Ihrer Ruheperiode nicht, machen Sie sich keinen täglichen Stundenplan. Wenn Sie spazierengehen möchten, dann gehen Sie spazieren, aber nicht so weit, daß Sie es nicht mehr zurückschaffen. Wenn Sie sich setzen möchten, dann setzen Sie sich. Wenn Sie ein wenig essen möchten, dann tun Sie das. Essen Sie einfache Nahrung. Ideal wäre es, wenn die Mahlzeiten für Sie zubereitet würden, so daß Sie sich nicht damit beschäftigen müssen. Ruhen Sie! Andererseits ist es nicht nötig, sich zum Ruhen zu zwingen. Sie brauchen sich auch nicht hinlegen. Das wäre nur wieder diszipliniertes Verhalten. Lassen Sie einfach alles geschehen. Tun Sie nichts. Wenn Sie feststellen, daß Sie anfangen, darüber nachzudenken, was Sie tun könnten, dann erinnern Sie sich an unsere Worte, und lassen Sie einfach alles geschehen. Sie haben diese Zeit geplant, um nichts zu tun. Also tun Sie nichts. Sie werden sich vielleicht fragen, was in Ihnen dieses Gefühl bewirkt, daß Sie etwas tun sollten. Es ist Ihr Ego. Es sagt: »Ich muß etwas in meinem Leben tun.« Lassen Sie das Ego für zwei oder drei Wochen leiden. Wenn Sie am Ende der zwei oder drei Wochen sagen können, daß Sie im Nichtstun erfolgreich waren, dann waren Sie wirklich erfolgreich. Sie haben ihr Ego besiegt.

Schlafen

Während Ihrer Ruheperiode werden Sie irgendwann vermutlich das Bedürfnis haben, morgens weiterzuschlafen. Wenn Sie in einen Rhythmus fallen, bei dem Sie 14, 16, 18 oder 20 Stunden am Tag schlafen, dann ist das gut.

Normalerwiese ist das nicht die richtige Art zu leben. Diese Periode haben Sie jedoch zum Ausruhen und Erholen festgelegt. Wenn Sie soviel Schlaf benötigen, dann sollten Sie das zulassen. Braucht Ihr Körper nur zehn Minuten Schlaf am Tag, dann lassen Sie ihn. Während dieser Ruheperiode ist es ganz gleich, wann Sie aufstehen oder wann Sie sich hinlegen.

Vor einigen Jahren entschloß sich eine Frau, für eine Woche das Yoga-Seminar eines bekannten Yogis zu besuchen. Sie war eine Hausfrau, die immerzu beschäftigt war. Ihr wurde gesagt, sich in ihrem Stuhl zurückzulehnen und einfach ein Mantra zu sprechen. Sie war eine intelligente und talentierte Person, so daß sie die Technik sehr schnell beherrschte und auch einhielt. Nach ungefähr drei Tagen begann sie einzuschlafen. Sie ging zum Yogi und fragte: »Was mache ich falsch? Wenn ich mein Mantra mache, schlafe ich ein.« Er sagte: »Wenn du einschläfst, schläfst du ein. Das ist dein Bedürfnis nach Ruhe.« In den folgenden Tagen schlief sie 18 Stunden pro Tag. Sie stand morgens auf, um ihr Mantra zu machen und schlief gleich wieder ein. Das war das Resultat von 40 streßvollen Jahren. Endlich war sie fähig, sich zu entspannen. Sie hatte nicht gewußt, *wie* müde sie gewesen war.

Schuld

Das größte Problem, auf das Sie stoßen werden, wenn Sie versuchen, zwei oder drei Wochen Ruhe zu haben, ist der Umgang mit Ihrer Schuld. Irgendwann, wenn die Ruhe ihre Wirkung tut, wird Schuld auftauchen. Sie denken vielleicht, daß Sie sich nicht schuldig fühlen werden, doch nach einer Zeit der Ruhe werden Sie beginnen, sich schuldig zu fühlen, und das ist in Ordnung. Wenn das nicht eintritt, bedeutet das, daß Sie immer noch Ihren Geist mit Rechtfertigungen beschäftigen. Sie denken immer noch, daß Sie diesen Urlaub verdient haben. Es ist ganz gleich, ob Sie ihn verdienen oder nicht, er wird auf jeden Fall für Sie und alle, die mit Ihnen zu tun haben, erholsam sein. Lassen Sie Ihr Schuldbewußtsein einfach größer werden.

»Schön und gut, drei Wochen nichts zu tun, aber meine Kinder sind zu Hause und schreien.« Sie werden sich mit der Zeit noch schuldiger fühlen. Es ist schwer zu ertragen, aber lassen Sie diese Reinigung zu.

Nichts erzwingen wollen

Müssen wir erst alt, schrumpelig, krank und depressiv werden, bevor wir uns fragen, was in unserem Leben falschläuft? Streß entsteht, wenn wir versuchen, unsere Gefühle, unseren Geist, unseren Körper, unsere Umgebung und andere Menschen so zu beeinflussen, daß sie anders sind, als sie eigentlich sind. Um wirklich ruhen zu können, versuchen Sie, nichts mehr zu erzwingen. Hören Sie auf, irgend etwas oder irgend jemanden in irgendeiner Weise zu verändern, vor allem sich selbst. Wenn z.B. das Bedürfnis zu gähnen auftaucht, dann erlauben Sie sich das. Versuchen Sie weder zu gähnen noch nicht zu gähnen. Versuchen Sie nicht die Art und Weise, wie die Dinge sind, zu verändern. Wenn Sie aus einem natürlichen Bedürfnis heraus gähnen möchten, dann lassen Sie dieses Gähnen einfach geschehen. Sie müssen nicht auf eine bestimmte Art sitzen und handeln, noch brauchen Sie sich um die Meinung anderer zu kümmern. Normalerweise sind Sie ein soziales Wesen. Während dieser zwei bis vier Wochen aber gähnen Sie, wenn Sie gähnen möchten, strecken Sie sich, wenn Sie sich strecken möchten. Wenn sie meditieren möchten, dann meditieren Sie, aber sie müssen nicht meditieren. Sie brauchen keinen Stundenplan. Wenn Sie aufstehen möchten und durch den Raum tanzen möchten, dann stehen Sie auf, und tanzen Sie durch den Raum, aber zwingen Sie sich nicht dazu. Nichts erzwingen wollen ist eines der wichtigsten und schwierigsten Dinge, die es zu erlernen gibt. Wenn Sie das Prinzip des Nicht-Erzwingens nicht annehmen können, dann wird es Ihnen nicht möglich sein, wirklich zu ruhen.

Überdrehtheit

Wenn Sie merken, daß ein überaktives Gefühl während der Ruheperiode auftaucht, dann ist das ein gutes Zeichen. Die Kur fängt an, ihre Wirkung zu tun. Eine einfache Technik, um mit dieser Überaktivität umzugehen, ist das tiefe Atmen. Wenn Sie sich zappelig, überdreht, nervös oder gelangweilt fühlen und das Bedürfnis haben, endlich etwas zu tun, dann setzen Sie sich hin und nehmen ein paar tiefe Atemzüge. Atmen Sie tief ein, und lassen Sie dann den Atem langsam und lang wieder hinausströmen. Es ist überhaupt nicht schwierig, aber die Wirkung ist enorm. Atmen Sie solange, bis Sie nicht mehr auf diese Weise atmen möchten. Es kann sein, daß ein Atemzug genügt, es kann aber auch 20 Minuten dauern. In dem Moment, in dem Sie aufhören möchten, tief zu atmen, haben Sie die Genesungsphase erreicht. Es ist, wie noch einmal geboren werden, und zwar in dem Sinne, daß Sie beginnen, Dinge zu tun, weil Sie sie tun *wollen* und nicht, weil Sie sie tun sollten oder müssen, weil es erwartet wird oder es Ihre Pflicht ist.

Genesung

Nach ausreichender Ruhe werden einige natürliche Interessen in Ihrem Bewußtsein auftauchen. Indem Sie anfangen, sich wirklich wieder für etwas zu interessieren, ohne sich dazu getrieben zu fühlen, ist der Anfang Ihrer Genesung gemacht. Sie haben sich lange genug ausgeruht, und nun wollen Sie gern etwas unternehmen. Tun Sie es nicht sofort. Lassen Sie diese Gedanken einfach da sein. Warten Sie, bis Ihre zwei- oder dreiwöchige Ruheperiode vorbei ist. Wenn Sie es dann tun möchten, tun Sie es.

Zwei oder drei Wochen Ruhe bedeuten nicht, daß Sie danach nicht mehr das Bedürfnis nach Aktivität verspüren. Es bedeutet einfach, daß Sie sich an einem Punkt befinden, von dem aus Sie Ihr Leben neu ausrichten und organisieren können. Nach Ihrer Ruhephase können Sie sich wieder disziplinieren, wenn Sie möchten, und versuchen, Ihre Ideen in die Tat umzusetzen.

Wenn Sie dann nach einiger Zeit wieder aufgerieben sein werden, dann nehmen Sie sich wieder ein paar Wochen Zeit, um zu ruhen. Durch das Ruhen werden die Beschwerden erheblich gelindert, die sich ansonsten in Ihrem Körper, Ihren Gefühlen und Ihrem Geist anstauen. Das bedeutet vielleicht, daß Sie im nächsten Jahr kein neues Auto kaufen können, aber Sie haben die Wahl zwischen 15 oder 20 Jahre mehr Lebenserwartung oder einem neuen Auto. Vielleicht entscheiden Sie sich für das Auto. Aber das ist Ihre Entscheidung.

Aufgabe für die nächsten sechs Wochen

Arrangieren Sie für sich einen Zeitraum, in dem Sie ruhen können, am besten für jedes Jahrzehnt Ihres Lebens eine Woche.
Suchen Sie sich einen Platz zum Ruhen, an dem Sie keine Verantwortung zu tragen, keine Erwartungen zu erfüllen haben, an dem Sie nichts tun müssen und einfache Nahrung zu sich nehmen können.
Ruhen Sie in dieser Zeit! Erzwingen Sie nichts. Versuchen Sie nicht, Ihre Gefühle, Ihren Geist, Ihren Körper, Ihre Umgebung oder andere Menschen zu verändern.
Disziplinieren Sie sich nicht, machen Sie sich keinen Stundenplan.

18
Hilfe

Was Hilfe ist

Die Psychologie wird oft kritisiert, weil ihre Techniken nicht »wissenschaftlich« sind und nicht erfolgreich von einem Menschen auf einen anderen übertragen werden können. Jeder Therapeut findet eine andere Technik hilfreich. Einer arbeitet mit Phantasieübungen, die Klienten eine objektive Sichtweise der Situation vermitteln. Andere Therapeuten führen dieselbe Phantasiereise durch, und nichts geschieht, auch wenn der Erfinder der Technik durchaus phantastische Resultate damit erzielt hat. Weil sie diese Ergebnisse nicht erzielen konnten, sagen sie dann, daß die Technik nicht funktioniert. Wieder andere Therapeuten erhalten gute Ergebnisse, weil sie einfach eine angeborene Fähigkeit haben, Menschen zu helfen. Ausschlaggebend bei alledem ist, daß es nicht die Technik ist, die wirkt. Was hilft, ist die Fähigkeit des Therapeuten, das Verstehen und die Beziehung zwischen sich und dem Klienten zu verbessern. Er verbessert die Beziehung, indem er den Klienten unterstützt, seine Kommunikationsfähigkeit zu vergrößern.

Wir Menschen sind in unserem innersten Kern göttliche Wesen, und all unser Tun ist darauf ausgerichtet, unsere Beziehung zueinander immer mehr zu verbessern, bis wir irgendwann zu diesem göttlichen Kern direkt vordringen können. Der Sinn des Lebens ist, einander vollständig als göttlich zu erfahren. Von diesem Standpunkt aus betrachtet, bedeutet Hilfe jede Handlung, die uns selbst oder einen anderen diesem Ziel näherbringt. Dieses Wissen macht es viel einfacher, uns gegenseitig zu helfen, sei es als Freunde, Therapeuten oder einfach als Menschen.

Warum ist Hilfe notwendig? Warum brauchen wir einander, um eine Verbesserung in unserem persönlichen Leben und im Leben allgemein zu erreichen? Es wäre sehr bequem, wenn wir uns alleine verbessern könnten. Aber es scheint notwendig zu sein, mit anderen in Kontakt zu treten, denn der Grad unserer Verbesserung im Leben entspricht immer auch dem Grad unseres Kontaktes mit anderen.

Göttliche Individuen brauchen eigentlich keine Verbesserung, denn es gibt nichts, das man einem göttlichen Individuum hinzufügen könnte. Alle Schwierigkeiten und Sorgen existieren *zwischen* Individuen. Der zentrale Aspekt der Hilfe liegt daher im Kontakt zu einem anderen Individuum. Dieser Kontakt ist der Schlüssel, damit Hilfe stattfinden kann. Je mehr Kontakt besteht, um so mehr Hilfe kann erfolgen. Damit ist nicht der Kontakt auf der persönlichen Ebene gemeint, sozusagen von Person zu Person. Das Richten unserer Aufmerksamkeit auf die Person oder die Persönlichkeit lenkt sogar vom Kontakt mit dem spirituellen Kern des anderen ab, von ihm als einem bewußten Wesen. Mit Kontakt ist hier der Kontakt von einem bewußten göttlichen Wesen zu einem anderen bewußten göttlichen Wesen gemeint.

Es ist nicht so einfach, in Beziehung zu sein und tief miteinander zu kommunizieren. Dennoch ist es unser aller Ziel, uns einander völlig zu offenbaren. Vieles geht jedoch beim Versuch, dieses Ziel zu erreichen, schief. Verbesserungen im Leben bedeuten Schritte in Richtung auf dieses Ziel zu und erfordern Ausdauer und das Auflösen von Mißverständnissen. Die Barrieren zwischen Ihnen und anderen zu entfernen, ist der einzige wirkliche Fortschritt im Leben. Es ist unmöglich, ein besseres Verstehen mit jemandem zu erreichen, bevor Sie nicht direkt mit ihm umgehen und kommunizieren. Aus diesem Grund fühlen Sie sich besser, wenn Sie jemandem sagen, was Ihnen auf der Seele liegt. Jede Handlung, die dieses Verstehen fördert, ist Hilfe, egal, wo das Problem liegt, ob es um Geldmangel, Unfähigkeit, schlechte Gesundheit oder Unglück geht.

Es gibt Theorien über persönliche Entwicklung, die auch Techniken wie das Wiederholen von Mantras oder Körperübungen einbeziehen. So wertvoll diese Aktivitäten sein mögen, es wird keine grundsätzliche Verbesserung im Leben geben, wenn nicht die Beziehungen zu anderen vertieft werden. Jede

Art von Therapie sollte dieses Prinzip beinhalten. Wenn Sie die Techniken, die Leuten zu helfen scheinen, sorgfältig untersuchen, dann werden Sie entdecken, daß sie deshalb funktionieren, weil sie Menschen darin unterstützen, ihre Beziehungen zu anderen bleibend und befriedigend zu verbessern.

Die unterstützende Umgebung

Die unterstützende Umgebung, in der Hilfe empfangen oder gegeben wird, ist ein wichtiger Aspekt. Es ist sinnvoll, eine Umgebung oder Situation zu schaffen, in der Sie sich völlig der anstehenden Aufgabe widmen können. Es sollte nicht zu heiß, nicht zu kalt und nicht zu laut sein, und es sollte keine Ablenkungen geben. Für die gemeinsame Arbeit sollte ein Raum zur Verfügung stehen und eine Zeit festgesetzt werden, in der zusammen gearbeitet wird. Falls die Hilfe im Rahmen einer Gruppe stattfindet, sollte vorab geklärt werden, daß es völlig in Ordnung ist, Krisen zu durchleben. Alle Anwesenden sollten sich mit demselben Projekt beschäftigen. In einem solchen Rahmen kann Hilfe stattfinden. Um eine völlig unterstützende Umgebung zu haben, ist oft eine Person nötig, die es versteht, eine derartige Situation zu schaffen, eine Person, die den anderen auch nicht weglaufen läßt, sondern ihn inspiriert, ermutigt und ihm den Kontakt gibt, der nötig ist, um durch die Barrieren zu kommen, die auf dem Weg zur Verbesserung auftauchen.

Aufgabe für die nächsten zwei Wochen

Beantworten Sie die folgenden Fragen anhand des vorhergehenden Textes, und notieren Sie die Antworten (mit eigenen Worten) in Ihr Tagebuch:
  1. Was ist Hilfe in bezug auf den Sinn des Lebens?
  2. Warum haben einige Psychotherapeuten Erfolg mit ihren Techniken, während andere Therapeuten mit derselben Technik keine Erfolge erzielen?

3. Was ist der Schlüssel zu Hilfe?
4. Warum beinhaltet Hilfe, daß sie von einem anderen kommt?
5. Was geschieht in einer helfenden Situation?
6. Schreiben Sie je zehn Beispiele oder Erklärungen auf, was Ihrer eigenen Meinung nach Verbesserung ist und was Verbesserung nicht ist.
7. Schreiben Sie zehn Beispiele oder Erklärungen auf, wie Sie einem anderen helfen könnten.
8. Schreiben Sie zehn Beispiele oder Erklärungen auf, wie ein anderer Ihnen helfen könnte.
9. Schreiben Sie zehn Beispiele auf, wie Sie anderen Menschen in ihrem Zusammenleben helfen könnten.
10. Was sind die wichtigsten Faktoren für eine unterstützende Umgebung? Schreiben Sie alle Faktoren auf, die Ihnen einfallen und was Sie tun wollen oder würden, um eine unterstützende Umgebung zu schaffen.

Hilfe empfangen

Wenn Sie versuchen, anderen zu helfen, dann können viele Frustrationen und Probleme auftauchen. Genauso viele Probleme können auftauchen, wenn Sie selbst Hilfe erhalten. Um von jemandem Hilfe zu empfangen, sollten Sie ihn als erstes wissen lassen, was Ihr Ziel ist. Was versuchen Sie zu tun? Was wollen Sie erreichen? Ihr Helfer muß das wissen, bevor er Sie unterstützen kann. Vielleicht wünschen Sie sich, daß der andere es einfach weiß, doch er braucht Informationen über Ihr Ziel. Vielleicht gehören Sie zu jenen, die denken: »Ich werde einfach solange hier sitzen und mich schlecht fühlen, bis jemand kommt und sieht, daß ich Hilfe brauche.« Aber Ihre Chancen, auf diese Weise Hilfe zu bekommen, sind gleich Null. Sagen Sie konkret, was Sie bei sich verändern möchten, dann wird es für andere einfacher sein, Ihnen zu helfen.

Manche fragen auf sehr indirekte Weise um Hilfe, andere müssen erst sehr krank werden, bevor sie um Hilfe bitten können. Sie glauben, daß sie keine Hilfe verdienen und wollen anderen nicht zur Last fallen. Manchmal ist es Stolz. Es ist völlig in Ordnung, um Hilfe zu bitten, doch fordern Sie sie nicht. Und seien Sie nicht gekränkt, wenn Ihre Bitte um Hilfe abgelehnt wird. Niemand schuldet Ihnen Hilfe. Die Welt schuldet Ihnen nichts. Sie sollten nach Hilfe fragen, ohne darauf zu bestehen. Versuchen Sie keine Hilfe zu erzwingen, sondern finden Sie heraus, was Sie brauchen, und teilen Sie dies klar mit. Erklären Sie Ihre Situation. Und wenn Sie bereits wissen, welche Barrieren dem Erreichen dieses Zieles im Wege stehen, dann äußern Sie sich auch darüber. Migräne zu bekommen oder Krebs ist der falsche Weg, um nach Hilfe zu fragen; Krankheiten sind ein Ersatz für Direktheit. In manchen Fällen erlauben es sich Menschen nicht, sich besser zu fühlen, weil sie denken, daß sie dann keine Hilfe mehr erhalten – eine leider sehr verbreitete Einstellung.

Wenn Sie nach Hilfe suchen, dann wählen Sie Helfer aus, die Resultate vorweisen können. Nicht die mit der teuersten Werbung, nicht die mit den größten Versprechungen, nicht die mit den besten Manieren, nicht die, denen Sie am meisten vertrauen, sondern die, die erfolgreich arbeiten. Egal, wie viele Bücher sie geschrieben haben, egal, wie berühmt sie sind, fragen Sie sich bei jedem einzelnen: »Wenn ich tue, was er mir sagt und seine Hilfe annehme, komme ich meinem Ziel näher oder nicht?« Wählen Sie sich Helfer, die Sie in bezug auf Ihr Ziel weiterbringen. Achten Sie aber darauf, nicht abhängig von Ihrem jeweiligen Helfer zu werden, sondern akzeptieren Sie nur eine Situation, in der Ihre eigenen grundsätzlichen Fähigkeiten zunehmen, so daß Sie nicht ständig Hilfe benötigen. Es ist kein gutes Karma, wenn Ihnen immer geholfen werden muß. Beschäftigen Sie sich mit Techniken, die Sie darin unterstützen, für sich selbst Verantwortung zu übernehmen. Dann wird nicht nur Ihnen selbst geholfen werden, sondern Sie werden auch in die Lage versetzt, später anderen helfen zu können.

Dieses Buch bietet Ihnen Hilfe an. Es wird Ihnen in dem Maße helfen, in dem Sie bereit sind, den vorgeschlagenen Anweisungen und Übungen zu folgen. Wenn Sie mit diesem Buch arbeiten, dann ist es sinnvoll, die Anweisungen ernstzunehmen. Das gilt auch für andere Institutionen, Lehren oder Therapeuten. Denn nur so läßt sich relativ rasch herausfinden, ob Ratschläge funktionieren oder nicht. Versuchen Sie also, den Anweisungen so gut es geht nachzukommen. Wenn Sie das getan haben und Sie Ihr Ziel erreicht sowie einige Dinge selbst herausgefunden haben, dann können Sie immer noch, wenn Sie wollen, mit der Technik experimentieren.

Manche Menschen müssen oft erst in hoffnungsloser Not und in den schrecklichsten Umständen sein, bevor sie bereit sind, Hilfe zu empfangen. Sie knüpfen das Annehmen von Hilfe unbewußt an Bedingungen. Wenn das auch auf Sie zutrifft, dann denken Sie darüber nach, welche Bedingungen für Sie erfüllt sein müssen, bevor Sie Hilfe annehmen können. Setzen Sie sich mit dieser Frage solange auseinander, bis Sie diese Hemmnisse überwunden haben. Sie müssen keinesfalls völlig gebrochen sein, Sie müssen nicht krank oder in einem schrecklichen emotionalen Zustand sein, bevor Ihnen geholfen werden kann. Die beste Zeit, um Hilfe zu empfangen, ist, wenn es Ihnen gutgeht und Sie gesund sind.

Die Frage nach den Bedingungen wird Sie von den unerfreulichen Zuständen befreien, die Sie sich selbst in bezug auf das Erlangen von Hilfe auferlegt haben. Indem Sie erforschen, mit welchen Bedingungen Sie es sich selbst unmöglich machen, Hilfe anzunehmen, werden sie Ihnen bewußt werden. Andernfalls bleiben sie weiterhin ein Teil Ihres unbewußten Geistes, der Ihr Verhalten beeinflußt und kontrolliert. Einige dieser Bedingungen sind sehr subtil. »Meine Eltern müssen damit einverstanden sein«, obwohl Ihre Eltern vielleicht niemals etwas Entsprechendes Ihnen gegenüber geäußert haben. Möglicherweise ist es nur ein Gedanke, den Sie selbst erschaffen haben. In diesem speziellen Fall müßte es also für Sie sozial akzeptabel sein, Hilfe von anderen zu empfangen. Oder es darf nur derjenige sein, dem allein Sie vertrauen; es muß der Beste auf seinem Gebiet sein. Das ist eine sehr verbreitete Bedingung. »Ich stehe an der Grenze des Todes, aber ich kann nur von Dr. Soundso operiert werden. Er ist der beste Herzchirurg der Welt. Niemand anderes kann mir helfen.«

Therapien, Beratungen, klärende Gespräche und Seminare, in denen die Themen Ihrer Lebensprobleme bearbeitet werden, sind helfende Situationen. Sie sind gut und wichtig. Aber das Ausmaß der Hilfe, die Sie finden werden, hängt einzig davon ab, in welchem Ausmaß Sie bereit sind, sich auf solche

Prozesse einzulassen. Eine weitere Art, Hilfe zu erhalten, ist Monitoring. Ein Monitor nimmt Anteil an Ihrem Vorhaben und hilft Ihnen einfach, indem er von Zeit zu Zeit fragt, wie Sie mit Ihrem Projekt oder ihrem Vorhaben vorankommen. Aber Hilfe finden Sie nicht nur in solchen formalen Situationen. Wenn Sie Augen und Ohren öffnen und bereit dazu sind, unterstützt zu werden, dann können Sie überall in Ihrem Leben Hilfe finden. Weit entwickelte Menschen können wirksame Hilfe sogar von jedem empfangen, weil sie so gut wie keine Bedingungen stellen.

Um den größtmöglichen Vorteil aus einer unterstützenden Situation zu erhalten, ist es gut, offenen Herzens der Führung einer Person zu folgen, die Sie respektieren. Bemühen Sie sich darum, einen Helfer zu finden, mit dem Sie zusammenarbeiten können. Sie müssen sich dabei nicht auf eine Person beschränken. Die Menschen, die Sie sich dafür suchen, müssen nicht, können nicht und werden nicht perfekt sein. Haben Sie erst einmal herausgefunden, daß Sie Hilfe annehmen können, dann werden die Bedingungen, die Sie an den Lehrer, den Helfer und die Situation stellen, immer geringer, so daß Sie letztendlich von jedem, überall, zu jeder Zeit und unter allen Umständen Hilfe erhalten können.

Aufgabe für die nächsten zwei Wochen

Beantworten Sie anhand des Textes die folgenden Fragen mit eigenen Worten, und notieren Sie die Antworten in Ihr Tagebuch:
1. Was ist das erste, was zu tun ist, um Hilfe zu erhalten?
2. Wie können Sie entscheiden, von wem Sie Hilfe annehmen sollten?
3. Warum ist es wichtig, die Anweisungen genau zu befolgen, wenn Sie Hilfe empfangen wollen?
4. Warum ist es von Nachteil, in einer Situation zu sein, in der Sie dauernd Hilfe erhalten? Was sollten Sie tun?
5. Schreiben Sie einige Beispiele auf, wie Ihnen in letzter Zeit geholfen wurde.

Nehmen Sie in diesen zwei Wochen Hilfe an. Machen Sie Notizen dazu. Wie verändert sich Ihre Beziehung zu dem, der Ihnen hilft?

Falls es für Sie schwierig sein sollte, Hilfe anzunehmen, dann machen Sie die folgende Übung etwa 10 bis 15mal:

Schreiben Sie auf, welche Bedingung erfüllt sein müßte, damit es Ihnen möglich ist, Hilfe anzunehmen.

Anderen helfen

Hilfe kann in dreierlei Arten erfolgen. Die erste Art von Hilfe ist: Andere helfen Ihnen. Ihnen wird geholfen, indem ein anderer zuhört. Jemand ist für Sie da, so sehr, daß Sie bereit sind zu sagen, was bisher verborgen war, vielleicht sogar vor Ihnen selbst. Auf diese Weise können Sie Ihre Rückhalte überwinden und offener für andere werden. Sie haben jemanden, der versteht, wie Sie sich fühlen, Ihre Frustration und Traurigkeit, Ihren Ärger und Ihre Freude, Ihre Schönheit und Ihre Güte, die Reinheit Ihrer Absichten, Ihr Unglück über Ihr Versagen, Ihre wahre Natur.

Die zweite Art von Hilfe ist die Hilfe, die Sie anderen anbieten. Das bedeutet nicht, daß sie jemanden Ratschläge geben oder ihm sagen, was er tun soll. Es bedeutet nicht, seine Schwächen aufzuzeigen und seine Versäumnisse zu kritisieren. Dies sind alles Variationen dessen, was Sie über jemanden denken. Für Sie mag es hilfreich sein, wenn jemand versteht, was Sie über ihn denken, aber ihm hilft es nicht. Um ihm zu helfen, müssen Sie zuhören und ihn verstehen. Je mehr Sie in der Lage sind, Ihre Aufmerksamkeit auf ihn zu richten, je mehr Sie beabsichtigen, genau zu empfangen, was er tut, sagt und versucht mitzuteilen, je mehr Sie sich entscheiden, sich für ihn zu öffnen und sich seiner Göttlichkeit bewußt zu sein, um so mehr Hilfe werden Sie ihm geben können. Je vollständiger und aufrichtiger Sie für ihn da sind, um so mehr wird er fähig sein, sich Ihnen zu zeigen. Je mehr sich jemand zeigt und je mehr er sich mit allem, was ihn ausmacht, präsentiert, um so bewußter wird ihm werden, wer und was er wirklich ist. Mit Ihrer

167

empfangenden Aufmerksamkeit, mit der Sie für ihn da sind, wird er fähig sein, seine Verwirrung zu klären und seine Abwehr aufzugeben. Er wird den Sprung in das Unbekannte riskieren und neue Bereiche des Seins für sich entdecken. Er wird sein Leben regeln und seine Ziele erreichen.

Die dritte Art der Hilfe geschieht, wenn Sie zwei oder mehr Menschen darin unterstützen, gegenseitiges Verstehen zu erlangen. Dabei werden Sie bemerken, daß das den Effekt hat, auch Ihnen selbst zu helfen, indem es Ihr Bewußtsein von anderen vergrößert. Sie tun alles, was nötig ist, um Bedingungen zu schaffen, unter denen andere mehr dazu bereit sind, sich füreinander zu öffnen. Sie bereiten eine unterstützende Umgebung, in der andere sich sicher fühlen, sich zunehmend mehr zeigen und einbringen, als sie es normalerweise tun würden. Sie unterstützen sie darin, die Barrieren zu überwinden, die sie bisher daran hinderten, die Situation zwischen sich zu klären.

Wenn Sie lernen möchten, anderen besser zu helfen, dann beginnen Sie damit zu lernen, ein besserer Zuhörer zu werden. Dadurch werden Sie verstehen können, was andere brauchen, und Sie können sich klarer entscheiden, ob Sie diese Hilfe geben können und wollen oder nicht. Wenn Sie helfen, achten Sie darauf, daß Sie anderen das geben, was diese brauchen, und nicht das, von dem *Sie* denken, daß sie es brauchen. Fallen Sie nicht in eine Helferrolle, in der Menschen die Tendenz entwickeln, anderen ständig »etwas Gutes tun« zu müssen. Sobald Sie sich entscheiden, sich mehr für den Kontakt mit anderen zu öffnen, werden diese Sie bald von sich aus als Helfer in Anspruch nehmen, auch wenn Sie sich selbst nicht ernsthaft als einen Helfer betrachten. Wenn Sie dann weitermachen wollen und ein ausgebildeter Helfer für Ihre Mitmenschen werden wollen, dann können Sie Kurse belegen. Aber denken Sie daran: Hilfe wirkt nur, wenn sie von Herzen kommt. Im Namen der unzähligen Menschen, die nach einem größeren Bewußtsein, größerer Beziehungsfähigkeit und größerer Meisterschaft im Leben suchen, laden wir Sie dazu ein: Lernen Sie, ein Helfer zu sein.

Aufgabe für die nächsten zwei Wochen

Beantworten Sie anhand des Textes die folgenden Fragen mit eigenen Worten, und notieren Sie die Antworten in Ihr Tagebuch:
1. Was können Sie als Helfer in einer unterstützenden Situation tun?
2. Notieren Sie einige Beispiele, wie Sie in letzter Zeit anderen geholfen haben.
3. Was heißt »anderen helfen«, und wie findet diese Hilfe statt?

Führen Sie in den nächsten zwei Wochen folgende Übung durch: Helfen Sie anderen Menschen. Geben Sie Ihnen, was sie brauchen. Führen Sie ein Tagebuch, und machen Sie Notizen über Ihre Erfahrungen und über die Veränderung Ihrer Beziehungen zu anderen.

Führen Sie parallel dazu folgende Übung durch: Beobachten Sie, wie andere miteinander umgehen. Beachten Sie die Hilfe, die jeder Beteiligte dem anderen gibt. Notieren Sie Ihre Kommentare und Beobachtungen.

19
Kritik

Einer der größten Fehler der modernen Menschen ist kritisches Sprechen. Wir sprechen nicht nur kritisch miteinander, sondern auch übereinander und über andere Gruppen von Menschen. Kritisches Sprechen ist die größte Versuchung, der wir immer wieder erliegen. Dabei finden wir viele subtile Wege, das zu tun: »Oh Liebling, du siehst aber heute wieder süß aus; wo hast du diesen auffälligen Lippenstift her?« Wir sind sehr geschickt darin, verbal kritisch zu sein. Allein durch den Ton unserer Stimme können wir schneiden wie mit einem Messer.

Es ist eine große Tragödie, in einer Gesellschaft zu leben, die kritische und verletzende Kommentare verstärkt und honoriert. Kritisch zu sein hat nichts damit zu tun, die Wahrheit zu sagen. Jede Frage oder Bemerkung von Ihnen kann auf wirklichem Interesse am anderen beruhen oder einen subtilen Hieb gegen ihn enthalten, weil Sie kritisch sind. Selbst wenn Sie eine Bemerkung über jemanden machen, die wahr ist, hängt es von Ihnen selbst ab, ob diese Bemerkung kritisch ist oder nicht.

Kritik ist sehr zerstörerisch für unseren Fortschritt im Leben. Die ganze Welt ist eine Familie, und wenn Sie kritisch gegen andere sind, dann isolieren Sie sich damit von ihnen. Kritik verletzt die Tatsache, daß wir alle miteinander verbunden sind. Es ist wahr, daß wir alle wir selbst sind, aber es ist ebenso wahr, daß wir alle miteinander in Beziehung sind. Und wenn wir diese Verbindung durch eine kritische Äußerung abschneiden, trennen wir uns von anderen ab und stoppen unseren spirituellen Fortschritt. Doch je mehr wir in der Lage sind, in einem offenen und liebevollen Kontakt mit anderen zu sein, um so mehr sind wir auch in Kontakt mit dem Göttlichen.

Rechtfertigung

Warum tun wir solche Dinge? Durch Kritik versuchen wir, unsere eigenen schlechten Handlungen zu rechtfertigen und sie auf diese Weise weniger schlecht erscheinen zu lassen. Auch wenn wir unser Bestes versuchen, so geschehen doch immer wieder Handlungen, derentwegen wir uns tief innen schlecht fühlen. Um dieses Gefühl zu kompensieren, versuchen wir, die anderen, gegen die wir gehandelt haben, zu entwerten. In Kriegen besteht z.B. die Tendenz, den Feind als ein wertloses Nichts zu diffamieren. Der Gegner ist ein Tier, Sadist, Mörder, Parasit. »Nur ein toter Feind ist ein guter Feind.« Warum? Weil wir ihn töten und uns schlecht dafür fühlen. Weil unser gutes Herz uns schlecht fühlen läßt, wenn wir absichtlich oder auch unabsichtlich einen anderen töten oder verletzen, versuchen wir, das Objekt unserer schlechten Handlungen geringer zu machen, als es ist. Wir sagen: »Dieser Mensch ist nicht gut«, weil dann das, was wir ihm antun nicht schlecht sein kann. Dieser Mechanismus liegt unserer Kritik zugrunde. Sie entsteht aus unseren eigenen schlechten Handlungen.

Wir töten eine Ratte und sagen dann: »Es war gut, die Ratte zu töten, weil sie mein Getreide fraß.« So rechtfertigen wir unsere Handlungen. Wir sagen: »Diese dumme, schreckliche Ratte versuchte, unser Essen zu stehlen.« Wir begehen im Leben schlechte Handlungen, das ist nicht zu vermeiden. Das ist die Natur des Lebens. Aber es ist eine Sache, eine Ratte zu töten, und es ist eine ganz andere Sache, kritisch zu sein und unser Handeln zu rechtfertigen. Das ist ein sehr wichtiger Unterschied. Zu töten widerspricht unserem liebenden Kern, und wir fühlen uns zutiefst schlecht, wenn wir es tun. Würden wir diesem Schuldgefühl erlauben, da zu sein, dann würde es uns dazu bringen, diese Tat nicht mehr zu vollziehen. Kritik und Rechtfertigungen trennen uns von diesem tiefen Schuldgefühl ab und ermöglichen so eine erneute Tat, die unsere eigenen inneren Maßstäbe verletzt.

Dieser Mechanismus ist uns nicht bewußt. Wir bemerken meistens nicht, daß wir diese kritischen Bemerkungen machen, um unsere Handlungen zu rechtfertigen. Wir tun so, als sei die andere Person schlecht und meinen damit, Kritik oder gar Mord rechtfertigen zu können. Das Problem bei diesem

Mechanismus ist, daß er nicht wirklich funktioniert. Auch wenn wir versuchen, durch Kritik unsere Taten zu rechtfertigen, fühlen wir uns doch in unserem innersten Kern sehr schlecht. Hinzu kommt noch, daß wir uns auch wegen unserer kritischen Bemerkungen schlecht fühlen und jetzt versuchen, auch das zu verbergen. Dadurch werden wir noch kritischer. Doch tief im eigenen Herzen sind wir immer nur kritisch gegen uns selbst.

Selbsterforschung und Gewissensbildung

Normalerweise nehmen die Menschen nicht wahr, was sie tun. Es fällt ihnen gar nicht auf, daß sie Schlechtes über andere sagen. Nachdem Sie jetzt dieses Kapitel gelesen haben, haben Sie die Möglichkeit, diesen normalerweise unbewußten Mechanismus bei sich aufzudecken. Wenn Sie kritisch sind, dann ist das ein Zeichen dafür, daß Sie sich innerlich schlecht und schuldig fühlen. Jede kritische Bemerkung, die Sie je gemacht haben, war immer direkt mit einer entsprechenden Handlung auf Ihrer Seite verbunden, die schlecht war. Die Handlung der anderen Person muß nicht die gleiche sein, sondern uns nur an unsere eigene Handlung erinnern. Was Sie an einem anderen kritisieren, ist also tatsächlich Ihr eigenes Versagen. Wenn Sie gegen jemanden kritisch sind, dann sind es immer Ihre eigene Mängel, die Sie kritisieren und die Sie auf den anderen projizieren. Sie können also viel aus Ihrer Kritik an anderen lernen.

Kritik und Rechtfertigungen müssen beendet werden, damit Sie Fortschritte in Ihrem spirituellen Wachstum machen können. Die Lösung dieses Problems ist Selbsterforschung. Wenn Sie bemerken, daß Sie kritisch gegen jemanden sind, dann überprüfen Sie sich selbst. Und wenn Sie feststellen, daß jemand etwas tut, das Sie mit Kritik kommentieren möchten, dann versuchen Sie, *so gut es geht*, das nicht zu tun. Psychologen würden sagen, das Sie sich damit selbst unterdrücken. Das ist wahr. Sie unterdrücken Ihre Feindschaft. Nachdem Sie gelernt haben, sich zurückzuhalten, prüfen Sie nach, woher diese Feindschaft kommt. Indem Sie Ihre Kritik gegen andere entladen, verspielen Sie die Chance, die Ursache dieser Kritik zu erkennen. Fragen Sie sich also, was Sie selbst getan haben, das dem entspricht, was Sie bei anderen kritisieren. Dann wird Ihre Kritik an anderen zu einem Spiegel für Sie selbst, durch den Sie sehr viel über sich in Erfahrung bringen können.

Ein Mensch, der seine Zunge in Zaum hält und Selbstüberprüfung praktiziert, um zu sehen, wo seine eigenen Schwächen liegen, ist ein besonderer Mensch. Oft fällt es schwer, eine eigene Handlung zu finden, die dem entspricht, was wir an anderen kritisieren. Menschen, die sich mit Reinkarnation beschäftigen, tendieren dann dahin zu denken, sie hätten diese Tat in einem früheren Leben begangen. Aber das ist nicht unbedingt der Fall. Suchen Sie die Ursache Ihrer Kritik nicht in einem zurückliegenden Leben, sie ist in diesem Leben, in diesem Augenblick da, und wahrscheinlich beabsichtigen Sie, dieselbe Handlung auch weiterhin zu tun. Weil Sie nicht fähig sind, sich selbst zu disziplinieren, werden Sie kritisch, wenn Sie sehen, daß andere etwas Ähnliches tun wie Sie!

Es kann Sie unter Umständen Stunden des Nachdenkens kosten. »Was könnte es sein? Was tue ich?« Jemand könnte Sie darauf hinweisen. Das hat aber keinen Sinn. Es funktioniert nicht, wenn andere Sie auf Ihre Mängel aufmerksam machen; Sie müssen es selbst herausfinden. Wenn Sie sich Ihre Mängel ehrlich eingestehen, *und* wenn Sie fähig sind, es nicht mehr zu tun, dann wird das das Ende dieser Mängel sein. Ihre Kritik wird aufhören, Ihre schlechten Gefühle werden sich auflösen, und Sie werden liebevoller und offener zu anderen sein. Sie werden nun jemanden das gleiche tun sehen, und es wird Sie nicht im geringsten stören. Es besteht keine emotionale oder geistige Ladung mehr. Es ist allein *sein Problem*. Der andere wird weiterhin diese Dinge tun, aber sie werden nicht das Bedürfnis haben, ihn deswegen zu kritisieren. Wenn Sie Ihre Kritik auflösen, dann können Sie das Leben und andere wahrnehmen und annehmen, wie sie sind. Das bedeutet aber nicht, teilnahmslos durchs Leben zu gehen und anderen keine Hilfe anzubieten.

Selbstüberprüfung ist eine wichtige spirituelle Übung. Fragen Sie sich am Ende eines jeden Tages: »Wie ist der heutige Tag verlaufen? Was habe ich gut gemacht? Wo habe ich versagt?« Schauen Sie auf die Dinge, die Sie gut gemacht haben, aber beachten Sie auch ehrlich und ohne Rechtfertigung Ihre Mängel. Das wird Sie in Ihrem geistigen Wachstum weiterbringen. Ignorieren Sie Ihre Taten in anderen Leben, beschränken Sie Ihre Überprüfung auf das Hier und Jetzt. Wenn Sie es für einen längeren Zeitraum schaffen, diese Form der Selbstüberprüfung zu praktizieren, dann wird sich Ihr spiritueller Fortschritt maßgeblich beschleunigen.

Nur Sie selbst können die Schuld in Ihrem Herzen auflösen. Dazu müssen Sie fähig sein, Ihre eigene Schuld zu erkennen und sie sich einzugestehen. Wenn Sie das tun, dann werden Sie sich vorübergehend elender und schlechter als bisher fühlen. Es ist nicht angenehm, Schuld, Scham und Reue zu empfinden. Doch diese Schuld war schon immer da, sie war nur versteckt und hat Magengeschwüre, Kopfschmerzen, Spannungen und andere Schwierigkeiten in Ihrem Leben erzeugt. Indem Sie Ihre Schuld eingestehen, wird Ihnen bewußt werden, was Sie im Leben daran gehindert hat, das zu bekommen, was Sie sich erträumen. Schuld hindert Sie. Weil Sie im Innersten gut sind, aber etwas Schlechtes getan haben, erlauben *Sie sich selbst nicht*, diese schönen Seiten des Lebens zu genießen. Schuld ist *die* Last der Menschheit, und um spirituell zu wachsen, müssen wir einen Weg für uns finden, davon frei zu werden.

Es gibt neben der Kritik, die wir hier besprochen haben, noch eine andere Art von Kritik, die etwas mit unvollständiger Kommunikation zu tun hat. Wenn jemand etwas mitteilen möchte und das Gefühl hat, nicht verstanden zu werden, so entsteht in ihm Kritik gegenüber seinem Zuhörer. Über diese Art von Kritik finden Sie im Kapitel 9 (Verstehen) weitere Informationen.

Aufgabe für die nächsten sechs Wochen

Beobachten und studieren Sie den Mechanismus von Kritik an sich selbst und bei anderen. Versuchen Sie, andere nicht zu kritisieren, sondern überprüfen Sie Ihre eigenen Handlungen.

174

Versuchen Sie eine Person zu finden, die auch Interesse hat, am Thema Kritik zu arbeiten. Machen Sie zusammen in den folgenden sechs Wochen eine Kritik-Diade pro Woche. Die genaue Anleitung für die Diade und die notwendigen Regeln finden Sie im Kapitel »Arbeitsempfehlungen«.

Sag mir etwas, das Du an einem anderen kritisierst. ... Danke.
Sag mir etwas, das Du getan hast, was dem entspricht. ... Danke.

Meditieren Sie jeden Abend vor dem Zubettgehen über folgende Fragen: Was habe ich heute getan? Was war gut? Was war nicht gut? Was hat anderen geholfen? Was hat andere verletzt? Was kann ich tun, um andere besser zu behandeln?
Schreiben Sie am Ende der sechs Wochen einen Bericht in Ihr Tagebuch.

20
Lebensziele

In unserem Unterbewußtsein sind unzählige Ziele verborgen, die unser Leben unbemerkt beeinflussen. Diese Ziele sind die Quelle der verborgenen Einflüsse, die uns dazu bringen, uns widersprüchlich zu verhalten. Wir versuchen einerseits, ein Ziel zu erreichen, und zur gleichen Zeit tun wir Dinge, die uns von diesem Ziel entfernen. Die Ursache hiervon ist, daß die verborgenen Ziele im Unterbewußtsein als Oppositionspaare gespeichert sind. Das heißt, um etwas zu erreichen (oder zu sein), versuchen wir gleichzeitig, auf der Gegenseite etwas nicht zu erreichen (oder nicht sein). Ein mögliches Gegensatzpaar ist z.B.: Einerseits wollen wir eine feste glückliche Beziehung mit einem Menschen, andererseits wollen wir tun und lassen können, was wir wollen. Dieser Konflikt zwischen dem Ziel der größtmöglichen Freiheit und dem Ziel der völligen Bindung führt zu vielen unglücklichen Beziehungen. Diese Widersprüchlichkeit hindert uns daran, unsere eigentlichen Ziele im Leben gradlinig zu verfolgen und zu erreichen.

Um diese verborgenen Einflüsse des Unterbewußtseins zu überwinden, ist es nötig, sich seiner Ziele bewußt zu werden. Indem wir die versteckten Ziele ins Licht des Bewußtsein bringen, überwinden wir die Einflüsse, die uns zu einem widersprüchlichen Verhalten bringen. Wir erlangen eine klare Ausrichtung im Leben und die Energie, die nötig ist, um unsere Ziele zu erreichen. Gleichzeitig erleben wir das Glücksgefühl, das auftaucht, wenn wir Fortschritte in bezug auf ein Ziel machen. Anstatt richtungslos zu sein oder zu versuchen, gleichzeitig in mehrere Richtungen zu gehen, lenken klare Ziele unsere Lebensenergie in eine bestimmte Richtung. Nur auf diese Weise kann etwas Bestimmtes erreicht werden. Bewußte Ziele geben unserem Leben eine Ausrichtung.

Die Technik, die wir hier anwenden, ist eine Form der Meditation. Sie besteht darin, eine Liste der Ziele und Wünsche aufzustellen, die Sie in Ihrem Leben haben, und dann diese Ziele und Wünsche so lange zu hinterfragen, bis zum Schluß nur noch drei oder vier übrigbleiben, die hinter allen anderen stehen bzw. allen anderen Zielen zugrundeliegen. Ihre Ziele mittels dieser Technik aus dem Schatten des Unterbewußtseins ans Licht zu bringen, ermöglicht eine Klarheit, die einen unbeschreiblichen Gewinn für Ihr Leben darstellt. Wenn Sie erfahren, daß die unzähligen Ziele und Wünsche Ihres Lebens letztendlich auf drei oder vier Ziele zurückzuführen sind, die allen anderen Zielen zugrundeliegen, dann wird es sehr viel einfacher für Sie, sich auf diese wesentlichen Ziele zu konzentrieren und sie unabgelenkt zu verfolgen.

Aufgabe für die nächsten sechs Wochen

Erste und zweite Woche: Ziele finden

Suchen Sie sich einen ruhigen Ort, an dem Sie ungestört über Ihre Träume, Hoffnungen, Wünsche und Ziele reflektieren können. Nehmen Sie sich ein Heft und einen Stift zur Hand, und schreiben Sie jedes Ihrer Ziele auf. Wir haben Ihnen eine Liste gemacht, die Ihnen Ihre Arbeit erleichtern soll. Scheuen Sie sich nicht, auch Dinge aufzuschreiben, die Ihrer Einschätzung nach völlig unrealistisch sind, wie z.B. zum Mond fliegen usw. Denken Sie daran, daß es einige Menschen gibt, die auch dieses Ziel erreicht haben, und daß auch Sie unter Umständen dazu in der Lage wären. Schreiben Sie jeden Wunsch, den Sie verspüren, auf, und erschrecken Sie nicht, wenn Sie entdecken, daß viele Wünsche sich gegenseitig ausschließen. Das zu erkennen, ist auch ein Sinn dieser Übung.
1. Die wichtigsten Dinge, die Sie im Leben zu tun versuchen.
2. Ziele, die Sie hätten, wenn Sie entscheiden könnten, wie Sie wollten.
3. Ziele, die Sie aufgegeben haben.

4. Ziele, die Sie haben, von denen Sie aber denken, daß Sie sie nicht erreichen können.
5. Ziele, die Sie haben, von denen Sie aber denken, daß sie falsch oder unsozial sind.
6. Wie Sie sein wollen.
7. Wie Sie nicht sein wollen.
8. Was Sie tun wollen.
9. Was Sie nicht tun wollen.
10. Was Sie haben wollen.
11. Was Sie nicht haben wollen.

Versuchen Sie, insgesamt 200 oder mehr kleine oder größere Ziele und Wünsche zu sammeln. Mindestens sollten es etwa 75 sein. Dies kann Sie einige Tage Mühe kosten.

Wenn Sie Schwierigkeiten haben, dies durchzuführen, dann suchen Sie sich Unterstützung. Vielleicht empfinden Sie Widerwillen gegen diese Übung. Dieser Widerwille kommt aus dem Unterbewußtsein, von dort, wo diese vielen Ziele und ihre Oppositionen gespeichert sind. Diese unbewußten Ziele verlieren nun ihre Macht über Sie, verwirren deshalb Ihr Bewußtsein und bringen Sie dazu, nicht mehr über Ihre Ziele nachdenken zu wollen und keine Wünsche mehr zu sammeln. Suchen Sie sich in diesem Fall jemanden, der Sie bei Ihrer Arbeit ermutigt und unterstützt. Wenn Sie trotz aller Widerstände bei diesem Meditationsprozeß bleiben, wird sich der Nebel allmählich lichten, und Klarheit, Orientierung und Ausrichtung werden in Ihr Leben kommen.

Dritte Woche: Ausstreichen und Hinterfragen

Wenn Sie Ihre Liste fertiggestellt haben, dann besteht Ihre nächste Aufgabe darin, aus dieser Liste alle Ziele auszustreichen, die Sie momentan nicht erreichen wollen oder von denen Sie glauben, daß es unmöglich ist, sie in absehbarer Zeit zu erreichen. Würde das Erreichen eines Ziels sehr viel Zeit in Anspruch nehmen, und erscheint Ihnen dieses Ziel aber doch sehr erstrebenswert, dann überlegen Sie, welches Zwischenziel als erster Schritt auf dem Weg zu diesem großen Ziel möglich wäre, und tragen Sie es in die Liste ein.

Nachdem Sie Ihre Liste auf diese Weise untersucht haben und die Ziele herausgestrichen haben, die Sie momentan nicht verfolgen wollen oder können, stellen Sie sich zu jedem verbleibenden Ziel folgende Fragen:

1. Warum will ich das?
2. Was will ich damit erreichen?
3. Wenn ich das hätte (oder wäre), was würde ich dann tun (haben oder sein) wollen?

Aus Ihren Antworten entsteht eine neue Liste von Zielen. Diese Liste kann unter Umständen erst einmal länger sein als Ihre erste.

Vierte und fünfte Woche: Wiederholung

Wiederholen Sie in der neuen Liste das Ausstreichen der Ziele, die Sie momentan nicht erreichen wollen oder von denen Sie glauben, daß es unmöglich ist, sie zu erreichen. Zu allen verbleibenden Zielen stellen Sie sich wieder die gleichen Fragen wie in der dritten Woche.

Diesen Schritt des Ausstreichens und Hinterfragens wiederholen Sie mehrmals. Aus Ihren Antworten entsteht dann immer wieder eine neue Liste von Zielen, die aber nun von Mal zu Mal kürzer wird, weil sich viele Ziele wiederholen. Fahren Sie damit fort, bis Sie allmählich die drei, vier oder fünf Ziele Ihres Lebens erkennen, die allen anderen Zielen zugrundeliegen.

Sechste Woche: Hindernisse und ihre Überwindung

Es gibt noch einen weiteren Schritt, der wichtig ist: Die Ziele Ihres Lebens zu kennen ist nur die halbe Aufgabe! Jetzt ist es an der Zeit, sich darüber bewußt werden, welche Hindernisse zwischen Ihnen und Ihren Zielen liegen. Wenn Sie also Ihre eigentlichen Ziele herausgefunden haben, dann machen Sie jetzt noch zu jedem einzelnen Ziel eine Liste von fünf Hindernissen, und meditieren Sie darüber, wie Sie diese Hindernisse überwinden können. Fragen Sie sich zu jedem Ziel:

1. Welche Hindernisse stehen mir zur Erreichung des Ziels im Weg?
2. Welche Möglichkeiten zur Überwindung dieser Hindernisse habe ich?

Wenn Sie sich dieser Hindernisse bewußt sind, dann werden Sie nicht nur fähig sein, sie effektiver als bisher anzugehen, sondern Sie haben auch die Freude, Ihre »inneren Krallen« in diese Hindernisse zu versenken und sie zu überwinden. Sie werden das Vergnügen haben, die Hindernisse zu meistern und Fortschritte in Richtung auf Ihre Ziele zu machen.

Die grundlegenden Ziele Ihres Lebens werden sich wahrscheinlich nicht sehr von den Zielen anderer Menschen unterscheiden. Doch es nützt nichts, wenn Ihnen jemand diese Ziele sagen würde, denn dann hätten Sie sie nicht selbst herausgefunden, und die Wirkung dieser Übung wäre nicht so machtvoll. Die grundlegenden Ziele sagen etwas über unsere gemeinsame Natur aus, die letztendlich die Quelle aller unserer Lebensziele ist.

21
Probleme lösen

Die zwei Arten von Problemen

Es gibt zwei Arten von Problemen; davon kann eine Art relativ leicht, durch logisches Nachdenken gelöst werden; für die andere Art scheint es keine Lösung zu geben. Die Suche nach dem richtigen Weg zum Kino und genügend Zeit für das Putzen der Wohnung zu haben, sind Probleme, die durch etwas Nachdenken zu lösen sind.

Es gibt aber Probleme, die sich nicht so einfach lösen lassen, und die Sie vielleicht schon seit Jahren oder sogar Ihr ganzes Leben lang plagen. Zum Beispiel versuchen Sie seit langem jemanden zu finden, der Sie liebt, aber so sehr Sie sich auch bemüht haben, immer bleiben Sie schließlich allein und unglücklich zurück. Möglicherweise versuchen Sie auch seit geraumer Zeit, Ihre Gesundheit wiederherzustellen oder eine gute Arbeitsstelle zu bekommen. Aber so sehr Sie es auch versuchen, nach einigen wenigen Fortschritten fühlen Sie sich wieder krank und erschlagen, oder die Arbeit bringt Ihnen zwar viel Geld, aber sie macht Ihnen keinen Spaß; oder aber Sie mögen Ihre Arbeit, doch sie bringt nicht genügend Geld ein.

Der Geist – ein Saboteur

Sie können diese Art von Problemen nicht so einfach klären, weil Sie sabotiert werden. Sie können Ihren Weg zum Kino finden, indem Sie nach der Richtung fragen, und wenn Sie sich die Zeit vernünftig einteilen, werden Sie es auch schaffen, Ihr Haus sauber zu halten. Jemanden dazu zu bringen, Sie zu lieben, ist bei weitem nicht so einfach. Es ist nicht die andere Person, die Sie sabotiert, sondern Ihr eigener Geist. Auch wenn dies unbewußt geschieht, es ist immer Ihr eigener Geist, der Ihre Bemühungen, Ihre Probleme zu lösen, zerstört. Ihr Geist zwingt Sie, auf eine gewisse Weise zu sein, obwohl Sie so nicht sein wollen.

Sie können z.B. das Problem haben, daß es immer gekünstelt klingt, wenn Sie sprechen. Vielleicht haben Sie versucht, nicht mehr künstlich zu klingen, aber es gelingt Ihnen nicht, etwas dagegen zu tun. Irgend etwas läßt Sie so reden, obwohl Sie es gar nicht möchten. Wenn Sie es einfach loslassen könnten, dann würde dieses Problem zur ersten Kategorie der Probleme gehören, und Sie könnten es lösen. Wenn Sie aber nicht einfach willentlich entscheiden können, Ihr Verhalten zu verändern, dann wissen Sie, daß etwas in Ihrem Geist Sie davon abhält, dieses Problem anzugehen.

Die Quelle aller Probleme sind Wünsche. Zum Beispiel wünschen Sie, daß andere Menschen Sie lieben, aber diese tun es nicht, zumindest nicht in der Art, wie Sie es möchten. Somit haben Sie ein Problem. Sie möchten etwas haben, bekommen es aber nicht. Sie haben viele Jahre versucht, das zu verändern, und doch bleibt alles beim alten. Der offensichtlichste Weg zur Lösung dieses Problems wäre, wenn Sie einfach damit aufhören könnten, von anderen geliebt werden zu wollen. Aber das ist sehr schwer. Sogar, wenn Sie versuchen würden, damit aufzuhören, würden Sie immer noch das Problem haben, weil etwas in Ihnen an dem alten Zustand oder der bisherigen Situation festhält. Die Entscheidung, daß Sie nicht mehr geliebt werden möchten, wäre eben nur eine willentliche, intellektuelle Entscheidung, aber das Verlangen geliebt zu werden, ist noch tief in Ihrem Geist und in Ihren Emotionen eingeprägt.

Versuche zur Lösung

Oft versuchen wir, unsere Probleme zu lösen, indem wir uns noch mehr bemühen. Wir kaufen uns ein großes Auto, verhalten uns anders, tragen andere Kleidung, alles nur, um dadurch doch noch die Liebe der anderen zu erringen. Sich mehr anzustrengen, mag eine noble Sache sein, aber es wird nicht funktionieren, da wir gleichzeitig ständig von unserem Geist sabotiert werden. »Ich kann es nicht. Es gelingt sowieso nicht. Ich bin nicht gut genug.«

Ein anderer Versuch, ein solches Problem zu lösen, ist aufzuhören, sich irgendwie zu bemühen und sich zu entscheiden, einfach so zu sein, wie man ist. Das bringt zunächst eine Entspannung der Lage, aber durch diese Entscheidung tendiert unser Verhalten dahin, asozial zu werden. Und irgendwann tauchen Gefühle von Schuld und Reue auf: »Ich dachte, es sei in Ordnung, einfach ich selbst zu sein, aber ich kann das so nicht weitertreiben. Ich habe mein Leben und meine Beziehungen zerstört.« Sie legen wieder mehr Kontrolle auf Ihr Handeln und versuchen, sich ethischer zu verhalten. Vielleicht beginnen Sie auch, sich zu wundern, wer Sie denn nun eigentlich wirklich sind. »Wer bin ich?« ist eine gute und wichtige Frage, aber sie ist das Thema eines anderen Kapitels.

Eine weitere Herangehensweise, um mit Problemen umzugehen, ist das Positive Denken, die Arbeit mit Affirmationen. Durch Affirmationen wird die positive Seite des Geistes verstärkt. Die tägliche Arbeit mit Affirmationen vermittelt Ihrem Geist einen starken positiven Eindruck. Aber der negative Eindruck ist dadurch nicht ausgelöscht, er liegt im unbewußten Hintergrund. Die Gefahr dabei ist, daß wir in einem unvorhergesehenen Moment, in einer emotional stark belastenden Situation wieder in die alte Einstellung zurückfallen und uns in dem alten Zustand wiederfinden, den wir längst überwunden glaubten. Im Kapitel 24 (Geistige Einstellungen) gehen wir ausführlicher darauf ein.

Bei chronischen und immer wiederkehrenden Problemen sind alle Versuche, intellektuell die richtigen Entscheidungen zu treffen, zum Scheitern verurteilt. Sie können jeden Gedanken denken, aber wenn er sich von dem, was tief in Ihren Geist eingeprägt ist, unterscheidet, dann wird sich nichts wirklich verändern. Was können Sie also tun?

Um das aufzulösen, was das Problem schafft, müssen Sie über das Problem sprechen. Durch Kommunikation können Probleme soweit aufgedeckt und gelöst werden, daß es möglich wird, Fortschritte zu machen und das Leben zu genießen. Vielleicht finden Sie es bedrohlich, sich gegenüber anderen zu öffnen. Dann tun Sie dies langsam, Schritt für Schritt. Reden ist ein bewährtes psychologisches Prinzip. Wenn man jemanden dazu bringt, über sein Problem zu sprechen, dann wird er sich besser fühlen. Manchmal ist das alles, was man tun muß.

Über sein Problem zu sprechen hilft *immer*, und sehr oft löst es auch das Problem. Vielleicht sind Sie in ein Problem derart verstrickt, daß Sie nicht einmal genau wissen, was Ihr Problem ist. Sie fühlen sich einfach aufgewühlt oder verwirrt. »Ich weiß einfach nicht, was los ist. Irgendwas ist verkehrt, und ich weiß nicht, was es ist.« Das einfach zu erzählen, hilft oft schon weiter; das Problem wird klarer, und das allein kann dazu führen, das Problem zu lösen. Am Anfang fühlen Sie vielleicht: »Ich sitze richtig fest. Ich kann überhaupt nichts tun. Mein Leben ist ein komplettes Chaos. Ich habe es versucht, versucht und versucht, aber nichts hat funktioniert. Ich gebe auf«. Wenn Sie wirklich aufgeben könnten, wäre das in Ordnung, aber Ihr Geist wird das nicht zulassen. Er drängt Sie dazu, etwas zu tun. Das Mitteilen des Problems oder das Herausarbeiten des eigentlichen Kerns bewirkt bei einem Teil der Probleme eine Lösung. Hören Sie also mit dieser Arbeit auf, sobald Bewegung in das Problem kommt und das Gefühl auftaucht, etwas machen zu können.

Meistens jedoch wird das Problem zwar klarer, aber es löst sich nicht auf. Viele Probleme sind tiefer verwurzelt und können nicht durch ein einmaliges Gespräch gelöst werden. In diesem Fall sollten Sie zu einem Psychotherapeuten gehen oder sich jemanden suchen, der Mind-Clearing anbietet. Mind-Clearing ist eine therapeutische Technik, die auf spirituellen Grundlagen beruht und von Charles Berner entwickelt wurde, von dem auch die Lehre des Ganzheitlichen Yoga stammt. Wir wollen Ihnen dieses Mind-Clearing auf den folgenden Seiten kurz in seinen wesentlichen Schritten vorstellen.

Der erste Schritt besteht dann darin, daß Sie sich einen trainierten Zuhörer (Clearer) suchen und ihm Ihr Problem schildern. Das eröffnet den Kommunikationsfluß und ist der Beginn der Problemklärung. Ein trainierter Zuhörer ist jemand, der keine Konsequenzen oder Bewertungen auf das legt, was Sie sagen. Zum Beispiel sagen Sie: »Ich bin 38 Jahre alt, und seitdem ich vier Jahre alt bin, mache ich das Bett naß.« Wenn Ihr Zuhörer diese Mitteilung bewertet, dann wird die Zusammenarbeit nicht funktionieren. Sie werden ihm nichts mehr sagen. Es braucht Übung, nicht zu kommentieren, nicht zu urteilen, keine Ratschläge zu erteilen, nicht die Augenbrauen hochzuziehen und nicht zu lächeln. Eine Menge Übung ist nötig, um einfach *zuzuhören*. Für die meisten Zuhörer ist es schwer, sich mit Ratschlägen zurückzuhalten. Wenn den Menschen mit Ratschlägen geholfen wäre, dann würden wir in einem Paradies leben. Unter bestimmten Umständen können Ratschläge etwas bewirken, aber wenn Sie ein Problem haben, bewirkt ein Ratschlag überhaupt nichts. Im Mind-Clearing nimmt der Zuhörer das Gesagte auf, ohne zu reagieren, ganz gleich, was geäußert wurde. Das verlangt von ihm wirkliche Disziplin. Aber es bringt Fortschritte in bezug auf die Klärung des Problems.

Problem-Clearing: Wenn das Problem bis zu diesem Punkt nicht geklärt wurde, dann wird der Zuhörer den zweiten Schritt einleiten und Fragen zu dem Problem stellen. »Du hast über das Bettnässen gesprochen. Wann genau hat das angefangen?« Die Fähigkeit, gute Fragen zu stellen, hat einigen Psychologen und Psychiatern Ansehen und Wohlstand gebracht. Man kann tatsächlich so geübt werden, daß man nach einer gewissen Zeit genau sagen kann, was bezüglich des Problems nicht geäußert wurde. Menschen überspringen die Dinge, die schwer mitzuteilen sind. Obwohl sie festgestellt haben, daß sie sich besser fühlen, wenn sie etwas von ihrem Problem erzählen, gibt es Themen, die sie nicht anschneiden wollen, den peinlichen Teil, für den sie sich schämen, den sie verdrängen und verstecken wollen. Durch die Vergrößerung ihrer Fähigkeit, über das Problem zu sprechen, werden der Einfluß und die Macht des unbewußten Geistes überwunden. Wenn jemand sich öffnet und fähig ist, über das Problem zu sprechen, dann wird sich das Problem mildern. Handelt es sich um ein kleines Problem, dann ist es vielleicht an diesem Punkt gelöst. Die meisten längerfristigen Probleme aber brauchen mehr als das; sie benötigen eine intensive gemeinsame Arbeit, bis die wirklichen Ursachen gefunden sind und erkennbar wird, welche grundlegenden Entscheidungen in bezug auf das Leben und auf andere neu getroffen werden sollten.

Wenn ein Problem sich mit Hilfe der bisherigen Techniken nicht gelöst hat, dann kann das daran liegen, daß jemand nicht glauben mag, daß ihm geholfen werden kann. Jetzt gilt es, über die Bedingungen nachzudenken, die nötig sind, um das Problem zu lösen. Wenn also keine der beschriebenen Techniken Sie der Lösung Ihres Problems nähergebracht hat, dann würde der Zuhörer vielleicht fragen: »Was müßte geschehen, damit Du Dich etwas leichter oder befreiter fühlen könntest?« Wenn Sie ehrlich in sich hineinschauen, dann werden Sie vielleicht bemerken, daß Sie sehr hohe Bedingungen an die Lösung Ihres Problems knüpfen. »Wenn mich alle Menschen lieben würden und ich eine Millionen auf meinem Konto hätte, dann wäre eine Basis geschaffen, auf der etwas mit meinem Problem geschehen könnte.« Das ist eine sehr hohe, unrealistische Bedingung. Wenn Sie auf dieser Bedingung beharren, werden Sie mit Ihrem Problem weiterleben müssen. Wenn Sie das nicht wollen, dann fragen Sie sich nocheinmal: »Was müßte geschehen, damit ich mich etwas von meinem Problem befreit fühlen würde?« Wenn Sie diese Frage ausdauernd wiederholen, dann wird sich das, was geschehen müßte, bevor Ihnen geholfen werden kann, soweit reduzieren, daß eine Ebene erreicht wird, auf der Sie fähig sein werden, etwas an Ihrem Problem zu tun.

Die beschriebenen Techniken der Problemklärung beseitigen nicht die Probleme selbst, sondern die Starrheit von Problemen. Niemand möchte seine Probleme weggenommen bekommen; Menschen möchten ihre Probleme selbst lösen, und was sie brauchen, ist lediglich eine Möglichkeit, mit dem Problem umzugehen, um dann Fortschritte in der Lösung des Problems zu machen. Wenn sie selbst an ihren Problemen arbeiten können, dann wachsen sie und erreichen, was sie wollen; sie machen Fortschritte. Die Techniken der Problemklärung zeichnen sich dadurch aus, daß sie Probleme wieder ins Fließen bringen, so daß man selbst aktiv werden kann, anstatt frustriert zu sein und durch die Sabotage des Geistes festzustecken. Es ist die Natur des Lebens, Probleme zu haben. Die Problemklärung nimmt uns nicht die Schwierigkeiten ab, aber diese geraten in Fluß, so daß wir unser Leben wieder genießen können.

Karma-Clearing: Jeder Mensch ist in der Tiefe seines Herzens gut. Das ist seine innere, spirituelle Natur. Sogar, wenn er versucht, schlecht zu sein, geschieht das, weil er von Herzen gut ist: »Wenn ich einen schlechten Ruf habe und mir niemand mehr traut, dann kann ich keinen Menschen mehr verletzen.« Jeder ist in seinem Herzen, an den Wurzeln seines Seins, unwiderruflich gut und voll Liebe zu anderen. Deshalb wird jede Handlung, bei der wir fühlen, daß wir jemanden verletzt haben, als Schuld im Geist gespeichert. Die eigene gute Natur unseres inneren Wesens *und* eine schlechte Handlung in bezug auf andere führen zum Gefühl von Schuld. Die Folge ist, daß wir in problematischen Situationen verharren, weil wir fühlen, daß wir es nicht anders verdienen. Aber Schuld löst sich auf, wenn wir das bekennen, was wir getan haben und von dem wir fühlen, daß es falsch war; oder das bekennen, was wir unterlassen haben zu tun, von dem wir aber denken, daß wir es hätten tun sollen. Dies ist die alte Technik des Beichtens. Wir erforschen beim Bekennen unserer Handlungen oder Unterlassungen unsere *eigenen* inneren Maßstäbe. Bekennen bringt die Kommunikation zwischen uns und anderen wieder in Fluß. Dieser Fluß war vorher durch das Zurückhalten der schuldbeladenen Dinge blockiert.

Viele Menschen könnten sich von ihren grundlegenden Problemen befreien, wenn sie bekennen würden, was sie anderen angetan haben, die in dieses Problem mit verstrickt sind. Zum Beispiel könnte der Zuhörer fragen: »Wer hat mit diesem Problem zu tun?« »Da gibt es meine Frau, meinen Chef, meine Kinder und meine Mutter.« »Also, was hast Du Deiner Frau getan, von dem Du denkst, daß Du es nicht hättest tun sollen?« Daraufhin bekennt der andere, was er getan hat. Diese Art von Fragen führen zu einem gezielteren Bekennen, als wenn man nur sagen würde: »Beichte, was Du getan hast.« Die Fragen sollten sich auf das spezielle Problem richten, durch das die Person schon seit Jahren geplagt wird. Wenn man tiefe Schuldgefühle in bezug auf eine bestimmte Situation hat, dann kann man so eine Lösung finden.

Pondern oder das Bedenken der Gegensätze: Der Geist besteht aus Gegensätzen, darauf baut auch das Prinzip des Positiven Denkens und der Affirmationen auf. Wie vorhin beschrieben, bringt aber die Arbeit mit Positivem Denken und mit Affirmationen keine endgültige Lösung. Statt, wie beim Arbeiten mit Affirmation, einfach nur die positive Seite zu verstärken, richten wir beim Pondern unsere Aufmerksamkeit abwechselnd auch auf die negative Seite, also auch auf die geistige Einstellung, die uns bisher soviel Schwierigkeiten eingebracht hat. Das ist wichtig, denn diese Haltung ist ebenfalls im Geist gespeichert und sollte aufgelöst werden. Dieses Pondern wiederholen Sie solange, bis Sie bemerken, daß Sie beide Seiten gleichermaßen leicht einnehmen können. Jedesmal, wenn es Ihnen gelungen ist, die positive Sichtweise einzunehmen, gehen Sie wieder zur negativen Seite. Sie wechseln also zwischen diesen Gegensätzen ständig hin und her. Immer und immer wieder bedenken Sie diese Gegensätze. Aufgrund des ständigen Wechsels läßt allmählich die Klammer der alten Haltung etwas nach und beginnt, sich langsam zu lösen. An diesem Punkt ist das Problem soweit gelockert, daß es zu fließen beginnt. Es geht nicht darum, daß sich das Problem sofort auflöst. Aber nun können Sie etwas tun. Eine ausführliche Anleitung zu dieser Arbeit mit den inneren Einstellungen finden Sie in Kapitel 24.

Aufgabe für die nächsten sechs Wochen

Wählen Sie aus Ihren akuten oder chronischen Problemen eines aus, daß Sie in den folgenden sechs Wochen bearbeiten wollen. Wählen Sie jenes, das Sie am meisten interessiert.

Organisieren Sie für sich wöchentlich eine Problemklärungs-Sitzung mit einem Psychotherapeuten, einem Mind-Clearer oder mit einem anderen geübten Zuhörer – einer Person Ihres Vertrauens.

22
Krisen

Wenn Sie Ihr Leben verbessern wollen und sich entscheiden, täglich etwas dafür zu tun, dann werden Sie in Wachstumskrisen geraten. Eine Krise ist kein Notfall. Ein Notfall ist etwas, das von außen auf Sie zukommt und das Ihre Aufmerksamkeit so sehr fesselt, daß Sie sich nicht mehr auf Ihre Wachstumsarbeit konzentrieren können. Krisen dagegen sind Ablenkungen, die aus Ihrem Geist oder aus Ihrem Körper kommen und die als Resultate Ihres Versuches, Ihr Leben zu verbessern, auftauchen.

Eine Krise kann sich auf Ihre Beziehung zu anderen, auf Ihre Arbeit, Ihren Körper, Ihre Studien, Ihr Geldverdienen und viele andere Bereiche beziehen. Es kann eine körperliche, eine emotionale oder eine geistige Krise sein. Immer, wenn Sie versuchen zu wachsen oder Ihr Leben zu verbessern, werden Sie an Ihre Grenzen stoßen und sich in einer Krise wiederfinden. Eine Krise ist etwas, das Ihnen das Gefühl gibt, daß Sie nicht mehr weiterkönnen. Sie wollen aufgeben. Sie können diese Situation nicht bewältigen. Die Krise ist stärker als Sie und zieht Sie weg von Ihrem Vorhaben. Solange Sie noch das Gefühl haben, Sie könnten noch weiter, wenn Sie wollten, solange sind Sie noch nicht in einer Krise. Das sicherste Zeichen für eine Krise ist, wenn Sie aufhören, Ihr Vorhaben zu verfolgen und Ihre Übung oder Wachstumstechnik einfach aufgeben. Sie bemerken es vielleicht nicht einmal. Erst Tage oder Wochen später stellen Sie fest, daß Sie irgendwann aufgegeben haben. Sie haben sich nicht bewußt entschieden, Sie haben einfach aufgehört.

Wenn Sie in einer Krise stecken, dann werden Sie dazu neigen, zu versuchen etwas *dagegen* zu tun. Viele Menschen wechseln in Zeiten von Krisen die Techniken oder suchen sich neue Wachstumswege, obwohl gerade diese Krisen ein Zeichen dafür sind, daß der bisherige Weg tatsächlich an die

Grenzen des Alten geführt hat. Eine neue Technik bringt sicherlich zunächst eine »Erleichterung«, wenn es sich aber um eine effektive Technik handelt, dann werden Sie wieder an Ihre Grenzen und damit auch wieder in Krisen kommen. Also können Sie auch gleich die alte Technik weiterverfolgen. Wenn eine Technik oder eine Übung effektiv genug ist, um Sie in eine Krise zu stürzen, dann ist sie auch effektiv genug, um Sie durch diese Krise hindurchzubringen.

Eine Krise ist ein gutes Zeichen. Sie ist ein Zeichen, daß Sie wachsen, daß Sie auf dem richtigen Weg sind. Der Weg durch eine Krise hindurch besteht darin, das fortzusetzen, was Sie in die Krise hineingebracht hat. Was Sie brauchen, ist Ausdauer. Machen Sie weiter, obwohl Sie vielleicht denken, es sei unmöglich. Holen Sie sich, wenn nötig, die Hilfe und Unterstützung eines Monitors (siehe Kapitel 12).

Aufgabe für nächsten sechs Wochen

Erstellen Sie eine Liste von fünf oder sechs Krisen in Ihrem Leben. Wählen Sie die Krise aus, auf die Sie sich als erstes konzentrieren möchten.

Machen Sie das weiter, was Sie damals in diese Krise hineingebracht hat. Akzeptieren Sie die Hilfe anderer, wenn dies nötig sein sollte. Fahren Sie damit fort, an dieser Krise zu arbeiten, bis Sie sie bewältigt haben. Schreiben Sie Ihre Fortschritte wöchentlich in Ihr Tagebuch. Wenn Sie eine Krise gelöst haben, wählen Sie eine andere Krise von Ihrer Liste.

23
Gifte reduzieren

Wenn wir versuchen, zu wachsen oder unser Leben zu verbessern, kommen wir irgendwann in Schwierigkeiten, in sogenannte Wachstumkrisen. Es fällt uns schwer, einem Stundenplan zu folgen; wir finden es schwierig, die Körperübungen durchzuführen; oder unser Gehirn ist vernebelt, und wir können uns nicht konzentrieren; oder wir können uns nicht entspannen und so weiter. Immer, wenn wir versuchen, zu wachsen oder unser Leben zu verbessern, werden wir an diese Art von Barrieren kommen. Ein wichtiger Weg, diese Schwierigkeiten zu vermindern, ist das Reduzieren der Gifte, die wir zu uns nehmen. Es hat nichts mit Moral zu tun, daß Drogen nicht gut für Sie sind oder daß gepökelte Schweinefüße Verdauungsbeschwerden verursachen und Sie sie deshalb nicht essen sollten. Es ist auch nicht so, daß das Trinken von Alkohol unweigerlich zur Selbstzerstörung führt. Der Grund ist, daß diese Gifte, wenn Sie wachsen und sich verbessern möchten, Ihren Fortschritt erschweren. Deshalb ist es von Vorteil, zu beginnen, diese Gifte abzusetzen.

Es ist heutzutage sehr populär, sich sportlich zu betätigen. Sportliche Übungen sind eine wunderbare Sache. Wenn Sie jedoch am Morgen Sport treiben und am Abend Alkohol trinken, dann ist das so, als wenn Sie einen Schritt vorwärts gehen und zwei zurück. Gifte beeinträchtigen die normalen Funktionen des Körpers, der Gefühle oder des Geistes. Wenn Sie den Prozeß des persönlichen Wachstums ernstnehmen, dann kommen Sie nicht umhin, die Reduzierung von Giften miteinzubeziehen.

Als erstes ist es wichtig, giftige Nahrung zu meiden, d.h., Sie sollten jegliche Nahrung meiden, die mit Pestiziden behaftet ist. Außerdem sollten Sie ernsthaft versuchen, Tabak, Alkohol und Koffein zumindest einzuschränken. Diese Gifte wirken sehr zerstörerisch auf unseren Körper. Wenn Sie Anregung brauchen, dann trinken Sie heißes Wasser, es eignet sich hervorragend dazu.

Am stärksten vergiften wir unseren Körper durch Überessen. Jede Nahrung ist letztendlich »Gift«. Egal, wie organisch gewachsen sie auch sein mag, und egal, in welchen Mengen sie gegessen wird, ihre Abfallprodukte sind giftig, und der Körper muß mit ihnen fertigwerden. Wenn Sie zuviel essen, dann kann der Körper die Gifte nicht so schnell abbauen, wie sie angesammelt werden. Und das bereitet Unbehagen. Die nächste Aufgabe besteht also darin, Ihre Nahrung zu begrenzen. Wir meinen damit nicht Fasten. Wenn Sie starke Gifte und mit Pestiziden behandelte Nahrung weglassen, dann jedoch große Mengen reiner und »gesunder« Nahrung zu sich nehmen, wird es Ihnen trotzdem nicht viel besser gehen. Zum Beispiel ist Vollkornreis eine sehr gesunde Nahrung, wenn er ohne Pestizide hat wachsen können. Wenn Sie jedoch davon drei oder vier mal am Tag große Mengen essen, dann wird er Sie vergiften.

Sobald Sie erfolgreich darin sind, weniger zu essen, wäre es gut, als nächstes jede kompliziert hergestellte Nahrung aufzugeben: gewürzte Kartoffelchips, in Salz eingelegte Schweinefüßchen … Das Salz bewirkt mit Ihrem Magen das gleiche, wie mit den Schweinefüßen: Indem Sie zu stark Gesalzenes essen, pökeln Sie Ihren Magen. Es gibt in der sogenannten normalen Nahrung so viele Reizmittel für den Körper, daß es schwierig ist, über alle Nebenwirkungen informiert zu sein. Wir vergiften uns daher allmählich immer mehr, und es wird immer schwieriger für uns zu wachsen. Aus diesem Grund ist es wichtig, diese Dinge aufzugeben, insbesondere die mit den größten Nachteilen, oder sie doch zumindest einzuschränken.

Das Problem ist, daß wir uns an unsere ungesunde Lebensweise gewöhnt haben, insbesondere an Zucker in den verschiedensten Formen. Auch Alkohol ist letztendlich eine konzentrierte Form von Zucker. Er bewirkt einen sehr beschleunigten Stoffwechselprozeß, d.h., der Körper verbrennt den Alkohol so rasch, daß die entsprechend schnell sich aufbauenden Nebenprodukte vom Körper nicht mehr abgebaut werden können. Gifte sammeln sich in unserem Körper an, und wir vergiften uns. Auch der Prozeß des Giftabbaus verursacht einen höheren Stoffwechsel, so daß durch den Kampf gegen die Gifte weitere Gifte entstehen. Wir können diesen Teufelskreis durchbrechen, indem wir einige Gifte absetzen, so daß der Körper wieder langsamer arbeiten kann. Der wichtigste Schritt jedoch ist, nicht zuviel zu essen.

Sie mögen sagen: »Ich will aber ein bißchen Spaß im Leben haben.« Haben Sie Ihren Spaß am Gesundsein; haben Sie Spaß daran, einen tiefen Atemzug nehmen zu können, ohne husten zu müssen; einen klaren Kopf zu haben und fähig zu sein, zu entspannen und loslassen zu können. Wenn Sie die Überfüllung in ihrem Körper, Ihren Gefühlen und Ihrem Geist loswerden, werden Sie das Leben mehr genießen können. Sie erfreuen sich nicht wirklich am Leben, wenn Sie Drogen, Tabak und Alkohol einnehmen, und besonders nicht, wenn Sie sich überessen und Zucker in der einen oder anderen Form essen. Diese Gifte narkotisieren Sie. Versuchen Sie zu erfahren, wie das Leben sich darbietet, wenn Sie unsere Vorschläge beherzigen. Sie werden interessante Erfahrungen machen.

Es ist nicht einfach zu versuchen, Gifte einzuschränken oder abzusetzen, sondern es ist ein harter Kampf. Sie werden Entzugserscheinungen bekommen, wenn Sie auch nur eines dieser Gifte einschränken. Das bedeutet, daß Sie sich erst einmal schlechter fühlen, bevor Sie eine positive Veränderung feststellen können. Selbst wenn Sie versuchen, nur ein Drittel weniger zu essen als Sie gewohnt sind, wird sich Ihr Körper wehren. Es wird unangenehm für Sie sein. Diese negativen Auswirkungen sind jedoch vorübergehend und enden, wenn Sie sich darauf eingestellt haben, ohne diese Gifte zu leben.

Wenn es Ihnen schwerfällt, diese Gifte ganz aufzugeben, dann versuchen Sie zumindest, sie ein wenig einzuschränken. Wenn Sie z.B. täglich 40 Zigaretten rauchen, dann reduzieren Sie allmählich auf 30 Zigaretten täglich. Sie werden wahrscheinlich einige Schwierigkeiten damit bekommen, aber nach einer Weile wird sich das bessern. Dann können Sie auf weitere Zigaretten verzichten und so fort. Versuchen Sie, zumindest in einer Sache erfolgreich sein, so daß Sie wissen, daß Sie Ihren Körper, die Gefühle und den Geist etwas mehr beherrschen als zuvor.

Bei den meisten Menschen sind die Gifte stärker als sie selbst; der Geist wird zu deren Diener, indem er immer wieder Gründe findet, wieso man weiterhin diese Gifte einnehmen sollte. Solange dies der Fall ist, werden Sie Schwierigkeiten haben zu wachsen, ganz gleich, wieviel Sie meditieren, ganz gleich, wie Sie atmen oder anderen Menschen dienen. Sie sollten die Einnahme der Gifte einschränken und schließlich ganz beenden. Sie werden in dem Maße fähig sein zu wachsen, in dem Sie erfolgreich darin sind, die Gifte zu reduzieren. Das ist kein leichtes Projekt, und es kann viele Jahre dauern, bis Sie auf alle Gifte verzichtet haben. Setzen Sie Ihre Ziele nicht zu hoch, sonst werden Sie nur entmutigt sein und das ganze Projekt beenden. Versuchen Sie, die Gifte zu reduzieren und Ihr Essen zu mäßigen, und geben Sie dabei im Rahmen Ihrer Fähigkeiten Ihr Bestes. Das stärkt Ihr Selbstvertrauen, schwächt die Macht der Barrieren, die Ihrem Wachstum im Wege stehen, und schenkt Ihnen den Rausch des *reinen* Lebens.

Aufgabe für die nächsten sechs Wochen

Stellen Sie eine Liste auf von mindestens sechs Giften in Ihrem Leben. Schränken Sie für die folgenden sechs Wochen je ein Gift pro Woche ein. Wenn Sie Schwierigkeiten damit haben, holen Sie sich Unterstützung von Ihrem Monitor.
Schreiben Sie am Ende jeder Woche einen kurzen Bericht in Ihr Tagebuch.

24
Geistige Einstellungen

Jedesmal, wenn wir Entscheidungen treffen und entsprechend handeln wollen, tauchen in unserem Geist Zweifel, Ängste und Unsicherheiten auf. Das geschieht, weil der Geist aus Gegensatzpaaren, sogenannten Oppositionen, besteht. Wie wir uns auch entscheiden, in unserem Geist befindet sich auch die gegenteilige Möglichkeit. Zum Beispiel »die neue Arbeitsstelle ist gut für mich« – »die neue Arbeitsstelle ist schlecht für mich« oder »der andere liebt mich« – »der andere liebt mich nicht«. Das sind Oppositionen, wie sie sich zu Tausenden in unserem Geist befinden. Bei allem, was Sie im Leben tun, werden Sie mit diesen Oppositionen konfrontiert. Ein weiteres Beispiel: Sie suchen die völlige Freiheit, zu tun und zu lassen, was Sie wollen, und gleichzeitig suchen Sie die große Liebe, die völlige Bindung zu einem Menschen. Manche Menschen versuchen in Ihrem Leben, solche gegensätzlichen Ziele zu vereinen, aber oft schließt eines das andere aus – die Ursache unzähliger Konflikte.

Positives Denken und Affirmationen

Es gibt zwei grundlegende Arten, um mit den Oppositionen des Geistes zu arbeiten: Affirmationen und Pondern, das Bedenken der Gegenteile. Bei der Arbeit mit Affirmationen wenden Sie sich bewußt der positiven Seite eines Oppositionspaares zu und versuchen, durch wiederholtes Schreiben, Sprechen, Lesen oder Hören der positiven Seite, diese in Ihrem Bewußtsein immer mehr zu verstärken. Die Arbeit mit Affirmationen ist sehr machtvoll und wird von vielen Menschen angewendet. Der Nachteil ist, daß die negative Seite verdrängt wird und in dem Maße anwächst, in dem die positive Sichtweise in unserem Bewußtsein zunimmt. Auf diese Weise entsteht oft eine unrealistische Haltung, d.h., Menschen vertreten nach außen einen positiven Standpunkt, aber das, was Sie non-verbal oder emotional vermitteln, entspricht dem nicht. Damit hinterlassen Sie bei anderen ein Gefühl der Unstimmigkeit. In einer angespannten, belastenden oder traumatischen Situation ist es außerdem möglich, daß ungewollt die negative Seite aus dem Unbewußten machtvoll nach vorn ins Bewußtsein drängt und plötzlich mehr Macht besitzt, als je zuvor. Affirmationen sind zwar ein kurzzeitiges Hilfsmittel, das große Wirksamkeit hat, aber man sollte sich nicht ausschließlich darauf stützen, weil sonst die Gefahr besteht, daß das Gegenteil vom dem erreicht wird, was eigentlich damit beabsichtigt war.

Pondern – das Bedenken der Gegensätze

Die andere Möglichkeit, mit den Gegensatzpaaren umzugehen, ist Pondern, das Bedenken der Gegenteile. Beim Pondern geht es nicht darum, nur eine (die positive) Seite zu verstärken, sondern die Verantwortung für beide Seiten eines Gegenteilpaares zu übernehmen. Indem wir beide Seiten ins Bewußtsein holen und uns abwechselnd auf beide Seiten stellen, lösen wir uns langsam von der machtvollen Starre der ursprünglichen (negativen) Haltung. Wir gewinnen die Freiheit der Wahl, die Freiheit zu wählen, welche Haltung wir einnehmen wollen. Dadurch verlieren die Oppositionen ihre Macht über unser Leben, und wir sind in der Lage, direkter mit unserem Leben umzugehen. Das Bedenken der Oppositionen ist eine sehr alte Technik und wird schon in den alten Yoga Sutren von Patanjali erwähnt. Diese Technik des Ponderns möchten wir Ihnen nun vorstellen.

Der erste Schritt besteht darin, eine Liste von Oppositionen zu erstellen. Suchen Sie negative Einstellungen, die Sie in Ihrem Leben behindern, und schreiben Sie sie in Ihr Tagebuch oder auf ein Blatt Papier. Zum Beispiel:

»Niemand liebt mich«, »Die Welt ist schlecht«, »Ich bin nicht gut genug«, »Ich muß kämpfen, um zu leben« … Machen Sie eine Liste von 20 bis 50 negativen Aussagen. Wenn Sie diese Liste vervollständigt haben, überlegen Sie sich zu jeder Aussage, was die gegenteilige Einstellung dazu wäre, und schreiben Sie auch diese auf. Zum Beispiel könnte die gegenteilige Einstellung von »Niemand liebt mich« – »Ich bin liebenswert« sein. Die negative Aussage sollte auf der linken und die positive Aussage auf der rechten Seite Ihrer Liste stehen.

Jetzt haben Sie eine lange Liste von Oppositionen. Wählen Sie nun ein Gegensatzpaar, und schreiben Sie mindestens 50 ähnliche, entsprechende Aussagen zu jeder Seite Ihres Gegensatzpaares. Notieren Sie immer abwechselnd eine positive und eine negative Aussage.

Durch das Pondern bringen wir *beide* Seiten eines Gegensatzpaares aus dem unbewußten in den bewußten Geist. Beim Positiven Denken geht man normalerweise davon aus, daß die positive Seite gut für uns sei. Das Problem dabei ist aber, daß man mit der Zeit zwar im Bewußtsein relativ stabile positive Sichtweisen entwickelt, jedoch im Unbewußten automatisch auch die gegenteilige negative Seite verstärkt. Das ist der Grund, warum Sie die positive *und* die negative Seite bedenken sollten, bis Sie über beide Seiten hinauswachsen. Mit anderen Worten: Sie erlangen die Freiheit der Wahl über Ihre Einstellungen, Sie können die eine oder die andere Seite einnehmen, sich aber auch entscheiden, auf keiner von beiden zu sein. Dann sind Sie in bezug auf ein bestimmtes Oppositionspaar unabhängig von Ihren Einstellungen geworden. Wenn Sie diese Technik konsequent anwenden, befreit Sie das allmählich von der Macht der unbewußten Oppositionen Ihres Geistes und mildert viele Ihrer Probleme, die darin ihre Ursache haben.

Machen Sie eine Liste von negativen Sichtweisen über sich selbst, über andere und über das Leben, von denen Sie denken, daß sie Ihr Leben bestimmen. Ideal sind Sichtweisen, von denen Sie überzeugt sind, daß es tatsächlich so ist.

Schreiben Sie neben jede einzelne negative Sichtweise die gegenteilige positive Formulierung.

Wählen Sie für jede der folgenden fünf Wochen je ein Gegensatzpaar, und notieren Sie zu jeder Seite eines Gegensatzpaares abwechselnd positive und negative Aussagen, die negative Aussage auf die linke und die positive Aussage auf die rechte Seite eines Blattes. Fügen Sie mindestens 50 ähnliche Aussagen zu jeder Seite des Gegensatzpaares unter die ursprünglichen Formulierungen hinzu.

Schreiben Sie wöchentlich einen Bericht in Ihr Tagebuch.

25
Gesund werden

Der Gesundungsprozeß

Akute Krankheiten erreichen schnell einen Höhepunkt und klingen dann wieder ab. Sie schmerzen, sie sind intensiv, sie beanspruchen den größten Teil unserer Aufmerksamkeit, gehen aber bald vorüber, spätestens nach drei Wochen. Danach sind wir wieder gesund. Mit einer chronischen Erkrankung hat die betroffene Person nahezu ständig Schwierigkeiten: Husten, Müdigkeit, Verstopfung, Abgespanntheit, Übergewicht… Chronische Krankheiten sind oft nicht schmerzhaft, aber sie sind immer da bzw. kommen immer wieder. Eine Ausnahme von dieser Regel ist Arthritis (Gelenkentzündung). Sie ist chronisch und schmerzhaft. Chronische Krankheiten führen früher oder später zu degenerativen Erkrankungen, z.B. kann aus chronischen Magenverstimmungen auf Dauer ein Magengeschwür entstehen. Anders als im chronischen Stadium sind die nachfolgenden degenerativen Erkrankungen oft von Schmerzen begleitet. Degenerative Krankheiten, wie Krebs, Herzprobleme und Arterienverhärtung, führen meistens zum Tod.

Der Prozeß des Gesundwerdens verläuft über degenerativ, chronisch und akut hin zu besserer Gesundheit. Es hängt von Ihrem allgemeinen Gesundheitszustand ab, wie schnell Sie gesund werden können. Wenn jemand gerade in die degenerative Phase eintritt, wird es eine Weile dauern, bis er die akute Phase erreicht hat. Ist man ansonsten einigermaßen gesund, braucht eine chronische Krankheit oft nur ein bis drei Tage, um akut zu werden. Erstes Anzeichen für eine akute Krankheit ist das Wahrnehmen von Schmerzen, andere Anzeichen sind Schwäche, Durchfall, Schwindel, Fieber, Appetitlosigkeit und ein erhöhter Puls. Kommt man während des

Gesundungsprozesses vom chronischen Stadium einer Erkrankung in das akute, so denkt man oft, die Krankheit würde sich verschlimmern. Um dies erträglicher zu machen, essen wir dann entweder zuviel, trinken Alkohol oder nehmen Medikamente ein, um die akuten Symptome zu beseitigen. Damit stoppen wir aber nicht nur die Symptome, sondern auch den Heilungsprozeß.

Da wir selten gewillt sind, durch das schmerzhafte, akute Stadium zu gehen, was notwendig wäre, um gesund zu werden, führen die angesammelten Gifte und Verletzungen schließlich zu vorzeitigem Altern und zum Tod. Die yogischen Herangehensweise an Krankheit sieht folgendermaßen aus:
1. Die Entfernung von Unreinheiten.
2. Den Körper ins Gleichgewicht bringen.
3. Beten.

Die Entfernung der Unreinheiten

Der erste Schritt, gesund zu werden, besteht darin, auf Drogen zu verzichten (illegale wie legale). Dies schließt Zigaretten, Alkohol und Koffeinhaltiges, wie koffeinhaltige Getränke, Kaffee und Tee, mit ein. Wenn Sie vom Arzt verordnete Drogen einnehmen, sollten Sie diesen erst um Erlaubnis fragen, bevor Sie die Medikamente absetzen.

Der zweite Schritt besteht darin, keine ungesunde Nahrung mehr zu sich zu nehmen.

Der dritte Schritt bedeutet, das Überessen aufzugeben. Überessen ist oftmals die Hauptursache für Krankheit. Es hilft nicht viel, qualitativ gute Nahrungsmittel zu essen, Vitamine und Mineralien einzunehmen oder körperliche Übungen zu machen, wenn man gleichzeitig zuviel ißt. Ohne mit dem Überessen aufzuhören, kann man keine Gesundheit erlangen. Alle Behandlungen, Heilmittel usw. sind vergebens, wenn man zuviel ißt. Zwar stehen Bakterien mit Krankheit in Verbindung, aber sie sind nicht die Ursache für Krankheit. Die Ursache für Krankheit sind Unreinheiten im Körper, in den Emotionen und im Geist. Bakterien sind ein Versuch der Natur, die Gifte zu entfernen, und wir werden während dieses Reinigungsprozesses akut krank. Die Nebenwirkungen dieses Prozesses sind Fieber und Schmerzen, und manchmal führt dies auch zum Tod.

Der beste Weg, um Unreinheiten zu entfernen, ist mäßiges Essen. Fettreserven zu bilden, resultiert aus unserer genetischen Vergangenheit. In der Altsteinzeit, als unsere Vorfahren Jäger und Sammler waren, war Nahrung manchmal im Übermaß vorhanden und manchmal nur spärlich. Diejenigen, die Fettreserven hatten, konnten in Hungerzeiten leichter überleben. Trotz des kulturellen Wechsels von der Altsteinzeit zum Atomzeitalter haben wir durch Vererbung die genetische Tendenz, Fett anzusammeln, wenn wir genug Nahrung haben. In den letzten 50 bis 100 Jahren hatten wir im Westen aber fast immer ausreichend Nahrung. Die genetische Tendenz, die sich über Millionen von Jahren aufgebaut hat, ist die Ursache dafür, daß wir uns überessen und übergewichtig sind. Die Neigung zum Überessen ist also nicht nur eine moderne Krankheit, sondern ein tiefverwurzeltes, instinkthaftes Verlangen. Was wir bewältigen müssen, ist etwas Genetisches und nicht etwas Kulturelles.

Es gibt zwei Dinge, die Sie tun können, um weniger zu essen:
Erstens: Beseitigen Sie die Versuchungen. Essen Sie nur zu regelmäßigen Mahlzeiten. In der übrigen Zeit sollte die Nahrung nicht erreichbar sein. Fasten Sie einen Tag pro Woche mit begrenzter Menge Obst oder Milch. Lassen Sie Essen auf dem Teller liegen. Wenn man hungrig ist, nimmt man meist mehr zu sich, als man braucht.
Zweitens: Holen Sie sich Hilfe. Nehmen Sie die liebevolle, feste Unterstützung einer anderen Person, eines Monitors, an.

Am besten ist es, zwei volle Mahlzeiten am Tag zu sich zu nehmen, sie sollten acht Stunden auseinanderliegen. Die Nahrung sollte zu regelmäßigen, festgelegten Zeiten aufgenommen werden. Wenn Ihnen zwei Mahlzeiten nicht zusagen, dann legen Sie drei oder vier fest, wie es für Sie am geeignetsten ist. Zwei dieser Mahlzeiten sollten volle Mahlzeiten sein, bei der dritten und vierten sollten Sie weniger essen. Zwischen den Essenszeiten sollten mindestens vier Stunden liegen.

Manche Menschen neigen zu Untergewicht, wenn sie krank sind. Sobald sie beginnen, gesund zu werden, haben sie die natürliche Tendenz zu Übergewicht, um dann wieder ihr Idealgewicht zu erreichen. Starke Raucher sind häufig untergewichtig. Wenn sie aufhören zu rauchen, tendieren sie dazu, zuzunehmen und übergewichtig zu werden. Werden die restlichen Unreinheiten ausgeschieden, erreichen sie wieder ihr Idealgewicht. Wie auch immer, zuerst müssen sie bereit sein, diese vorübergehende Gewichtszunahme in Kauf zu nehmen.

Oft ist auch Überarbeitung oder eine übermäßige Anspannung die Ursache für Krankheit. Diese Faktoren können die Genesung auch dann noch verhindern, wenn die Gifte beseitigt sind. Lesen Sie deshalb Kapitel 17 (Ruhen und Erholen), wenn Sie überarbeitet sind und Erholung brauchen. Bei übermäßiger Anspannung sollten Sie lernen, sich zu entspannen. Beschäftigen Sie sich in diesem Fall mit Kapitel 7 (Entspannung).

Den Körper ins Gleichgewicht bringen

Es gibt zwei Übungen, die Ihnen helfen werden, um den Prozeß des Gesundwerdens zu unterstützen: spazierengehen und tief atmen. Diese Übungen sollten aber getrennt voneinander durchgeführt werden.

Spazierengehen: Für den Gesundungsprozeß ist es nicht nötig, schnell zu gehen; ein normales Tempo ist ausreichend. Atmen Sie während des Gehens natürlich. Gehen Sie so lange, bis Sie des Gehens müde sind, kehren Sie dann nach Hause zurück. Wie weit Sie gehen, hängt natürlich davon ab, wie Sie sich fühlen. Wenn Sie sich nicht wohlfühlen, können es nur 10 bis 12 Meter sein. Mit der Verbesserung Ihrer Gesundheit wird sich die Entfernung erhöhen. Spazierengehen, bis Sie *des Gehens müde* sind, ist etwas anderes als zu gehen bis Sie *müde* sind. Sie können bereits müde sein, bevor Sie zu gehen beginnen.

Später, wenn Sie auf dem Weg sind, gesund zu werden, können sie andere körperliche Übungen dafür einsetzen. Benutzen Sie während des sechswöchigen Zeitraumes jedoch nur das Gehen. Machen Sie kein Jogging und keine anderen Übungen. Gehen Sie an mindestens drei oder vier Tagen in der Woche spazieren.

Tief atmen: Sitzen Sie aufrecht, mit gerader Wirbelsäule, oder liegen Sie ausgestreckt auf dem Rücken. Füllen Sie Ihre Lungen mit frischer Luft. Atmen Sie dann langsam und vollständig aus. Machen Sie Ihre Lungen weder übervoll noch vollständig leer. Nehmen Sie einfach lange, langsame, volle Atemzüge, und atmen Sie lange und langsam wieder aus. Machen Sie diese Übung mindestens dreimal am Tag für jeweils drei Minuten. Sie können sie auch öfter wiederholen, wenn Sie möchten, solange Sie einen zehnminütigen Abstand zwischen den dreiminütigen Atemübungen einhalten.

Der Atem ist der größte Heiler der Welt. Er scheidet Unreinheiten aus und lädt den Körper mit Leben auf. Seien Sie jedoch vorsichtig, und atmen Sie nicht länger als drei Minuten in der beschriebenen Weise, da dies eine intensive Reinigung mit sich bringt und die eventuell auftauchenden Phänomene, wie Schwindel oder Krämpfe, Sie entmutigen könnten, diese Übung fortzusetzen.

Beten

Ein Gebet für die eigene Genesung ist sehr wirkungsvoll. Zögern Sie nicht, das, was für Sie das Allerhöchste im Universum ist, um Heilung zu bitten. Fragen Sie ernsthaft und direkt. Beten Sie alleine. Wenn Sie zögern, für Ihre eigene Genesung zu beten, könnte das ein Zeichen dafür sein, daß Sie glauben, es nicht zu verdienen, gesund zu werden.

Aufgabe für die nächsten sechs Wochen

Schritt 1:

Setzen Sie alle Medikamente und Drogen ab, legale wie illegale. Das beinhaltet koffeinhaltige Getränke, Tee und Kaffee, Alkohol, Zigaretten, Marihuana, Beruhigungspillen, Pillen zur Gewichtsreduktion, alle Medikamente, um sich zu entspannen oder wohl zu fühlen, und auch die vom einem Arzt verschriebenen Medikamente. Wenn sie verordnete Medikamente einnehmen, dann fragen Sie zuerst Ihren Arzt, bevor Sie sie absetzen.

Hören Sie auf, ungesunde Nahrung zu sich zu nehmen. Das schließt Kartoffelchips, Maischips und ähnliche Produkte mit ein. Heiße Würstchen, Essen vom Schnellimbiß und von Fastfood-Restaurants, Eis, Süßigkeiten, Brausen, gesalzenen Erdnüsse, mit Zucker glasierte Flocken und ähnliche Produkte, Kekse, Kuchen und Gebäck – also jegliche Nahrung, die eine komplizierte Zubereitung erfordert. Wenn Sie das bisher noch nicht getan haben oder es Ihnen schwerfällt, dann lesen Sie noch einmal Kapitel 23 (Gifte reduzieren), bevor Sie weitermachen.

Schritt 2:

Hören Sie auf, sich zu überessen:

Essen Sie nur zu den regelmäßigen Mahlzeiten.

Fasten Sie einen Tag in der Woche mit begrenzter Menge Obst oder Milch, je nachdem, was Sie bevorzugen.

Lassen Sie bei jeder Mahlzeit etwas Essen auf Ihrem Teller liegen.

Wenn das für Sie schwierig ist, dann bearbeiten Sie noch einmal Kapitel 28 (Ernährung), bevor Sie weitergehen.

Schritt 3:

Wenn Sie übermüdet oder überarbeitet sind, dann bearbeiten Sie noch einmal Kapitel 17 (Ruhen und Erholen), bevor Sie weitermachen.

Schritt 4:

Wenn Sie sehr angespannt sind, dann lesen Sie noch einmal Kapitel 7 (Entspannung), bevor Sie weitermachen.

Schritt 5:

Führen Sie mindestens dreimal am Tag drei Minuten lang die Tiefenatmung aus. Nehmen Sie lange, langsame, volle Atemzüge.

Gehen Sie so lange spazieren, bis Sie des Gehens müde sind, und gehen Sie dann nach Hause. Gehen Sie jede Woche mindestens drei- oder viermal spazieren.

Schritt 6:

Beten Sie. Bitten Sie das, was für Sie das Allerhöchste im Universum ist, um Heilung.

26
Fasten

Der Sinn des Fastens besteht nicht darin, das Körpergewicht zu verringern, sondern den Körper von Giftstoffen zu befreien. Kapitel 23 handelt vom Reduzieren der Giftstoffe und ist eine Vorbereitung für das Fasten. In diesem Kapitel hier wird das Reduzieren von Giftstoffen ernsthaft in Angriff genommen: Es geht um das Fasten.

Im Ganzheitlichen Yoga wird das Fasten unter zwei Gesichtspunkten angewendet: zur Reinigung des Körpers und zur Reinigung des Geistes und der Gefühle.

Fasten darf nicht mit einer Diät verwechselt werden. Während des Fastens sollten Sie auf jegliches Nahrungsmittel und auch auf verdünnte Säfte verzichten. Auch sollten Sie keine Vitamine, Mineralstoffe, Medikamente oder Drogen zu sich nehmen, keinen Kaffee, keinen schwarzen Tee, keinen Alkohol, keinen Tabak und keine anderen Gifte. Wenn Sie es ganz streng nehmen möchten, dann sollten Sie nicht einmal Zahncreme verwenden; putzen Sie Ihre Zähne einfach mit Wasser.

Fasten Sie jedoch nur, wenn Sie gesund sind. Wenn Sie eine akute oder chronische Krankheit haben, dann versuchen Sie nicht, diese durch Fasten zu heilen. Haben sie in bezug auf das Fasten irgendwelche Bedenken, dann befragen Sie zuerst Ihren Arzt, ob er Ihnen seine Zustimmung gibt.

Das Fasten beseitigt Gifte aus unserem Körper und übergibt sie dem Blutstrom. Die erste Phase des Fastens dauert etwa drei Tage. In dieser Zeit werden die Giftstoffe aus dem Gewebe in die Blutbahn geleitet und anschließend aus dem Körper geschwemmt. Fastet man länger als drei Tage, so tritt man in eine neue Phase ein. Das Fasten, das wir in diesem Kapitel empfehlen, geht nicht über diese drei Tage hinaus.

Fasten bringt eine Reinigungskrise mit sich. Wenn sich die Giftstoffe im Blut befinden, dann tauchen Symptome wie Kopfschmerzen, Schwindelgefühle, Schwäche und anderes auf, und Sie werden Ihre Zweifel an der Richtigkeit des Fastens haben. Wahrscheinlich werden sich bei Ihnen bereits wenige Stunden, nachdem Sie die erste Mahlzeit ausgelassen haben, die ersten Unsicherheiten einstellen, ob Sie das Fasten fortsetzen können. Sie *sind* fähig weiterzumachen, und Sie sollten das auch tun. Solange Sie gesund sind, besteht keine Gefahr. Durchschnittlich können Menschen ohne ernsthafte Probleme 30 Tage lang nur von Wasser leben. All diese unangenehmen Gefühle und Bedenken, die sich einstellen, sind nur Forderungen Ihres Körpers, Ihrer Instinkte und Ihres Geistes. Lassen Sie sie zu, aber fasten Sie weiter.

Ihr erstes Fasten sollte nur 24 Stunden dauern. Essen Sie vorher nicht zuviel. Dann – zu einem bestimmten, vorher festgesetzten Zeitpunkt – fasten Sie die folgenden 24 Stunden. Essen Sie danach wie gewöhnlich. Dieses 24stündige Fasten sollte in der zweiten von den sechs Wochen stattfinden, in denen Sie sich mit diesem Kapitel beschäftigen. Das Fasten ist nicht an einen bestimmten Wochentag gebunden. Sie können körperlich normal arbeiten und dabei doch fasten. In der dann folgenden Woche sollten Sie zwei Tage lang fasten. Nach dieser Zeit sind Sie genügend vorbereitet, um in der nächsten Woche drei Tage zu fasten. Fasten Sie auch in den darauffolgenden beiden Wochen je drei Tage. Fasten Sie danach aber nicht mehr weiter. Wenn es nötig ist, sollten Sie sich für dieses Projekt die Unterstützung eines Monitors holen. Notieren Sie in Ihr Tagebuch, welche Gefühle Sie haben und welche Erfahrungen Sie aufgrund des Fastens machen.

Aufgabe für die nächsten sechs Wochen

1. Woche:
Klären Sie all Ihre Fragen bezüglich des Fastens. Setzen Sie den Tag und den Zeitpunkt der kommenden Woche fest, an dem Sie fasten werden. Geben Sie, wenn nötig, diese Information an den Monitor weiter, der Sie unterstützen wird.

2. Woche:

Fasten Sie einen Tag lang. Trinken Sie nur klares (wenn Sie wollen, heißes) Wasser. Notieren Sie Ihre Gefühle, Gedanken und Erfahrungen, die das Fasten betreffen. Teilen Sie Ihrem Monitor mit, welche zwei Tage Sie für das Fasten in der kommenden Woche vorgesehen haben.

3. Woche:

Fasten Sie zwei Tage lang. Führen Sie Tagebuch. Lassen Sie Ihren Monitor wissen, an welchen drei Tagen Sie in den nächsten Wochen fasten werden.

4. Woche:

Fasten Sie drei Tage lang. Führen Sie Tagebuch.

5. Woche:

Fasten Sie drei Tage lang. Führen Sie Tagebuch.

6. Woche:

Fasten Sie drei Tage lang. Führen Sie Tagebuch.

27
Yoga-Positionen

Im oberen Teil des Mandalas finden Sie die Themen und Techniken, die der Reinigung des Körpers dienen. Wenn Sie einigermaßen gesund sind, dann ist es nun Zeit, mit der körperlichen Reinigung zu beginnen, indem Sie fasten, Yoga-Übungen machen, sich richtig ernähren und eine Lebensweise annehmen, die ohne neue geistige und körperliche Gifte auskommt. Die Yoga-Positionen reinigen und erneuern den Körper. Diese Reinigung umfaßt die Muskeln und Energiebahnen des Körpers, einschließlich die der inneren Organe. Die Muskeln werden durch Dehnen und Zusammenziehen gereinigt. Dadurch werden sie gestärkt, die Gelenke werden beweglich, der Energiefluß im Körper wird erhöht, und die Funktionen aller inneren Organe und Systeme des Körpers werden verbessert. Das tägliche Praktizieren der Yoga-Positionen bewirkt eine Regenerierung des Körpers und eine Erhöhung seiner Vitalität.

Über- und Untergewicht sind nicht förderlich für die Durchführung der Übungen. Viele Leute fragen, ob Yoga-Übungen helfen, Gewicht zu verlieren. Über einen langen Zeitraum gesehen, können die Übungen den Prozeß der Gewichtsabnahme unterstützen, da sie den Stoffwechsel regulieren. Wenn Sie jedoch rascher Gewicht verlieren möchten, dann sollten Sie mäßig essen, eine annehmbare Diät einhalten und einem Speiseplan folgen.

Yoga-Positionen sind eine Kombination von bewußter Bewegung und dem völligen Anhalten der Bewegung. Die Bewegung beschleunigt den Stoffwechsel und befördert Gifte durch die Zellwände in die Blutbahn. Wird die Position angehalten, dann beschleunigt sich der Kreislauf, und die Gifte werden durch den Blutstrom wegtransportiert und vom Körper ausgeschieden. Es ist wichtig, die Yoga-Positionen in einer ausbalancierten Weise zu machen.

Wenn Sie sich z.B. in einer Position nach vorn dehnen, sollten Sie sich in der anschließenden Position nach hinten dehnen. Wenn Sie sich zu einer Seite strecken oder drehen, strecken oder drehen Sie sich danach zur anderen Seite. Fällt Ihnen die Übung auf einer bestimmten Seite schwerer, als auf der anderen, dann sollten Sie zuerst auf der schwierigeren Seite üben, dann auf der anderen und schließlich noch einmal auf der schwierigeren. Durch diesen Wechsel wird der Körper allmählich ins Gleichgewicht gebracht.

Wenn Sie Yoga-Positionen machen, dann arbeiten Sie vorrangig auf der physischen Ebene, und Sie werden auch auf physische Barrieren stoßen. Sie werden feststellen, daß Sie mit Ihrem Körper verschiedene Positionen nicht einnehmen können, Ihr Körper wird schmerzen, steif und unnachgiebig sein. Diese Steifheit wird durch Gifte verursacht. Wenn Sie anfangen, Ihren Körper zu bewegen und die Yoga-Positionen einzunehmen, lösen sich allmählich die Gifte, und ihr Körper wird weicher und nachgiebiger werden. Je steifer Ihr Körper ist, um so länger sollten Sie versuchen, eine einzelne Position zu halten. Es ist dann hilfreich, vor den Übungen drei bis fünf Minuten langsam und tief zu atmen.

Lassen Sie sich nicht entmutigen, die Entgiftung des Körpers braucht Zeit. Anfangs werden Ihnen einige Positionen schier unmöglich erscheinen, aber wenn Sie geduldig weitermachen, werden Sie im Laufe der Zeit jede Übung meistern. In vielen Yogabüchern sind Fotos und Abbildungen der perfekten Positionen. Das hilft, eine klare Vorstellung von den Übungen zu bekommen. Der große Nachteil dieser Abbildungen besteht aber darin, daß wir beginnen, uns daran zu messen. Das ist natürlich unmöglich, da es Bilder von Menschen sind, die zum Teil seit 20 und mehr Jahren regelmäßig Yoga praktizieren und die Übungen gemeistert haben. Vom Beginn bis zur Vervollkommnung einer Position können viele Jahre vergehen, deshalb akzeptieren Sie Ihre Fähigkeiten, so wie sie im Augenblick sind. Das ist Ihre Ausgangsbasis. Zwingen Sie sich nicht in Positionen, die nicht Ihren augenblicklichen Möglichkeiten entsprechen. Das würde nur dazu führen, daß Sie aufgeben und denken, Yoga wäre nur etwas für Asketen. Wenn Sie im Rahmen der Gegebenheiten Ihr Bestes versuchen und ausdauernd genug sind, dann werden Sie die wunderbare Erfahrung machen, daß Ihr Körper mit der Zeit immer weicher und energiegeladener wird und Sie eines Tages Positionen einnehmen können, von denen Sie zu Beginn nicht zu träumen wagten.

Möglicherweise werden Sie bei der Durchführung der Positionen auch auf geistige Barrieren stoßen. Das kann sich z.B. darin äußern, daß Sie sich langweilen oder denken, daß es sowieso keinen Sinn hat, diese Übungen zu machen. Wenn Hindernisse dieser Art auftauchen, dann achten Sie einfach darauf, was passiert, und richten Ihre Aufmerksamkeit weiterhin auf Ihren Körper. Beobachten Sie, welcher Teil Ihres Körpers gedehnt und welcher Teil zusammengezogen ist; nehmen Sie wahr, wo unnötige Anspannung herrscht, wo Hitze, Kälte oder Energiefluß in Ihrem Körper sind und wie sich Ihr Körper in dieser Position anfühlt. Vielleicht werden Sie beim Ausüben bestimmter Positionen auch starke Emotionen wahrnehmen. Lassen Sie Ihre Gefühle zu, und halten Sie trotzdem weiterhin die Aufmerksamkeit auf Ihren Körper gerichtet. Ganz gleich, welche Barrieren auftauchen sollten, führen Sie weiter die Übungen aus.

Es gibt eine Ausnahme: Schmerz. Schmerz bedeutet, daß Sie aufpassen sollten. Sie werden Druck und Dehnung erfahren. Das ist zu erwarten und ist auch richtig so. Wenn Sie aber Schmerz spüren, vor allem, wenn Sie zum ersten Mal eine bestimmte Position ausüben, dann sollten Sie kontrollieren, ob Sie die Position richtig machen, und prüfen, ob die Übung für Ihren Körper zu diesem Zeitpunkt angemessen ist. Wenn Sie eine Position bereits längere Zeit üben und sich dann Schmerz einstellt, sollten Sie die Position soweit lockern, daß Sie zwar noch eine deutliche Dehnung verspüren, aber keinen Schmerz. Falls sich Ihr Körper nach drei tiefen Atemzügen nicht entspannt und die Schmerzen nicht nachlassen, ist das ein Zeichen dafür, daß Sie versuchen, etwas zu erzwingen.

Das führt uns zu einem wichtigen Grundsatz: Um Fortschritte im Ausüben der Yoga-Positionen machen zu können, ist es nötig, immer an Ihren Grenzen zu arbeiten, aber Sie sollten nicht versuchen, etwas zu erzwingen. Wenn Sie die Positionen auf eine sehr zurückhaltende Weise ausführen und keine Dehnung und Anstrengung in Ihrem Körper verspüren, dann werden Sie auch keine Fortschritte machen. Wenn Sie eine Position über Ihre Fähigkeiten hinaus forcieren, dann werden Sie sich selbst verletzen und eine Zeitlang gar nicht mehr fähig sein, diese Übung zu machen. Idealerweise arbeiten Sie immer genau an dieser Grenze. Es ist eine flexible Grenze, weil sie, wenn Ihre Fähigkeiten wachsen, allmählich immer mehr von Ihrem Körper verlangen können.

Erzwingen Sie nichts, kooperieren Sie statt dessen mit Ihrem Körper, sprechen Sie mit ihm. Ihr Körper ist nicht irgendein Objekt. Sie können nicht einfach das Abbild einer Position studieren und dann Ihren Körper in diese Position bringen. Ihr Körper ist lebendig und dynamisch, er verändert sich ständig. Sogar von einem Tag auf den anderen werden Sie feststellen können, daß sich Ihre Fähigkeiten verändern, eine bestimmte Übung auszuführen. Wenn Sie mit Ihrem Körper zusammenarbeiten, werden Sie gute Fortschritte machen. Genau betrachtet machen Sie erst dann Yoga-Übungen, wenn Ihre Aufmerksamkeit bei dem ist, was Sie tun. Andernfalls handelt es sich lediglich um ein körperliches Üben, aber nicht um Yoga. Wirklich Yoga zu machen, heißt, fest und sicher und mit Ihrer Aufmerksamkeit vollständig bei dem zu sein, was Sie gerade tun.

Das Üben von Yoga-Positionen lindert und heilt in kurzer Zeit die verschiedensten Beschwerden, wie Schlafstörungen oder Verdauungsbeschwerden. Ihr Körper wird stark und flexibel werden. Mit der Zeit werden Sie die Übungen perfekt ausführen, und Ihr Wohlbefinden wird sich immer mehr verbessern. Sie werden entsprechend der Zeit, die Sie sich für die Übungen nehmen, Fortschritte machen. Praktizieren Sie einmal wöchentlich Yoga, so werden Sie kleine Fortschritte erzielen; Sie werden feststellen, daß Sie sich besser fühlen und daß Ihr Körper an diesem Tag, und vielleicht auch noch am darauffolgenden, etwas besser funktioniert. Wenn Sie drei- oder viermal in der Woche üben, dann werden Ihre Fortschritte entsprechend größer sein. Durch tägliches Üben werden Sie in relativ kurzer Zeit Ihren Körper vollständig erneuert haben.

Es ist wichtig, einen regelmäßigen Übungsplan aufzustellen. Legen Sie die Tage und die Zeiten fest, am besten jeden Tag zur gleichen Zeit. Wenn Sie keine Regelmäßigkeit im Üben einhalten, werden Sie niemals die anfänglichen Barrieren überwinden und damit die Vorteile von Yoga nicht voll ausschöpfen können. Ideal wäre es, täglich die Positionen zu üben. Oft ist das aber schwierig einzurichten. Vielleicht ist es Ihnen aber möglich, sich dreimal in der Woche 20 Minuten Zeit zu nehmen.

Sie brauchen einen Ort, der angenehm temperiert ist und an dem keine Zugluft herrscht. Dieser Platz sollte während Ihrer Übungszeit ruhig und ungestört bleiben.

Sie benötigen eine Decke oder ein großes Handtuch, einen kleinen Teppich oder auch eine Matte, groß genug, um darauf flach liegen und die Übungen machen zu können.

Sie sollten möglichst immer zur gleichen Tageszeit Yoga durchführen. Beschließen Sie im voraus, wieviel Zeit für Sie angebracht ist. Zwanzig Minuten sind im allgemeinen eine gute Zeitspanne, wenn man mit den Yoga-Positionen beginnt.

Tragen Sie saubere, bequeme und leichte Kleidung, in der Sie sich gut bewegen können. Schmuck und Brille stören während der Übungen.

Es ist sinnvoll, vor dem Üben nicht zu essen. Warten Sie zwischen einer und vier Stunden nach dem Essen, je nachdem, was und wieviel Sie gegessen haben. Nach dem Essen wird Ihre Energie zunächst für das Verdauen der Nahrung benötigt. Wenn Sie diesen Prozeß mit dem Ausüben der Positionen stören, kann es sein, daß Sie sich nicht wohlfühlen werden.

Warten Sie nach den Übungen mindestens eine Stunde, bevor Sie wieder etwas essen.

Leeren Sie vor den Übungen Ihren Darm und Ihre Blase.

Frauen sollten während ihrer Menstruation keine Übungen ausführen, besonders keine anstrengenden oder solche, bei denen man den Körper stark drehen muß. Die Menstruation ist eine natürliche Reinigung und sollte durch nichts gestört werden. Ebenso sollten nach dem vierten Monat der Schwangerschaft und in den ersten drei Monaten nach der Geburt keine Übungen gemacht werden, ausgenommen natürlich spezielle Yoga-Übungen zur Geburtsvorbereitung bzw. zur Rückbildung.

Es ist schädlich, Yoga-Positionen auszuführen, während man starke Antibiotika einnimmt. Die Übungen erhöhen den Energiefluß und den Kreislauf. Wenn jemand sehr krank ist und Medikamente erhält, dann sollte die Wirkung dieser Arzneien durch nichts beeinflußt werden.

Belegen Sie einen Yoga-Kurs (Hatha-Yoga).

Nehmen Sie für etwa sechs bis zehn Wochen an diesem Kurs teil. Sie können später weitermachen; zunächst geht es lediglich darum, daß Sie den Effekt kennenlernen.

Üben Sie die Yoga-Positionen mindestens drei- bis viermal in der Woche zu Hause.

Schreiben Sie am Ende des Kurses einen Bericht in Ihr Tagebuch.

28
Ernährung

Aus yogischer Sichtweise dient Ernährung der Versorgung mit Lebensenergie. Man kann Lebensenergie durch Nahrungsmittel, durch Atem, durch Erfolgserlebnisse und durch erfüllende Liebesbeziehungen erhalten. In diesem Kapitel geht es um die Lebensenergie, die wir aus der Nahrung gewinnen.

Nahrung enthält sowohl Lebensenergie als auch Gifte. Obschon manche Nahrung weniger Gifte und mehr Leben in sich hat als andere, ist jede Nahrung in einem gewissen Grade giftig. Vor allem, wenn wir zuviel essen – auch organisch angebaute, ungespritzte Nahrungsmittel machen da keine Ausnahme. Zuviel zu essen, ist die zentrale Quelle der Anhäufung von Gift im Körper. Der Körper kann eine bestimmte Menge davon jeden Tag beseitigen, damit aber eine Reinigung stattfinden kann, müssen wir dem Körper weniger Gifte zuführen, als er abbauen kann. Diese Reinigung geschieht durch den Verzehr *geringer Mengen reiner Nahrung*.

Wenn Sie zu viele Kalorien zu sich nehmen und einen Überschuß an Eiweiß im Körper haben, werden Sie dick sein. Für die meisten Menschen wäre es angebracht, die Kalorienzahl zu reduzieren. In der Nahrung ist Wärmeenergie (Kalorien) und Lebensenergie enthalten. Das sind zwei verschiedene Dinge. Wir sollten Nahrung aufnehmen, die lebendig ist und viel Lebensenergie enthält, keine degenerierte oder alte Nahrung. Deshalb ist es wichtig, unsere Lebensmittel so frisch wie möglich zu verzehren. Ideal wäre es, einen eigenen Garten zu haben, um sich mit frischem Obst und Gemüse versorgen zu können, und nur ein Minimum an vorverarbeiteter Nahrung zu sich zu nehmen.

Nur Rohes zu essen, wäre am besten, aber reine Rohkosternährung können die meisten Menschen nicht vertragen. Deshalb ist es von Vorteil, nur solche Nahrungsmittel roh zu essen, die auch leicht verdaulich sind. Essen Sie also nur Rohkost, wenn Sie keine Schwierigkeiten haben, sie zu verdauen. In dem Maße, in dem Sie gesünder werden und Ihr Verdauungssystem gekräftigt wird, in dem Maße können Sie mehr und mehr Rohes essen. In der Zwischenzeit können Sie Ihre Mahlzeiten kochen, um sie leichter verdaulich zu machen. Allerdings darf die Nahrung nicht zu lange kochen, weil sie sonst an Lebensenergie verliert. Vor allem Menschen, die sich nicht gutfühlen, sollten ihre Nahrung vor dem Verzehr kochen. Dadurch verliert diese zwar an Lebensenergie, doch wenn man Nahrung, die viel Lebensenergie hat, nicht verdauen kann, ist sie nicht nur nutzlos für den Körper, sondern zudem noch eine Last und ein Reizstoff. Beobachten Sie deshalb sorgfältig, was Sie leicht verdauen können.

Einfaches Essen

Ernähren Sie sich einfach. Oft beklagen sich Menschen bei einfach zubereitetem Essen darüber, daß es zu schwach gewürzt sei und daß diese Mildheit mit der Zeit langweilig würde und sie so das Interesse daran verlieren, viel zu essen. So sollte es sein! Das Essen sollte einfach sein und mild. Man möchte dann nicht viel essen und tendiert von selbst dahin, mäßig zu sein. Extravagante französische Weinsaußen, gewürzte Speisen, sehr salziges Essen oder sehr süße Desserts reizen zwar den Appetit, führen aber auch zum Überessen. Wenn man nach ein paar Löffeln gekochtem Kürbis nicht an mehr interessiert ist, sollte man einfach aufhören zu essen, anstatt nach anderen kompliziert zubereiteten und verlockend schmeckenden Speisen zu fahnden, die einen doch nur dazu verführen, sich zu überessen.

Abwechslungsreich zu essen, ist wichtig, jedoch nicht innerhalb einer Mahlzeit. Innerhalb einer Mahlzeit sollten die Bestandteile einfach sein und möglichst nur aus einem Nahrungsmittel bestehen. Mit anderen Worten: Mischen Sie nicht geschnittene Zwiebeln mit dem Kürbis zusammen. Essen

Sie einfach gekochten Kürbis. Braten Sie den Kürbis nicht in Öl, das wäre wieder die Verbindung von zwei Nahrungsmitteln in einem Essen, nehmen Sie nicht einmal Tamari oder Butter dazu. Wenn Sie es leid sind, essen Sie es nicht mehr. Wenn es Ihnen nicht gut schmeckt, dann sind Sie nicht wirklich hungrig. Und wenn Sie nicht hungrig sind, dann essen Sie nicht. Ein weiterer Vorteil von einfachen Mahlzeiten ist das Vermeiden komplizierter Nahrungskombinationen, die das Essen schwer verdaulich machen und Gase verursachen. So sollten z.B. eiweißhaltige Nahrungsmittel *nicht* mit stärkehaltigen Nahrungsmitteln kombiniert werden:

Eiweiß:		*Stärke:*
Fleisch, Fisch	nicht	Brot, Getreide
Eier, Käse	zusammen	Kartoffeln,
Milch, Yoghurt	mit	Nudeln
Tofu		Bohnen, Erbsen,
Nüsse, Samen		Linsen
		Erdnüsse

Diese Sicht der Nahrungsmittel-Kombinationen entspricht in etwa dem, was als Trennkost bekannt ist. Deshalb haben wir darauf verzichtet, hier eine komplette Übersicht zu geben und verweisen statt dessen auf ein ansprechendes und übersichtliches Poster, auf dem diese Nahrungsmittel-Kombinationen dargestellt sind und das Sie über die auf Seite 269 angegebene Adresse beziehen können.

Ihr Essen, das Sie in den nächsten sechs Wochen zu sich nehmen, sollte so beschaffen sein, daß
– es leicht verdaulich für Sie ist,
– Sie nicht allergisch darauf reagieren,
– es frisch ist,
– es nicht bearbeitet, aufgefrischt oder konserviert ist,
– es einfach zubereitet ist,
– es gut gekaut wird,
– es ohne weitere Speisen gegessen wird oder in der richtigen Kombination mit ein oder zwei anderen Nahrungsmitteln.

Die einfachste Art, Gemüse zuzubereiten, besteht darin, das Gemüse entweder zu dünsten oder es kurz in Wasser zu kochen, bis es knapp gar ist. Bei der letztgenannten Methode kann der Rest des Wassers auch getrunken werden. Salzen Sie Ihr Essen nur mäßig, denn Salz führt dazu, daß im Körper Wasser gespeichert wird.

Mäßigung und gute Qualität

Beim Entwerfen Ihrer Diät sollten Sie auch die Menge der Nahrung, die Sie essen werden, reduzieren. Das Wichtigste ist, die Kalorien auf ein Minimum zu beschränken, entsprechend der Arbeit, die Sie verrichten, und des Klimas, in dem Sie leben. Beispiele für Nahrung mit vielen Kalorien sind jede Art von Zucker, Honig, Süßigkeiten, Öle und Fette (einschließlich Butter), Mehl, Mais, Kartoffeln und Brot. Diese Nahrungsmittel sollten völlig vermieden werden, es sei denn, Sie leben in einem kalten Land oder arbeiten hart. Sie sollten Ihre Lust auf Süßes mit Ihren Mahlzeiten befriedigen und, wenn überhaupt, nur eine Süßigkeit (Rosinen oder Trockenfrüchte) am Tag essen.

Wenn Sie zuviel essen, machen Sie alles zunichte, was Sie durch das Befolgen der Prinzipien in diesem Kapitel gewonnen haben. Sie sollten sich nicht satt oder voll fühlen. Der Magen sollte zu einem Viertel leer bleiben, ansonsten werden Sie müde sein und nach dem Essen keine Energie mehr haben. Wenn Sie geringe Mengen essen und ansonsten gesund sind, werden Sie etwa für den Zeitraum von einer Stunde nach dem Essen Bewegung in den Gedärmen verspüren. Je älter Sie werden und je mehr Ihr Lebensstil vom Sitzen geprägt ist, desto weniger Nahrung werden Sie brauchen. Ist Ihr Unterleib aufgequollen, könnte das bedeuten, daß Sie zuviel oder zu oft essen, oder Nahrung essen, die Ihr Körper nicht verarbeiten kann. Haben Sie Übergewicht, dann sollten die Nahrungsmengen, die Sie essen, so bemessen sein, daß Sie allmählich an Gewicht verlieren – doch nicht mehr als ein Pfund pro Woche. Wenn Sie schneller abnehmen, sind Sie nicht fähig, das neue Gewicht zu halten. Sie kommen in eine Krise, werden der ganzen Sache müde und hören auf, der Diät zu folgen.

Wenn Sie die Nahrungsmengen begrenzen, dann ist es auch sinnvoll, Lebensmittel zu kaufen, die weitgehend frei von Rückständen sind und so frisch, wie nur möglich. Einkaufen, Menge, Kombination und die Zubereitung der Nahrung – das sind die kritischen Punkte in der Ernährung.

Wir stellen in diesen sechs Wochen hohe Ziele für Sie auf, aber Sie brauchen sie nur sechs Wochen lang verfolgen. Dann haben Sie eine Erfahrung gemacht, was gute Ernährung bedeutet. Danach können Sie, wenn Sie wollen, Ihren Körper allmählich auf die ideale Ernährung umstellen.

Aufgabe für die nächsten sechs Wochen

Folgen Sie in den nächsten sechs Wochen den erläuterten Ernährungsvorschlägen.
Erstellen Sie jeweils zu Beginn jeder Woche einen Ernährungsplan.
Gehen Sie während dieser Zeit nicht mehr als einmal pro Woche in ein Restaurant. Bereiten Sie Ihr Mittagessen zu Hause zu.
Schreiben Sie am Ende jeder Woche einen kurzen Bericht in Ihr Tagebuch.

29
Richtig leben

Leben in Einklang mit Wahrheit

Die Frage nach der richtigen Lebensweise ist ein sehr weitreichendes Thema. Es gibt unzählige Bücher, die beschreiben, wie man erfolgreich sein kann, zu Reichtum kommen kann, glücklich werden kann und wie man sein Leiden beenden kann. Viele Bestseller fallen in diesem Themenbereich. Vor einigen Jahren interviewten Dale Carnegie und Napoleon Hill solche Menschen, die entweder finanziellen oder persönlichen Erfolg hatten. Sie fragten: »Wie machen Sie das? Wie sind Sie reich geworden? Wie sind Sie zu soviel Einfluß gekommen? Wie sind Sie glücklich geworden?« Sie befragten Hunderte von erfolgreichen Menschen und fanden heraus, daß einige Faktoren bei allen wiederzufinden waren. In diesem Kapitel beschreiben wir die Grundlage dieser Faktoren. Es ist die gleiche Grundlage, von der auch die Begründer aller großen Religionen ausgingen. Wir werden diese Grundlage hier in groben Zügen darstellen.

Der Weg zu einem erfüllten Leben besteht in einer einfachen Regel:

Um glücklich und erfolgreich zu sein, müssen wir in Einklang mit den Dingen leben, wie sie wirklich sind.

Eine einfache Regel, aber sie hat einen Haken. Ein Teil dieses Hakens besteht darin herauszufinden, wie die Dinge *wirklich* sind. Wenn Sie Leute fragen, wie die Dinge wirklich sind, dann wird Ihnen jeder etwas anderes sagen. Angenommen, Sie finden heraus, wie die Dinge, die Welt und das Leben wirklich sind, dann besteht der andere Teil des Hakens darin, wie Sie es dann schaffen, damit in Einklang zu leben. Es ist einfach, sich vorzustellen, wie schön es wäre, wenn man in Harmonie mit den Dingen leben würde, wie sie wirklich sind. Einige Menschen versuchen, das zu erreichen, indem sie sich einfach treiben lassen. Das war das Schlagwort der 60er Jahre. An diesem Ansatz ist etwas Wahres dran, aber er birgt einige Konsequenzen in sich. Wenn Sie sich im Leben einfach treiben lassen, dann kann es geschehen, daß Sie plötzlich in Stromschnellen geraten und einen Wasserfall hinunterstürzen. Unter Umständen kostet Sie dieser Sturz sogar das Leben. Die meisten Menschen sind nicht dazu bereit, solche Konsequenzen auf sich zu nehmen. Sich einfach treiben zu lassen, kann Sie jedoch in dem Maße, in dem Sie tatsächlich die Dinge so annehmen, wie sie sind, glücklich und zufrieden machen. Es ist aber nicht gesagt, daß Sie dabei gleichzeitig auch erfolgreich sein werden. Sich einfach treiben zu lassen, birgt viele Probleme in sich und ist nur für sehr wenige Menschen wirklich durchführbar. Der Welt zu entsagen, bedeutet, sich fließen zu lassen und mit dem Höchsten zu schwingen. Wer aber der Welt nicht entsagen will, sollte herausfinden, was Leben wirklich ist und dann sein Bestes tun, um damit in Einklang zu leben.

Dazu brauchen wir Kenntnisse und Erfahrungen darüber, was wirklich *wahr* ist. Die Schwierigkeit dabei ist, daß wir uns leicht täuschen, d.h., wir meinen, wir wüßten, wie die Dinge in Wahrheit sind, aber wir wissen es nicht wirklich. Buddha, ein erleuchtetes Individuum, kam zu der Einsicht, daß diese ganze Welt eine Illusion sei. Wir verstehen jedoch nur schwer, was das bedeutet. Oft wird dies dahingehend interpretiert, daß es unsere Welt gar nicht gibt. Es kann aber andererseits auch heißen, daß es diese Welt gibt, daß sie aber nicht das ist, wofür wir sie halten, daß die Dinge in Wahrheit vielleicht nicht so sind, wie wir glauben. Häufig meinen Menschen, wenn alles Illusion ist, dann gäbe es nichts Wirkliches, sie resignieren und denken, sie könnten gleich alles aufgeben. Es wäre aber ein großer Fehler, das Thema fallenzulassen und nicht mehr zu philosophieren und zu fragen, ob die Welt wirklich ist oder nicht.

Was ist die Wahrheit dieses Lebens? Es gibt unzählige Meinungen darüber, aber egal, wie unterschiedlich die Sichtweisen sind, alle religiösen Gruppen stimmen darin überein, daß es etwas *Absolutes* gibt. In unserer modernen Gesellschaft ist jedoch der Glaube weitverbreitet, daß dieses Absolute nicht existiere. Viele Menschen glauben, daß diese Welt so sei, wie sie uns erscheint, alles, was da ist, existiere allein auf der materiellen Ebene. Wenn man damit in Harmonie leben möchte, dann hieße das, man muß Farbfernseher, Autos und sonstige materielle Dinge in sein Leben integrieren. Bei genauerem Hinsehen werden Sie aber bemerken, daß all diese materiellen Dinge vergänglich sind. Sogar ein riesiges Gebirge ist zwar sehr lange Zeit da, aber irgendwann wird es auch wieder verschwunden sein. Wenn Sie Ihr Leben auf Dinge gründen, die vergänglich sind, dann werden auch Ihr Glück und Ihre Zufriedenheit vergänglich sein. Das heißt, Sie erlangen zwar ein gewisses Maß an Zufriedenheit, wenn Sie in Einklang mit diesen materiellen Dingen leben, aber eines Tages wird Ihr Glück verschwunden sein. Wenn Sie nach unvergänglichem Glück und ewiger Zufriedenheit suchen, dann müssen Sie im Einklang mit den Dingen leben, wie sie *wirklich*, letztendlich und in Ewigkeit sind.

Es ist schön, im Leben die Dinge zu erreichen, die man haben will, aber was kommt danach? Menschen, die tatsächlich alles im Leben erreicht haben, was man sich so erträumt – eine glückliche Beziehung, Erfolg im Beruf, Wohlstand und Ruhm –, stellen irgendwann fest, daß sie durch diese Dinge immer noch nicht die Zufriedenheit gefunden haben, die sie sich ersehnen. Selbst wenn Sie sehr erfolgreich und einflußreich in Ihrem weltlichen Leben sind, wird eines Tages ein Gefühl von Verzweiflung auftauchen. Dann stellen sich plötzlich grundlegendere Fragen: »Ich habe alles erreicht, was ich wollte, aber was soll das alles? Wozu bin ich eigentlich hier?«, »Wozu ist Leben eigentlich da?«, »Was soll ich jetzt tun?« Das sind gute Fragen. Es sind die alten Fragen unserer Kindheit, die aber verlorengingen, als wir versuchten, unsere Wünsche und Träume zu erfüllen, und das Alltagsleben uns irgendwann völlig absorbierte. Wenn wir erreicht haben, was wir wollten oder wenn wir alt geworden sind, dann tauchen diese Fragen eines Tages wieder auf. Irgendwann werden wir begreifen, daß auch wir dem Tod entgegengehen, und werden uns fragen, wozu Leben eigentlich gut ist. Diese Verzweiflung ist ein großer Motivator und ein Segen, weil sie uns die nötige Entschlossenheit verleiht, einen spirituellen Weg ausdauernd zu gehen.

Das Absolute

Viele Wissenschaftler verhalten sich in bezug auf das Absolute zögernd. Sie gehen folgendermaßen mit diesem Thema um: »Ich weiß nicht, ob es etwas Absolutes oder Ewiges gibt. Ich kann mich nur mit dem auseinandersetzen, was ich sehen, fühlen und messen kann. Dennoch möchte ich die Möglichkeit nicht ausschließen, daß hinter all dem etwas Ewiges existiert.« Dieser Ansatz wird niemals die grundlegenden Fragen des Lebens beantworten können, denn er gründet sich nur auf die Dinge, die mit den Sinnesorganen wahrgenommen werden können. Jene Wissenschaftler gehen mit den Dingen der Welt auf diese Weise um, ohne zu bemerken, daß ihr Geist sie irreführt. Die nach außen orientierten Wissenschaftler sind zu dem Schluß gekommen, daß so etwas wie der Geist, die Wahrheit und das Absolute nicht zu beweisen und nicht zu erklären sind. Folglich sei es hoffungslos, sich mit den inneren, subjektiven Zuständen zu beschäftigen, und sinnlos, Bücher von Leuten zu lesen, die behaupten, das Höchste, das Absolute erfahren zu haben. Diese Wissenschaftler beschränken sich selbst und können so niemals beurteilen, ob ein Höchstes, ein Absolutes oder Ewiges existiert. Alle Objekte ihre Betrachtung liegen im Bereich des Relativen, des Sowohl als Auch, der Illusion und des Scheins.

Es gibt noch eine andere Gruppe von Wissenschaftlern. Vor Zeiten wandten sich diese nach innen und arbeiteten, anstatt die Sinne auf die äußere Welt zu richten, im Bereich des Geistes. Natürlich gab es dabei, ebenso wie bei den nach außen gerichteten Wissenschaftlern, viele Fehlschläge. Die Wissenschaftler, die sich nach innen wandten, arbeiteten über viele Generationen hinweg; jeder machte einen kleinen Fortschritt, bis einige jenseits des Geistes das Absolute, das Ewige fanden. Sie erfuhren es direkt, ohne mittelbare (sinnliche) Wahrnehmung. Dann begannen sie zu lehren und anderen davon zu berichten. Diese konnten jedoch nur ihre Sinne und ihren Verstand benutzen, um die Lehren zu verstehen, und so wurde die Wahrheit, die die erleuchteten Menschen gefunden hatten, wieder durch den Filter der Sinne und des Geistes verfälscht. Man könnte Ihnen auf verschiedene Arten beschreiben, was das Ewige ist, aber Sie würden dadurch immer nur eine

Vorstellung davon erhalten und nicht das Ewige selbst erleben. Das ist das Problem. Wenn Sie jetzt lesen oder hören, daß alles Gott ist, daß das Einzige, was existiert, göttliche Liebe ist, dann nehmen Sie diese Aussagen durch Ihre Sinne wahr. Diese Form der Wahrnehmung trennt Sie im selben Augenblick von dieser Wahrheit ab und macht es Ihnen unmöglich, diese Wahrheit *direkt* zu erfahren.

So kommen Sie also nicht weiter. Was können Sie tun? Es bedarf entweder einer eigenen direkten Erfahrung des Absoluten oder der Hingabe an die Worte eines anderen, damit Sie weiterkommen. Das Enlightenment Intensive ermöglicht Menschen, eine solche direkte Erfahrung des Absoluten zu machen. Dazu finden Sie im Kapitel 1 (Wer bin ich?) ausführliche Informationen. Die erste Möglichkeit wäre also, selbst zu erfahren, was die Wahrheit ist, um dann zu versuchen, damit in Einklang zu leben. Aber das ist eine sehr schwere Aufgabe. Der andere Weg ist, den Worten oder Lehren eines anderen Glauben zu schenken und ihnen zu folgen. Um mit der Wahrheit in Einklang zu leben, haben Sie nur diese zwei Möglichkeiten: Sie müssen die Wahrheit entweder selbst erfahren oder sich dazu entschließen, den Worten eines anderen zu glauben.

Natürlich ist es ein Risiko, anderen zu vertrauen. Diese könnten sich irren, sie könnten Sie betrügen und Sie in die Irre führen. Dennoch ist es eine Möglichkeit, mehr in Harmonie zu leben. Wie können Sie wissen, ob Sie den Worten eines anderen trauen können? Es gibt viele Männer und Frauen, die von sich behaupten, die Wahrheit zu kennen. Wenn Sie sich fragen, ob ihre Aussagen stimmen oder nicht, dann gibt es nur eine Möglichkeit, das zu überprüfen: Beobachten Sie das Leben dieser Menschen. Wenn eine Übereinstimmung zwischen dem besteht, was jemand sagt und dem, was er lebt, dann wissen Sie, daß er in dieser Hinsicht die Wahrheit spricht. Versuchen Sie dann ernsthaft, seinen Worten zu folgen. Indem Sie das tun, werden Sie selbst erfahren und herausbekommen, ob diese Techniken und Lehren wirksam sind oder nicht.

Das Problem ist, daß wir immer denken, wir wüßten alles besser. In Wahrheit wissen wir nichts. Trotzdem gibt es Menschen, die ihr ganzes Leben damit verbringen, das zu tun, was ihr Geist ihnen einflüstert. Sagt er:

»Spring!«, dann springen sie; wenn er sagt, sie sollen schlafen, dann schlafen sie; sagt er, sie sollen mehr essen, dann essen sie mehr. Manche Menschen sagen: »Ich werde nur ich selbst sein« und versuchen gemäß der Vorstellung zu leben, die sie von sich selbst haben. Aber das ist eine Illusion, weil sie von einer Vorstellung ausgehen. Natürlich können wir versuchen, den Vorstellungen unseres Geistes oder den Erwartungen anderer Menschen zu entsprechen. Aber sind wir tatsächlich das, was wir glauben zu sein? Solange wir nicht *wirklich* wissen, wer oder was wir sind, können wir unser ganzes Leben damit verbringen, den Vorstellungen und Illusionen unseres Geistes zu folgen und zu versuchen, sie zu erfüllen. Allerdings werden wir auf diese Weise niemals wirkliche, tiefe Befriedigung erreichen.

Evolution

Viele Biologen halten die Evolution für einen auf das Überleben ausgerichteten Anpassungsmechanismus. Von ihrem Standpunkt aus gesehen scheint die Evolution zu nichts zu führen. Aufgrund ihrer Verpflichtung gegenüber ihrem wissenschaftlichen Ansatz glauben sie, daß sie es am besten wüßten. Was wäre aber, wenn die Evolution nicht auf das Überleben, sondern auf etwas *Absolutes* ausgerichtet ist? Und wenn dieses Absolute nicht mehr im Bereich der Naturwissenschaften läge?

Es *gibt* ein Absolutes, auf das wir uns alle hin entwickeln. Und alles, was uns *wirklich* zufrieden macht und uns Erfüllung bringt, liegt in Richtung auf dieses Absolute hin. Am Ausmaß Ihrer eigenen inneren Zufriedenheit können Sie erkennen, ob Sie in Einklang mit dem Absoluten leben oder nicht. Wenn sie etwas wahrhaft Erfüllendes tun, dann wissen Sie, daß Sie auf dem richtigen Weg sind. Wenn Sie etwas tun und sich danach schuldig oder schlecht fühlen, dann war Ihre Handlung nicht in Einklang mit der Wahrheit. Alles, was Ihnen wirkliche Erfüllung, wirkliche Zufriedenheit und ein wirklich gutes Gefühl gibt, zeigt die Richtung an, in die Sie sich bewegen sollten oder bereits bewegen.

Seien Sie sich bei all dem klar, daß das, was jenseits von Körper und Person liegt, was Sie in Ihrem innersten Kern und in Wahrheit sind, sich nicht entwickelt. Was Sie in Ihrem wahren, inneren Wesen wirklich sind, ist bereits vollkommen. Die Wahrheit, die sich entfaltet, ist die Wahrheit Ihres Selbst. Sie sind bereits diese Wahrheit. Sie und wir alle haben das vergessen, und nun besteht das Problem, daß wir uns mit dem Körper, dem Geist und den Gefühlen identifizieren, und die sind unvollkommen.

Die absolute Wahrheit, Gott, die göttliche Liebe, ist *jetzt und hier*, und nicht in einer anderen Dimension. Es geht darum, mit dieser Wahrheit in Einklang zu leben. Geben Sie sich dem Fluß des Lebens hin, aber erwarten Sie keine Sensationen, nichts Außergewöhnliches. Wenn sie etwas Außergewöhnliches erwarten, werden Sie nicht wirklich mitfließen. Denn alles, was zu erfahren ist, erfahren Sie bereits, hier und jetzt.

Ethische Gebote

Die Menschen, die ihr Innerstes und die Natur des Absoluten erforschten, haben verschiedene Grundsätze gefunden. Sie haben die Natur des Absoluten entschlüsselt und sie uns in Heiligen Büchern, Lehrsätzen und in Geboten zugänglich gemacht. »Du sollst nicht töten« ist ein solches Gebot. Nicht zu töten bedeutet, in Einklang mit Wahrheit zu leben. Wenn Sie gegen diese Regel verstoßen haben, dann sind Sie gewiß in großen Schwierigkeiten. Entweder werden Ihre Schuldgefühle Sie zermürben oder die anderen Menschen oder beides gemeinsam. Ein Prinzip wie dieses zu verstehen, ist nicht schwierig. Und doch brauchte die Menschheit Jahrtausende, um es zu formen und es als einen allgemeinen, für die Mehrheit der Menschen geltenden Grundsatz aufzustellen. Und tatsächlich gibt es immer noch Menschen, die glauben, daß man mit dem Töten leben kann, daß das Töten ein Weg zu Glück und Erfolg sei.

Wie können Sie mit solchen ethischen Regeln umgehen? Zunächst einmal können Sie annehmen, daß die Menschen, die diese Gebote aufstellten, wußten, was sie taten. Dann können Sie versuchen, diesen Geboten zu folgen, bis Sie selbst die Wahrheit und Ihre eigenen innersten Maßstäbe für sich gefunden haben. Die Aufgaben am Ende dieses Kapitels dienen dazu, sich mit den *eigenen* inneren Maßstäben auseinanderzusetzen, die normalerweise als das Gewissen bezeichnet werden. Wenn Sie der Stimme Ihres Gewissens mehr Raum geben, werden Sie feststellen, daß Ihre inneren Maßstäbe viel, viel feiner sind als Sie vielleicht bisher angenommen hatten und daß diese Maßstäbe sich nicht sehr von den Geboten der Religionen unterscheiden.

Eine andere Möglichkeit ist: Glauben Sie absolut nichts! Überprüfen Sie! Versuchen Sie anzunehmen, was diese Weisen sagten, und erlauben Sie sich, danach zu leben. Finden Sie selbst heraus, ob diese Aussagen Gültigkeit und Wert besitzen oder nicht. Wenn Sie den Ansatz für sich wählen, nichts zu glauben, sondern Ihre eigenen Erfahrungen zu sammeln, dann sollten Sie nicht den Fehler begehen, es eilig zu haben.

Wenn Sie einen religiösen/spirituellen Weg für sich wählen, dann werden Sie Zeiten von Verzweiflung und Hoffnungslosigkeit erleben. In diesen Phasen wechseln Menschen oft den Wachstumsweg, weil sie denken, dieser Weg sei falsch. Es erfordert große Entschlossenheit von Ihnen, auch in der Krise dem eingeschlagenen Weg zu folgen. Die Zweifel werden vorübergehen, und Sie werden feststellen, daß Sie gerade durch Krisen Ihrem Ziel ein großes Stück nähergekommen sind. Nehmen Sie sich deshalb ausreichend Zeit. Am besten ist es, wenn Sie sich für die Erprobung eines spirituellen Weges mindestens fünf Jahre Zeit geben. In diesen fünf Jahren lassen Sie sich durch nichts beirren, sondern bleiben ausdauernd und beharrlich auf dem eingeschlagenen Weg. Nach diesem Zeitraum überprüfen Sie die Resultate in Ihrem Leben. Hat sich Ihr Leben nicht verbessert, dann wählen Sie einen neuen Weg. Wenn sich Ihr Leben verbessert hat und Sie mehr Zufriedenheit und Glück gefunden haben, dann gibt es keinen Grund einen neuen Weg zu gehen. Auf diese Weise werden Sie den für Sie richtigen Weg finden und die Verwirrung vermeiden, die entsteht, wenn Sie zu viele Wege auf einmal verfolgen wollen.

Akzeptanz

Unser aller Ziel ist die Einheit mit dem Absoluten. Wir machen darin tatsächlich Fortschritte und leben mit der Zeit immer mehr in Einklang mit der wahren Natur der Dinge, selbst wenn wir überhaupt nichts darüber wissen. Dennoch geschieht genau das. Evolution findet statt. Die Wirklichkeit, die uns umgibt, ist ein Teil Gottes. Sie ist deshalb ein Teilaspekt des Absoluten, weil unsere Verbindung, unser Kontakt, unsere Hingabe, unsere Vereinigung mit Gott nur unvollständig ist. Die ganze Welt, das, was Sie sehen, ist dieser Teilaspekt und entwickelt sich stetig auf die Vollendung zu. In der Zwischenzeit besteht unsere Lebensaufgabe darin, diese Teilaspekte nicht abzulehnen, nicht zu bekämpfen und nicht verändern zu wollen, sondern sie als Teil des Absoluten zu erkennen. Es liegt im Wesen dieser Welt, daß sie (scheinbar) nie ganz in Ordnung ist. Aber wir glauben, wir bräuchten ihr nur einen kleinen Anstoß zu geben, und schon wäre sie (wieder) in Ordnung. Das wird nicht geschehen. Sie können versuchen, das Leben ein bißchen zu verändern, und manchmal werden Sie sogar damit etwas erfolgreich sein. Aber ist es jemals absolut zufriedenstellend? Absolut erfüllend? Wenn das so ist, dann wäre es nicht mehr diese Welt, sondern das Absolute, die Wahrheit selbst.

Aufgabe für die nächsten sechs Wochen

Nehmen Sie sich während der nächsten sechs Wochen jeden Abend vor dem Zubettgehen die Zeit, den Tag noch einmal an sich vorbeiziehen zu lassen. Beginnen Sie morgens mit dem Aufstehen, und gehen Sie den ganzen Tag durch bis zum Einschlafen. Erinnern Sie sich an alles, was Sie getan bzw. unterlassen haben, sowie an alle Ihre Interaktionen mit anderen. Achten Sie während dieser Rückbesinnung besonders auf die auftauchenden Gefühle, beachten Sie z.B., ob Sie sich zufrieden fühlten, wenn Sie in Übereinstimmung mit dem gehandelt haben, was für Sie Ihrer eigenen Einschätzung nach richtig ist. Und beachten Sie Gefühle von Scham und Reue, wenn Sie sich an etwas erinnern, daß Sie Ihrer eigenen Einschätzung nach nicht hätten tun sollen. Akzeptieren Sie diese Gefühle von Schuld, decken Sie sie nicht mit Rechtfertigungen zu.

Schreiben Sie wöchentlich einen Bericht ins Tagebuch über das Ergebnis Ihrer Bemühungen und Ihrer Betrachtungen und darüber, welche Auswirkung diese tägliche Rückbesinnung auf Ihr Leben hat.

30
Geld

Die vier Stadien des Lebens

Die meisten Menschen im Westen haben die falsche Vorstellung, Yoga würde den Verzicht auf jeglichen Wohlstand bedeuten. Das kann es bedeuten, muß es aber nicht grundsätzlich. Ob Yoga Verzicht bedeutet oder nicht, das hängt vom Stadium des Lebens ab, in dem sich ein Mensch gerade befindet. Aus yogischer Sicht gibt es vier Stadien des Lebens. Das erste Stadium des Lebens ist die Kindheit. Die Hauptaufgabe in dieser Zeit ist Lernen. Das Kind besitzt nichts, außer dem, was seine Eltern ihm geben. Das zweite Stadium des Lebens ist das Stadium des Familienlebens. Man gründet selbst eine Familie und hat Kinder. In dieser Phase des Lebens ist es erstrebenswert, Besitz zu erlangen. Es ist das Stadium des Wohlstands. Es ist in Ordnung, wertvolle Dinge, Autos und Häuser zu besitzen. Bis die Kinder erwachsen sind, ist es wichtig, daß die Aufmerksamkeit primär auf der Familie und ihrem Wohlergehen liegt. Die Suche nach dem Sinn des Lebens sollte dahinter zurückstehen. Yoga oder andere Wachstumsübungen, die Sie vielleicht machen, können Sie unterstützen, in dieser Lebensphase Ihr Bestes zu geben. Das ist auch der Sinn dieses Buches, es ist nicht für Eremiten und Weltentsager geschrieben, sondern um Menschen bei der Erfüllung ihrer Familienphase Unterstützung zu geben.

Später, wenn man genug erreicht hat und die Kinder erwachsen sind, kommt die Zeit, den Wohlstand an die Kinder weiterzugeben. Im dritten Stadium des Lebens können wir uns, wenn wir möchten, vollständig auf unser geistiges Wachstum und auf die Frage nach dem Sinn des Lebens konzentrieren. Dann beschäftigen wir uns ausschließlich mit der Suche nach der absoluten Wahrheit, die hinter allem ist, und behalten nur soviel materielle Dinge, wie wir zum Überleben brauchen. Das vierte Stadium erreichen die Menschen, die wahrhaft verzichten. Sie haben alles aufgegeben und leben unter den bescheidensten Bedingungen. Wohlstand und Geld spielen keine Rolle mehr in Ihrem Leben.

Wohlstand – ein Attribut Gottes

Es ist kein Unrecht, vermögend zu sein. Unrecht ist es, andere zu verletzen, sie zu belügen, die Wahrheit vor ihnen zu verbergen, sie zu bestehlen und zu mißbrauchen. Derartiges Verhalten ist unethisch. Es gibt Leute, die zu Geld kommen, indem sie es anderen wegnehmen, ohne selbst eine Leistung dafür zu erbringen. Oft nutzen sie die Notlage anderer aus, um sich daran zu bereichern. Wohlstand wird häufig auf unrechte Weise erworben, aber es ist nicht der Wohlstand selbst, der unrecht ist. Überfluß, Wohlstand, Gold und Juwelen, auch das ist Gott. So wie Gott asketisch sein kann, besitzlos, hungernd und krank, genauso kann er Honig fließen lassen, rauschende Feste feiern, sich in glänzende Stoffe hüllen und sich mit Gold behängen. Auch Sie sollten alles haben, was Sie sich erträumen. Nichts ist schlecht oder falsch daran. Je mehr Sie haben, um so besser. Wichtig ist nur, es nicht auf unrechte Weise zu erlangen. Wenn Sie auf unrechte Weise zu Geld kommen, dann ist es unmöglich, damit wirklich glücklich zu werden. Wenn Sie wohlhabend sind, ohne andere zu verletzen oder zu schädigen, dann werden Sie keine Mühe haben, sich Ihres Wohlstands wirklich zu erfreuen. Das ist der Weg, um in Zufriedenheit mit dem erworbenen Wohlstand zu leben.

Wohlstand und Kreativität

In bezug auf Wohlstand gibt es fünf Arten von Menschen. Manche nehmen nur. Sie mögen sehr reich sein, aber sie sind nicht kreativ. Sie nehmen und denken dabei nur an sich. Das ist nicht korrekt und führt zu Leid und Elend. Besser wäre es, eine der vier anderen Möglichkeiten zu wählen, um zu

Wohlstand zu kommen. Die Möglichkeiten, die wir Ihnen jetzt beschreiben werden, sind nicht scharf voneinander zu trennen, sondern gehen stufenlos ineinander über. Sie sind abhängig von der Menge der kreativen Energie, die jeweils in die Arbeit einfließt.

Der erste geeignete Weg, um Geld zu ver-dienen, ist Dienen. Das bedeutet, daß Sie nichts aus sich selbst heraus tun, Sie erkennen vollständig die Führung und Verantwortung anderer an. Auf diese Weise erfüllen Sie Ihre Pflichten. Sie fahren die Autos anderer Leute, putzen ihre Häuser und haben sehr wenig, was Ihnen selbst gehört. Um gut zu dienen, brauchen Sie nicht viel Kreativität. Sie brauchen keine Ideen zu haben und benötigen nicht die Kraft, eigene Ideen zu verwirklichen. Es fällt Ihnen wahrscheinlich leichter, etwas für andere zu tun als für sich selbst. Sie haben in der Regel nicht viel Geld, nur soviel, wie Sie gerade brauchen, und sind möglicherweise doch ein sehr zufriedener Mensch. Für das Wenige, das Sie bekommen, haben Sie viel gegeben.

Dann gibt es Menschen, die Tausende von Ideen haben, aber nicht in der Lage sind, jemals eine davon in die Tat umzusetzen. Zur Kreativität gehören aber nicht nur gute Ideen, sondern auch deren Durchführung. Deshalb erlangen solche Menschen nur wenig Wohlstand. Sie sind jedoch ethisch genug, um anderen kein Unrecht zuzufügen. Sie arbeiten unter der Führung anderer und sind glücklicher als Menschen, die ihr Geld auf unrechte Weise erlangen. Das sind die zwei Varianten des ersten geeigneten Weges, Geld zu verdienen.

Um mehr Wohlstand zu erlangen, müssen Sie kreativer sein. Die weiteren Stufen der Kreativität können wir folgendermaßen einteilen: die selbständig Handelnden, die Leiter oder Führungskräfte und die Menschen, die unabhängig von Wohlstand geworden sind. Dies soll an einem Beispiel erläutert werden. Ein Mensch aus der Gruppe der Dienenden würde die Häuser von anderen bauen oder in Ordnung halten. Ein Mensch aus der Gruppe der selbständig Handelnden würde den Bau eines Hauses leiten. Ein Mensch aus der Gruppe der Leiter würde neue Häuser entwerfen oder eine große Baufirma führen. Ein vom Wohlstand unabhängiger Mensch würde lehren, wie man leben kann, ohne ein Haus zu brauchen.

232

Wohlstand steht also in einem direkten Verhältnis zur Kreativität. Drei Dinge tragen zu einem Anwachsen der Kreativität bei: Disziplin, Ausrichtung der Energie auf konkrete Projekte und sexuelle Zurückhaltung. Um Wohlstand zu erreichen, ist ein diszipliniertes Leben nötig. Sie können nicht einfach Ihre Steuerformulare unbearbeitet liegen lassen und auch nicht permanent Ihr Konto überziehen. Wenn Sie nur Ihrer Laune folgen und sich nicht darum bemühen herauszufinden, ob das Haus, das Sie kaufen wollen, ein günstiger Kauf ist oder nicht, dann werden Sie vielleicht 20 Jahre lang für eine Immobilie bezahlen, die nur die Hälfte von dem gezahlten Preis wert war.

Für unsere Disziplin ist es förderlich, sich täglich etwas Zeit für eine kurze *Meditations- oder Konzentrationsübung* zu nehmen. Suchen Sie sich etwas, auf das Sie Ihre Aufmerksamkeit richten können, z.B. Ihren Atem. Setzen Sie sich bequem hin, schließen Sie die Augen, und richten Sie Ihre Aufmerksamkeit auf das Ein- und Ausströmen des Atems. Greifen Sie nicht in diesen Vorgang ein, sondern beobachten Sie auf entspannte Weise. Dabei tauchen unzählige ablenkende Gedanken und Körpergefühle auf. Lassen Sie sich nicht davon beirren, und fahren Sie damit fort, Ihre Aufmerksamkeit auf Ihren Atem zu richten. Wenn Sie diese Übung regelmäßig, täglich für fünf bis zehn Minuten durchführen, wird sich Ihre Fähigkeit zur Disziplin sehr erhöhen.

Durch Disziplin kanalisieren wir unsere *Lebensenergie*, d.h., wir lenken unsere Aufmerksamkeit und damit unsere Lebensenergie auf eine bestimmte Sache. Fast jeder hat ein bestimmtes Maß an Energie und ist bereit, sie in ein Vorhaben zu investieren. Dafür muß sie kanalisiert und gelenkt werden, sonst wird sie sich wieder zerstreuen. Wenn Sie mehr Kreativität und mehr Kraft haben möchten, dann ist es wichtig, ein diszipliniertes Leben zu führen. Disziplin ist nötig, um Energie zu haben, über die Sie frei verfügen können. Deshalb sollten Sie etwas finden, etwas möglichst Konkretes, in das Ihre Energie einfließen kann. Verschleudern Sie sie nicht, indem Sie sie auf zu viele Dinge verteilen. Die notwendige Disziplin werden Sie leicht aufbringen, wenn Sie ein Projekt gefunden haben, das Ihnen Freude macht und so automatisch Ihre Aufmerksamkeit bindet.

Arbeit soll Spaß machen. Finden Sie eine Arbeit, die Ihnen Spaß macht, die Ihre Aufmerksamkeit fesselt, ethisch ist und mit der Sie Geld verdienen können. Setzen Sie Geld jedoch nicht an die erste Stelle in Ihrem Leben. Unzählige Menschen tun das und führen dabei eine Arbeit aus, die sie nicht befriedigt. Dann macht Arbeit keine Freude, sondern wird als notwendiges Übel angesehen, um zu überleben. Wenn Sie bedenken, wieviel Zeit Ihres Lebens Sie mit Arbeit und Geldverdienen verbringen, dann ist diese Sichtweise ein grober Fehler, der Sie unglücklich und krank macht. Viele Menschen träumen von der Zeit der Rente, wenn sie endlich von ihrer Arbeit erlöst sein werden. Das Schlimme aber ist, daß sie dann oft so krank, unglücklich und verbraucht sind, daß sie die lang ersehnte freie Zeit nicht mehr genießen können und bald darauf sterben. Nehmen Sie sich also Zeit, und reflektieren Sie sorgfältig darüber, was Ihnen im Leben wirklich Spaß bereitet und wie Sie damit Geld verdienen könnten. Machen Sie eine tägliche Meditation daraus. Wenn Sie den Mut besitzen und in der Lage sind, diese Idee in die Tat umzusetzen, dann haben Sie viel mehr Freude in Ihrem Leben, und Sie verdienen als Nebeneffekt auch noch Geld damit. Glauben Sie nicht, das sei nicht möglich. Es gibt bereits zahlreiche Menschen, die dieses Ziel verwirklicht haben. Das ist der Weg zu einem glücklichen Leben in Wohlstand. Damit das aber möglich wird, brauchen Sie noch etwas mehr Energie, als Sie bisher zur Verfügung hatten.

Um eine erhöhte kreative Energie zu erhalten, ist es sinnvoll, daß Sie *sexuelle Zurückhaltung* üben, denn sexuelle Energie ist kreative Energie. Der direkteste Ausdruck davon ist, daß diese Energie Kinder erschafft. Sexuelle Zurückhaltung bedeutet nicht, daß Sie nie mehr an Sex denken sollten. Es ist klar, daß das nicht funktionieren kann. Es wäre sogar falsch, denn wenn Sie an nichts Sexuelles mehr denken würden, dann hätten Sie wahrscheinlich auch keine sexuelle Energie mehr und damit auch keine Kreativität. Sexuelle Energie braucht Zeit, um sich aufzubauen. Wenn Sie sie verschwenden, dann werden Sie niemals eine Steigerung Ihrer Kreativität erfahren. Außergewöhnliche Künstler, Schriftsteller oder Sportler, alle wissen, daß sie nicht die Kraft haben, etwas zu erreichen, wenn sie ihre sexuelle Energie verausgaben. Um erfolgreich zu sein, braucht man nicht auf Sex zu verzichten, vielmehr geht es darum, sich zu mäßigen, und etwas weniger oft Sex zu haben als normalerweise. Eine feste Partnerschaft oder die Ehe ist ein guter Weg, um auf eine disziplinierte Weise mit sexueller Energie umzugehen.

Sie sollten versuchen, Ihre sexuellen Entladungen zu reduzieren. Aber daraus sollte kein Streß entstehen. Lassen Sie Ihre sexuelle Energie ansteigen, so gut es Ihre derzeitigen Fähigkeiten erlauben. Es wird nötig sein, sie dann und wann zu entladen, aber sie sollte sich erst aufbauen dürfen, so daß Sie diese kreative Macht zur Verfügung haben. Wenn Sie jedesmal, wenn Sie ein leichtes sexuelles Bedürfnis verspüren, diesem nachgeben und die sexuelle Energie freisetzen, dann wird Ihre Kreativität sinken. Wenn Sie andererseits Ihre sexuelle Energie unterdrücken, weil Sie Angst vor ihr haben, dann werden Sie überhaupt keine Kreativität haben. Sie sollten sich erlauben, sexuell zu sein, aber entladen Sie diese Energie nicht allzuoft, sondern lassen Sie sie ansteigen, und leiten Sie sie in andere Kanäle – sie wandelt sich in Kreativität. Lenken Sie diese Energie in eine lohnenswerte Arbeit. Ausführliche Informationen zur sexuellen Zurückhaltung finden Sie im Kapitel 11 (Sexualität).

Die Ethik der Arbeit

Ob Sie für einen anderen oder für sich selbst arbeiten, es ist wichtig, daß Sie einer Tätigkeit nachgehen, die Ihrer eigenen Einschätzung nach ethisch ist. Es gibt viel Kraft, wenn Sie das Gefühl haben, daß Ihre Arbeit wertvoll ist, sie zum Wohlbefinden anderer beiträgt und für diese förderlich ist. Wenn Sie empfinden, daß Ihr Tun wertlos, schlecht oder zerstörerisch für andere ist, dann können Sie nicht mit Herz und Seele dabeisein. Die Arbeit selbst braucht nicht perfekt ausgeführt zu sein, doch die Art und Weise, wie Sie sie ausführen, sollte ethisch sein. Wenn Ihr Gewissen Ihnen sagt, daß Ihre Tätigkeit anderen keinen Nutzen bringt, wie können Sie dann Ihre volle Energie da hineinfließen lassen? Es geht nicht. Sie werden unbewußt den Wunsch verspüren, Ihre Arbeit zu sabotieren. Sie werden sich aufreiben und Magengeschwüre bekommen. Sie werden mit Mitarbeitern und Vorgesetzten diskutieren und argumentieren und nichts dadurch erreichen. Ganz sicher werden Sie nicht reich dabei werden. Und wenn doch, so würden Sie keine Freude daran haben.

Es ist wichtig, auf eine ethische Weise kreativ und produktiv zu sein, um mehr Wohlstand zu erschaffen, als Sie verbrauchen können, und um von Ihrem Überfluß anderen etwas abgeben zu können. Wenn Ihre Tätigkeit Ihren ethischen Anforderungen nicht entspricht, Sie aber Wohlstand erlangen wollen, dann sollten Sie überlegen, Ihren Beruf oder Ihre Arbeitsstelle zu wechseln. Kündigen Sie, und geben Sie den Grund an, warum Sie es tun. Auf diese Weise werden Sie das Gefühl haben, etwas Wertvolles getan zu haben, und Ihr weiteres Leben richtet sich mehr auf Wohlstand aus. Der Reichtum wird nicht gleich am nächsten Tag eintreten, aber immerhin gehen Sie bereits in die richtige Richtung. Diejenigen, die sich ethischer verhalten, werden letztendlich mehr Kreativität haben, schneller Wohlstand erlangen und damit glücklich sein.

Ethisch und offensiv sein

Wenn Sie kreativer werden, dann werden Sie auch offensiver werden. Ethische Menschen haben die Tendenz, sich zurückzuhalten und nicht so offensiv zu sein. Aber Sie werden nicht wohlhabend werden, wenn Sie sich zurückhalten. Die Kunst besteht also darin, ethisch und trotzdem offensiv zu sein. Warten Sie nicht darauf, daß ein anderer auftaucht, der Sie reich macht. Wenn Sie Wohlstand erlangen wollen, dann warten Sie auch nicht darauf, bis alles genau so ist, wie Sie es haben möchten. Warten Sie auch nicht, bis Sie absolut sicher sind. So funktioniert das Leben nicht. Sie werden tot sein, bevor alles perfekt ist, oder zumindest wird es zu spät sein. Ab und zu kann es vorkommen, daß Sie verlieren. Sie können nie völlige Sicherheit haben und gleichzeitig wohlhabend werden wollen. Seien Sie also offensiv, aber seien Sie auch ethisch, und verletzen Sie andere nicht.

Da Sie aber nicht vollkommen sind, können Sie es nicht immer verhindern, andere doch zu verletzen. Sie werden ihnen versehentlich auf die Füße treten, weil Sie schneller als sie reagieren und mehr Kraft haben. Und Sie werden es wahrscheinlich nicht immer bemerken. Was können Sie tun, wie können Sie das ausgleichen? Geben Sie einen Teil Ihres Einkommens – etwa zehn Prozent – für eine gute Sache, für eine Sache, die Sie unterstützenswert finden. Das erscheint Ihnen jetzt vielleicht viel, aber es ist angebracht. Es muß etwas schmerzen, sonst erfüllt es seinen Sinn nicht. Je höher Sie auf der Erfolgsleiter emporklettern, um so größer sind die Auswirkungen Ihrer kleinen, unabsichtlichen Fehler und Unachtsamkeiten. Durch den materiellen Verzicht gleichen Sie diese Fehler aus. Zögern Sie also nicht, offensiv zu sein.

Die Vergrößerung des Wohlstands

Um sich noch weiter zu verbessern, braucht man die Fähigkeit zu kommunizieren, die Fähigkeit, mit Menschen in Beziehung zu sein, sie anzuleiten und zu beaufsichtigen. Wenn Sie das können, dann werden Sie ein Leiter, ein Vorgesetzter sein, eine Führungsperson. Dazu ist es aber auch nötig, daß Sie ethisch mit Menschen umgehen können – durch Kommunikation und Verstehen (was nicht identisch ist mit Verständnis!), durch Konsequenz und Fairneß. Wie kommt man dazu? Indem Sie die nötigen Prinzipien stärker beachten und die Ethik in Ihrem Leben noch mehr verfeinern.

Um trotz Ihres offensiven Verhaltens noch ethisch zu handeln, ist es wichtig, sehr achtsam zu sein. Dann gibt es kaum eine Begrenzung mehr für Sie: mehr und mehr Menschen, die für Sie gerne arbeiten, mehr und mehr Wohlstand und Besitz. All das kommt auf Sie zu, weil sie gelernt haben zu kommunizieren. Kommunikation basiert auf der Fähigkeit, jemandem direkt zu begegnen. Wenn Sie einem Menschen gegenübertreten können, ohne die wahre Situation zu verschleiern, dann können Sie kommunizieren. Wenn Sie direkt und aufrichtig sind und einem anderen im Herzen seines Wesens begegnen können, dann sind Sie in der Lage, Menschen zu führen, ein Leiter zu sein.

Innere Einstellungen und Wohlstand

Sind Sie bereit, reichlich Geld zu haben? Wenn Geld für Sie etwas Schlechtes ist oder Sie sich für einen Menschen halten, der es nicht verdient, Geld zu besitzen, dann werden Sie sich nicht erlauben, Wohlstand zu erlangen. Ihre eigenen inneren Einstellungen hindern Sie. Geld ist nicht schlecht, aber oft die Art und Weise, wie wir es erwerben oder welche Dinge wir damit tun. Geld kann auch für sehr viel Gutes verwendet werden.

Wenn Sie also die Absicht haben, Wohlstand zu erlangen, dann überprüfen Sie Ihre (unbewußten) Glaubenssätze in bezug auf Geld. Diese Glaubenssätze, aus denen heraus wir die Welt erfahren, haben sehr großen Einfluß auf unser Leben. Es ist einleuchtend, daß eine negative Einstellung zu Geld Einfluß auf die Menge des Geldes hat, die Sie in Ihrem Leben vorfinden, und auf das Glück, das mit diesem Geld verbunden ist. Reflektieren Sie Ihre Einstellung zu Geld. Mögen Sie Geld? Ist es eine angenehme Erfahrung für Sie, mit Geld umzugehen, oder eher eine Belastung? Am Ende dieser Lektion stellen wir Ihnen einige Techniken vor, mit denen Sie auf spielerische Weise Ihr Verhältnis zu Geld grundlegend verändern können.

Geld und Familie

Mann und Frau sind ein Team. Sie führen gemeinsam einen Haushalt und erschaffen und erhalten den Wohlstand der Familie. Wohlstand ist das Resultat ihrer gemeinsamen Disziplin und Kreativität. In einer Familie mit Kindern ist es sehr schwierig, fast unmöglich, daß beide Elternteile Geld verdienen und Karriere machen. Dies zu versuchen ist eine Quelle von unzähligen Schwierigkeiten, unter denen besonders die Kinder zu leiden haben. Auf diese Weise ist dann zwar Geld da, aber oft kein Glück.

Mann und Frau sollten sich einigen, wer von beiden das offensive Geschäfts- und Arbeitsleben übernimmt und wer zu Hause bleibt und den anderen in seiner Karriere unterstützt. Wer dabei welche Rolle übernimmt, ist egal. Aber es sollten nicht beide versuchen, die gleichen Aufgaben zu erledigen. Sonst wird es Kämpfe geben, und die Gemeinschaft kann zerbrechen. Der Mann sollte hinter der Karriere der Frau stehen, und die Frau sollte hinter der Karriere des Mannes stehen. Nur dann wird es wirklich eine Karriere geben. Auch wenn ein Partner nur eine einfache Arbeit hat, sollte der andere hinter ihm stehen und ihn unterstützen. Wenn diese Unterstützung da ist, dann ist alles möglich, auch eine Beförderung oder die Selbständigkeit. Steht der andere Partner nicht dahinter, dann endet die Karriere mit nervösen Magenbeschwerden oder einem Herzinfarkt. Die Energien der beiden Partner sollten also auf ein gemeinsames Ziel ausgerichtet sein, d.h., sie sollten als Team zusammenarbeiten, um die Energie zu bündeln. Eine Zersplitterung der Energie verhindert, daß sich Wohlstand entwickeln kann.

Der Reichtum der Eltern

Es ist in Ordnung, von den Eltern Hilfe anzunehmen, aber Sie sollten sie respektieren und freundlich zu ihnen sein. Wenn Sie Ihre Eltern schlecht behandeln und negativ über sie sprechen, dann werden Sie sich schuldig fühlen und sich an dem Geld, das Sie von ihnen erhalten, nicht erfreuen können. Dann werden Sie tief innen ein Gefühl haben, es nicht zu verdienen. Respektieren Sie Ihre Eltern, auch wenn es so aussieht, als ob sie es nicht wert seien. Vielleicht fühlen Ihre Eltern sich auch schuldig und haben dieses Schuldgefühl an Sie weitergegeben. Es hängt davon ab, wie sie zu ihrem Geld gekommen sind, ob es redlich verdienter Wohlstand ist oder nicht. Wie auch immer, wenn Ihre Eltern sich unbewußt schuldig fühlen, dann kann das auf Sie übertragen werden.

Wohlstand an sich ist nicht falsch. Es ist lediglich die Art und Weise, wie wir zu Wohlstand kommen, die falsch sein kann. Wohlstand ist ein Attribut Gottes, ein Aspekt der Wahrheit. Wohlstand ist in Einklang damit, wie Leben wirklich ist. Sie sollten das nicht verneinen. Und wenn Sie sich tief innen schuldig fühlen, suchen Sie für sich Wege, dieses Schuldgefühl aufzulösen. Einer der besten Wege dafür ist, Ihre Eltern zu respektieren, egal, ob sie es verdienen oder nicht.

Prinzipien für mehr Geld und Wohlstand

Versuchen Sie, Ihre derzeitige Geldsituation zu akzeptieren.
Geben Sie nicht anderen oder den äußeren Umständen die Schuld für Ihre materielle Situation.
Akzeptieren Sie aufrichtig die Tätigkeit, die Sie verrichten.
Oder suchen Sie sich eine Arbeit, die Sie akzeptieren können.
Halten Sie Ihre finanziellen Verpflichtungen ein.
Zahlen Sie alle Schulden zurück, bzw. planen Sie, alle Schulden zurückzuzahlen, einschließlich jener gegenüber Institutionen oder den Staat.
Vervollständigen Sie, sofern es nötig ist, Ihre Kommunikation mit anderen in bezug auf Geld und auf finanzielle Verpflichtungen.
Führen Sie Buch über Ihre Finanzen. Achten Sie darauf, daß diese Buchführung vollständig und auf dem neuesten Stand ist.
Planen Sie gewissenhaft und realistisch Ihre Karriere und Ihre Finanzen.
Verhalten Sie sich ethisch, Ihrer eigenen Einschätzung nach.
Machen Sie regelmäßig Übungen mit Wachstumstechniken, die psychischen Streß reduzieren und Schuld mindern, z.B. Karma-Clearing, Dienen oder tägliche Selbstüberprüfung.
Geben Sie regelmäßig zehn Prozent Ihres (Netto-) Einkommens an die Quelle Ihres Wachstums, oder spenden Sie einer karitativen oder religiösen Organisation.

Sie können Ihre starken Bereiche in bezug auf Mehr-Geld-Besitzen entdecken, wenn Sie darauf achten, welche dieser Prinzipien Sie gut verständlich finden und gut akzeptieren können. Sie können Ihre schwachen Bereiche in bezug auf Mehr-Geld-Besitzen entdecken, wenn Sie darauf achten, gegen welche dieser Prinzipien Sie Abneigung oder Einwände haben. Als generelle Richtlinie gilt, daß Sie vorrangig die Bereiche Ihrer Stärken verbessern und ausbauen und danach erst schrittweise an den Bereichen Ihrer Schwächen arbeiten sollten. Sich erlauben zu können, Geld zu haben, ist ein lebenslanges Projekt. Die meisten Menschen haben Schwierigkeiten damit, deshalb seien Sie geduldig mit sich.

Aufgabe für die nächsten sechs Wochen

Zur Erhöhung Ihrer persönlichen Disziplin empfehlen wir Ihnen, täglich eine kurze Konzentrationsübung von fünf bis zehn Minuten zu machen, wie sie im Kapitel beschrieben wurde.

Unterteilen Sie Ihr Geld in die vier nachfolgenden Kategorien, und richten Sie vier entsprechende Konten ein. Das Verteilen des Geldes und die Beschäftigung mit diesen Konten bringt Sie in Kontakt mit dem Fluß des Geldes.
Sparen: Auf diesem Konto sammeln Sie Geld an, das Sie nicht ausgeben, ein Konto also, das sich immer mehr füllt. Das gibt Ihnen ein Gefühl von Sicherheit in bezug auf Geld und auf die Vorhaben in Ihrem Leben.
Laufende Kosten: Hier verwalten Sie Geld, das immer nur vorübergehend in Ihrem Besitz ist, ein Konto also, das meistens leer ist. Richten Sie Daueraufträge ein, das enthebt Sie der Sorge um die pünktliche Einhaltung Ihrer Verpflichtungen.
Vergnügen: Hier sammeln Sie Geld an, das Sie nur zu Ihrem Vergnügen ausgeben. Das gibt Ihnen das Gefühl, daß Geld Spaß macht.
Investitionen: Hier können Sie Geld ansammeln, das Sie irgendwann einsetzen, um damit mehr Geld zu verdienen. Dieses Geld hilft Ihnen, Ihre kreativen Ideen und Ihre Zukunftspläne in die Tat umzusetzen.

Richten Sie ein Haushaltsbuch ein, und notieren Sie täglich Ihre Ein- und Ausgaben in dieses Buch. Es könnte folgende Spalten haben: Einnahmen, Lebensmittel, Haushalt, Kleidung, Auto, Vergnügen, Versicherungen und Steuer. Vergleichen Sie am Ende des Monats die Einnahmen mit den Ausgaben. Auf diese Weise bleiben Sie in Kontakt mit Ihrem Geld und bekommen einen Einfluß auf Ihre Ausgaben.

Geben Sie einen Teil Ihres Einkommens einer religiösen oder karitativen Einrichtung, oder geben Sie es für irgendeine andere Sache, die Sie für unterstützenswert halten.

Legen Sie einen 100-DM-Schein in Ihre Geldbörse, und geben Sie ihn niemals aus. So sehen Sie immer die 100 DM, wenn Sie in Ihre Geldbörse schauen. Das gibt Ihnen ein Gefühl von Überfluß und Ruhe in bezug auf Geld.

Erstellen Sie eine Liste von Dingen, die Ihnen Spaß machen, und überlegen Sie zu jedem, wie Sie damit Geld verdienen könnten. Listen Sie ungefähr 30 verschiedene Möglichkeiten auf. Suchen Sie die fünf besten und interessantesten heraus, und setzen Sie eine nach der anderen in die Tat um.

Denken Sie daran, daß Geld da ist, um ausgegeben zu werden. Machen Sie eine Liste, was Sie bereits mit Ihrem Geld Positives getan haben und was Sie noch Positives tun können.

Reflektieren Sie über Ihre negativen inneren Einstellungen und Gedanken in bezug auf Geld und Wohlstand. Machen Sie eine Liste Ihrer negativen Gedanken und Einstellungen, und schreiben Sie hinter jede negative Aussage eine entsprechende positive Aussage. Machen Sie so lange damit weiter, bis Sie die positiven Aussagen aussprechen und schreiben können, ohne daß in Ihrem Bewußtsein ein Widerstand dagegen auftaucht. Hier einige Beispiele für positive Einstellungen zu Geld und Wohlstand:
Ich verdiene es, wohlhabend zu sein.
Ich werde geliebt, egal, ob ich Geld habe oder nicht.
Durch meine Projekte kommt viel Geld in mein Leben.
Geld ist gut, und ich kann viele gute Dinge damit tun.

Ich drücke meine Liebe und Kreativität durch meine Arbeit aus.
Meine Arbeit macht mir Spaß.
Ich genieße es, meinen Wohlstand mit anderen zu teilen.
Geld hilft mir, anderen zu helfen.
Je mehr ich gebe, um so mehr erhalte ich.
Ich bin höchst zufrieden mit meinem Einkommen.
Ich freue mich, wenn andere viel Geld besitzen.
Ich weiß, daß andere sich freuen, wenn ich viel Geld habe.
Es ist die Natur des Geldes, gegeben und genommen zu werden.
Es fällt mir leicht, Geld von anderen anzunehmen.
Es macht mir Freude, anderen von meinem Geld abzugeben.
Meine Einnahmen übersteigen meine Ausgaben.
Ich lebe im Überfluß, und lasse andere gern daran teilhaben.

Überlegen Sie sich eigene positive Aussagen in bezug auf Wohlstand und Geld. Wenn Sie Mühe haben, Ihre negativen Einstellungen und Gedanken in bezug auf Geld und Wohlstand zu finden, dann schreiben Sie die positiven Aussagen, die wir als Beispiel gegeben haben, nieder oder sprechen Sie sie laut. Wenn Sie auf Ihre Reaktionen während des Schreibens oder Sprechens achten, dann finden Sie Ihre negativen Einstellungen.

Suchen Sie sich jemanden, der auch an seiner finanziellen Situation arbeiten möchte, und machen Sie zusammen Geld-Diaden. Die genaue Anleitung für die Diaden und die notwendigen Regeln finden Sie im Kapitel »Arbeitsempfehlungen«.

Instruktionen für die Diaden

Was ist Geld? ... Danke.
Was ist nicht Geld? ... Danke.

Sag mir, wie Deine Eltern mit Geld umgegangen sind. ... Danke.
Sag mir, wie das Deinen Umgang mit Geld beeinflußt hat. ... Danke.

Sag mir, wie die Einstellung von sozialen und religiösen Gruppen Deinen
  Umgang mit Geld beeinflußt hat. ... Danke.

Sag mir etwas, das Du in bezug auf Geld getan hast, das Du Deiner eigenen
  Einschätzung nach nicht hättest tun sollen. ... Danke.

Sag mir etwas, das Du in bezug auf Geld versäumt hast zu tun, das Du Deiner
  eigenen Einschätzung nach hättest tun sollen. ... Danke.

Sag mir, wie Du andere in bezug auf Geld besser behandeln kannst. ... Danke.

Was ist für Dich ein ethischer Weg, Geld zu verdienen? ... Danke.

Sag mir alles, was ich wissen muß, um das vollständig zu verstehen. ...
  Danke.

Sag mir, auf welche Weise Du Deine Kreativität zurückgehalten hast. ...
  Danke.

Sag mir, wie Du Deine Kreativität in bezug auf Geldverdienen mehr leben
  kannst. ... Danke.

31
Familie

Das Familienleben

Heutzutage wird viel darüber diskutiert, ob die Familie noch eine Existenz-
berechtigung hat oder nicht. Immer mehr Menschen entscheiden sich dafür,
keine Familie mehr zu gründen, andere fühlen sich dem Familienleben nicht
gewachsen und trennen sich nach kurzer Zeit von ihrem Partner und den
Kindern. Die Ursache für diese Familienmüdigkeit ist, daß Menschen keinen
Sinn mehr darin sehen, eine Familie zu gründen und keinen spirituellen
Hintergrund besitzen, der ihnen hilft, die Krisen, die das Familienleben mit
sich bringt, zu bewältigen. In diesem Kapitel wollen wir Sie ermutigen, den
Schritt in das Familienleben zu wagen und wollen Ihnen einen spirituellen
Hintergrund anbieten, der dem Leben in einer Familie wieder einen tieferen
Sinn verleiht.

Aus yogischer Sicht besteht der Sinn des Lebens darin, Einheit mit dem
Göttlichen zu erreichen. Das ist ein großes Projekt, und ein Leben reicht nicht
aus, es zu vervollständigen. Darum müssen viele Leben zur Verfügung stehen. Das Familienleben hat in diesem Prozeß die Aufgabe, das Überleben
der Menschheit zu sichern, damit wir genügend Zeit haben, die Einheit mit
Gott auch wirklich erreichen zu können. So gehen wir von Leben zu Leben
und kommen dabei der Einheit mit dem Göttlichen immer näher.

Viele Menschen denken, der Zweck des Lebens sei, Geld zu verdienen,
es sich gutgehen zu lassen und die körperlichen Bedürfnisse zu befriedigen.
Auch das ist wichtig, aber es erklärt nicht den tieferen Grund, warum wir
leben. Es gibt ein Ziel, zu dem uns das Leben hinführt: zur Einheit mit dem
Göttlichen. Während wir heranwachsen, ist es unsere Aufgabe zu lernen, wie

wir gut leben können *und* wie wir dabei diesem höchsten Ziel näherkommen können. Es geht also nicht nur darum, Kinder zu haben, die dann irgendwann selbst Kinder bekommen und so fort. Es ist wichtig, die Zeit, in der wir leben, dazu zu nutzen, mehr über den Sinn des Lebens herauszufinden, um dann so zu leben, daß wir Gott erreichen können.

Das Schüler-Stadium des Lebens

Wir können das Leben in verschiedene Stadien einteilen. Das erste Stadium ist die Kindheit und Jugend, das Schüler-Stadium des Lebens. In dieser Zeit ist es die Aufgabe der Kinder, von den Eltern zu lernen, wie man gut leben und wie man Kontkat zum Göttlichen aufnehmen kann. Die moderne Vorstellung von Kindererziehung ist weit entfernt von den Prinzipien des Yoga, die wir Ihnen hier vorstellen wollen. Vieles wird Ihnen altmodisch und heutzutage undurchführbar erscheinen. Auch wir wissen nicht, inwieweit diese Prinzipien in einem modernen Alltagsleben umzusetzen sind und erwarten weder von uns noch von anderen, daß die Realisierung dieser Ideen einfach ist, zumal ja auch unsere Kinder dabei ein wichtiges Wort mitzureden haben. Die yogischen Ideale sind die Ideale eines göttlichen Zeitalters und darauf ausgerichtet, Einheit mit dem Göttlichen zu erlangen. Wir können nur unser Bestes versuchen, sie zumindest teilweise in unser Leben zu integrieren.

Auch wenn viele Menschen heute gänzlich andere Vorstellungen von Kindererziehung haben: Kinder sollten ihre Eltern als Lehrer akzeptieren und respektieren. Das heißt, daß Kinder grundsätzlich darauf hören sollten, was ihre Eltern mitzuteilen haben, statt mit ihnen zu streiten. Indem Kinder mit ihren Eltern ständig diskutieren und ihnen Widerworte geben, respektieren sie ihre Eltern nicht vollständig. Es mag sein, daß das Leben und das Verhalten der meisten Eltern so unvollkommen ist, daß sie keinen Respekt zu verdienen scheinen, trotzdem sollten Kinder sie mit Respekt behandeln.

Es ist uns klar, daß es sehr schwierig ist, diese Sichtweise anzunehmen, wenn wir uns Familien vor Augen halten, in denen katastrophale Zustände

246

herrschen und Kinder unter Mißbrauch und körperlichen und seelischen Verletzungen zu leiden haben. Wenn Sie Kind einer solchen Familie sind, dann wird es Ihnen schier unmöglich sein, Ihre Eltern zu respektieren. Die Verletzungen, die Sie erfahren haben, sind zu tief, und Sie wären heilig, wenn Sie diese Menschen noch lieben könnten. Trotzdem wäre es falsch, Ihr Herz völlig zu verschließen. So schrecklich diese Zeit auch für Sie gewesen sein mag, versuchen Sie zu sehen, daß auch Ihre Eltern in der Tiefe ihres Seins liebende Wesen sind. Versuchen Sie, diesen Teil von ihnen zu respektieren, auch wenn Ihnen alles andere verdammenswert erscheint.

Kinder denken, es sei ganz selbstverständlich, daß ihre Eltern sie in die Welt gesetzt und großgezogen haben, tatsächlich ist es aber dieser liebende Kern, der ihnen ihr Leben ermöglicht hat. Unsere Eltern haben die Verantwortung dafür übernommen, uns aufzuziehen, mit allem, was dazugehört. Hätten sie das nicht getan, dann gäbe es uns nicht. Sicher erfüllen die meisten Eltern diese Aufgabe nur unvollkommen, aber allein für den Mut, sich diesem Projekt zu stellen, gebührt ihnen Respekt. Unsere Eltern sind unsere Lehrer; wir sollten versuchen, auf sie zu hören. Wenn wir nicht auf sie hören und sie nicht gut behandeln, dann können wir nichts von ihnen lernen. Wir mögen zwar das Wissen ansammeln, das in Schulen und Universitäten vermittelt wird, aber Wissen darüber, wie man lebt, erhalten wir von unseren Eltern.

Das Haushalts-Stadium des Lebens

Das Haushalts-Stadium ist das zweite Stadium des Lebens. Im ersten Stadium lernen wir, *wie* wir richtig leben können, im zweiten Stadium geht es darum, richtig zu *leben*. In das zweite Stadium des Lebens treten wir ein, wenn wir eine Lebensgemeinschaft eingehen, Kinder bekommen, einen Haushalt führen und uns im Beruf engagieren. Nur wenige Menschen haben eine so tiefe Verbindung zum Göttlichen, daß sie dieses Stadium überspringen und ihr Leben ganz in die Hände Gottes legen.

Die verbindliche Lebensgemeinschaft

Was ist der Zweck des Heiratens oder einer verbindlichen Lebensgemeinschaft? Der zwingendste Grund ist, das wir alle unzuverlässig sind, sowohl Männer wie Frauen. Wir werden von unseren Vorstellungen und Wünschen gelenkt und in sexuelle Kontakte getrieben, aber wir geben die Entschlüsse und Versprechungen, die wir in Momenten der Leidenschaft gemacht haben, wieder auf und laufen davon. Gesellschaften, die keine stabilen Strukturen im sozialen Zusammenleben etabliert haben, können nicht überleben. Die Kinder von getrennten Paaren haben in der Regel im Leben wesentlich größere Schwierigkeiten als diejenigen, die aus einer stabilen, funktionierenden Familienstruktur kommen. Der Niedergang vieler alter Kulturen war begleitet vom Auflösen der Familienstrukturen; Vergleichbares ist auch heute in Amerika und im westlichen Europa zu beobachten.

Ein wichtiger Zweck einer verbindlichen Lebensgemeinschaft ist es, unsere sexuelle Energie dorthin lenken zu können. Wenn wir unsere sexuelle Energie, die Lebensenergie selbst, nicht kanalisieren, dann kann sie in unserem Leben große Probleme schaffen. Sexuelle Energie ist machtvoller als unser Wille, machtvoller als jeder soziale Druck und machtvoller als jedes Glaubenssystem und jede Religion. Sexuelle Energie wird tun, was sie tun will. Wir können versuchen, sie zu unterdrücken, aber wir werden davon geistig, emotional oder körperlich krank werden. Wir können versuchen, sie durch Drogen, Alkohol oder Überessen zu beherrschen, aber wir werden auf diese Weise unser Leben ruinieren.

In der verbindlichen Lebensgemeinschaft geben wir der sexuellen Energie einen Platz, an dem sie sinnvoll wirken und zum Glück und zum Wohlstand der Familie beitragen kann. Deshalb ist es am besten, sich relativ jung zu binden. Tun wir das nicht, dann wird die sexuelle Energie uns dazu treiben, mit den unterschiedlichsten Menschen sexuelle Kontakte zu haben. Dabei ist nicht zu vermeiden, daß wir andere verletzen und mißbrauchen. Dies baut Schuld in bezug auf Sexualität auf und kann früher oder später dazu führen, daß wir unsere sexuellen Regungen unterdrücken. Unser Leben und unser Lebensgefühl werden sich dann mehr und mehr verschlechtern. Anfangs finden wir es vielleicht ganz interessant, immer wieder neue Sexualpartner zu haben, aber Mitte Dreißig bis Anfang Vierzig wird sich unser Leben plötzlich hohl und unerfüllt anfühlen. Wenn wir aber eine verbindliche Beziehung eingehen bzw. heiraten, wird die sexuelle Energie nicht all unser Tun beherrschen.

Es ist sinnvoll, nicht nur unsere Verliebtheit zum Maßstab dafür zu machen, ob wir bei einem Menschen bleiben werden oder nicht. Das Ausmaß unserer Verliebtheit hat meistens mit unbewußten geistigen Mustern zu tun, weshalb bestimmte Menschen, die mit diesen Mustern übereinstimmen, besonders anziehend auf uns wirken. Diese Art der Anziehung beruht auf einer Spannung, die aus dem Nicht-Haben entsteht. Das Problem dabei ist, daß, wenn wir diesen anderen Menschen bekommen, auch die Spannung sinkt. Damit verschwindet auch das Verliebtsein. Hätten wir uns diesem Menschen gegenüber nicht verpflichtet, würden wir an diesem Punkt nach einem neuen, interessanteren Partner Ausschau halten, und das Spiel der Anziehung würde von vorn beginnen.

Es ist besser, *nicht nur* den Mustern und Vorstellungen unseres Geistes zu folgen. Wenn wir eine Auswahl treffen wollen, dann sollten wir auch darauf achten, ob der Mensch, der uns anzieht, ein guter Mensch ist. Verliebtheit ist wichtig und ein guter Nährboden für eine tragfähige Beziehung, aber noch wichtiger als die Verliebtheit sind positive Wesenszüge des Partners. Ist er ein Mensch, der versucht, andere zu respektieren, oder ist er nur auf seinen eigenen Vorteil bedacht? Können Sie sich diesen Menschen als Vater / Mutter Ihrer Kinder vorstellen? Ist dieser Mensch verantwortlich genug, um mit ihm gemeinsam Kinder großziehen zu können? Die inneren Muster im Geist werden erlöschen, sobald wir uns für einen Partner wirklich entschieden haben; die Spannung wird sinken, und das Verliebtsein ist irgendwann vorbei. Übrig bleibt ein Alltag, den wir mit jemandem teilen müssen, in den wir nicht mehr verliebt sind. Was dann zählt, sind die inneren Qualitäten.

Es ist wichtig, auf das Erlöschen der Verliebtheit vorbereitet zu sein, sonst werden wir unser Leben damit verbringen, nach immer neuen Partnern zu suchen, nur um den Zustand des Kribbelns aufrechtzuerhalten. Viele »moderne« Menschen wollen immer im Genuß dieses Verliebtseins bleiben und leben ein Leben mit ständigem Partnerwechsel. Sie bedenken nicht, daß das Verliebtsein am größten ist, wenn sie das, was sie begehren, (noch) *nicht* haben. Dem Verliebtsein nachzulaufen, heißt, ständig aus einem Zustand des Nicht-Habens heraus zu leben. Das wäre aber ein Leben aus dem Zustand des Mangels heraus, der sich mit zunehmendem Alter immer mehr manifestiert. Solche Menschen werden älter und wundern sich, daß sie nicht glücklicher werden. Mit fortschreitendem Alter kommt für sie die Angst vor dem Verlust der eigenen körperlichen Attraktivität hinzu, weil es schwieriger wird, neue Sexualpartner zu finden. Entweder heiraten sie dann eines Tages oder enden einsam und alleine, immer noch auf der Suche nach dem Glück.

Wer die Flachheit und die Tiefen des Alltags vermeiden will, wird nie die Höhen wahrer Liebe kennenlernen, die Partner erst dann erreichen, wenn sie die Krisen des Alltags *gemeinsam* bewältigt haben. Wenn wir in einer stabilen Partnerschaft leben, dann können wir unsere Energie in die Beziehung zu diesem anderen Menschen fließen lassen und in die Entwicklung eines wahren und tiefen Kontakts. Wirkliche Liebe wächst langsam und ist erfüllend. Alles andere ist nur ein Spiel mit geistigen Mustern, das keine wirkliche Erfüllung bringt.

Sexuelle Energie kanalisieren

Das wichtigste Ziel, in das wir unsere Energie kanalisieren können, sind Kinder. Ganz ohne Zweifel ist dieses Projekt der größte »Energieschlucker«, den es gibt, aber es ist auch eine sehr lohnende Aufgabe. Egal, von welchem Standpunkt aus wir es betrachten, es ist eine zentrale Aufgabe, die uns als Menschen gestellt ist. Vom Standpunkt der Evolution aus ist sie zentral, weil neue Körper geschaffen werden, in die Seelen inkarnieren können, um ihre Entwicklung fortzuführen. Vom egoistischen Standpunkt ist sie zentral, weil es ein Gefühl von Befriedigung verschafft, etwas Lohnendes getan zu haben. Es ist auch ein Weg, unsere Schulden bei unseren Eltern abzutragen, für all die physische, emotionale und geistige Unterstützung, die wir als Kinder von ihnen erhalten haben. Vom spirituellen Standpunkt aus ist das Großziehen von Kindern die beste Gelegenheit, sich in Geduld, Nicht-Verletzen und in Wahrhaftigkeit zu üben. Deshalb sollten wir nicht auf Kinder verzichten.

Wenn junge Paare zusammenleben wollen oder heiraten, dann ist es durchaus sinnvoll, bald Kinder zu bekommen. Wenn sie dies nicht tun, werden sie versucht sein, mehr und mehr gute Gründe zu finden, es zu verschieben, und mit der Zeit werden sie immer selbstsüchtiger werden und es immer weiter hinauszögern. Anfang bis Mitte Zwanzig ist die beste Zeit, um Kinder zu bekommen. Indem wir dies aber vor uns her schieben, gewöhnen wir uns an unsere Lebensweise, und wenn dann Kinder kommen, werden sie mehr eine Last und eine Mühe sein, anstatt eine Freude. Kindern ist es nicht so wichtig, in welcher sozialen Situation sie leben, wenn ihre Eltern glücklich sind, dann werden sie es auch sein. Wir sollten mindestens eines, aber nach Möglichkeit auch nicht mehr als drei Kinder haben. Mehr als drei sind eine große Belastung, und es fällt schwer, wirklich gute Arbeit an ihnen zu leisten.

Es gibt keinen Anlaß zu heiraten, bevor man nicht auch Kinder haben will; heiraten, um verheiratet zu sein, ist kein Grund. Das Leben als Familienmensch hat mit dem Großziehen von Kindern zu tun. Das ist die primäre Absicht von Familie und sollte es auch bleiben. Nur eine gute Beziehung zu führen, wird auf Dauer nicht erfüllend sein. Deshalb sollten Menschen Kinder haben und sie großziehen und sich gegenseitig dabei als Partner unterstützen. Mann und Frau sollten dabei ein Team bilden und zusammenarbeiten.

Es gibt noch ein anderes Ziel, in das wir unsere Energie hineinlenken können: Arbeit und Beruf. Als Single war es vielleicht ausreichend, nur eine begrenzte Stundenzahl in der Woche zu arbeiten. Das reicht jedoch nicht, um eine Familie zu versorgen. Man braucht eine größere Wohnung, die Kinder benötigen Kleidung und eine Ausbildung. Also muß mehr Geld verdient werden. Das geht nur über größere berufliche Aktivitäten, und dafür ist Energie nötig. Wenn die Energie in den Beruf fließt, dann bleiben Erfolge nicht aus, und das Einkommen wird angemessen sein. So birgt das Familienleben viele Möglichkeiten, in die wir unsere kreative Energie fließen lassen können. Das Haushaltsstadium des Lebens absorbiert die sexuelle Energie, indem es ihr sinnvolle und wertvolle Dinge zu tun gibt.

Kinder großziehen

Wie sollten wir als Eltern unsere Kinder behandeln? Wir stoßen hier auf ein schwieriges Problem. Die Generation, die heute Kinder hat oder demnächst bekommt, ist im Klima einer liberalen Pädagogik aufgewachsen, die die autoritäre, sogenannte »schwarze Pädagogik« ablöste, die noch Anfang dieses Jahrhunderts die Erziehung der Kinder bestimmte.

Um die Pädagogik, die wir hier aus yogischer Sicht vorstellen, zu verstehen, ist es wichtig, einige grundlegende Dinge zu wissen: Alle Wesen sind dasselbe, jeder ist dasselbe wie jeder andere, weil jeder im (spirituellen) Kern seines Wesens göttlich ist. Aber wir sollten auch verstehen, daß jeder einzelne eine andere Rolle im Leben zu spielen hat. Wenn wir Kinder haben, dann sind die Kinder die Kinder, und wir sind die Eltern. Wir sollten die Rolle der Eltern einnehmen und sie die Rolle der Kinder. Als Eltern sollten wir sie lehren und für die Umstände sorgen, die für sie zum Lernen nötig sind. Damit unsere Kinder mit der erforderlichen Geduld lernen, müssen wir sie auch mit Geduld lehren. Jeder Mensch, der zu lernen versucht, gerät an geistige oder körperliche Barrieren, die seine Bemühungen behindern werden. Wenn wir Kinder also nicht geduldig und liebevoll unterstützen, dann lassen wir sie im Stich und verweigern ihnen die Hilfe, die sie benötigen, um diese Barrieren zu überwinden. Kinder sind voll unbändiger Lebensenergie und wollen nicht stillsitzen, um beispielsweise zu lesen; sie sehen es nicht ein, warum sie ein Buch lesen sollten, und können daher ihre Aufmerksamkeit nicht lange auf die Lektüre richten. Wir sollten unsere Kinder niemals *über*fordern, aber wir sollten sie *fordern*. Sie sollten lernen, beharrlich zu sein. Das wird ihnen später helfen, den Anforderungen des Lebens gewachsen zu sein.

Aus yogischer Sicht sollten Eltern eine ganz bestimmte Qualifikation haben: Sie sollten mit Festigkeit und Liebe lehren können. Nur liebend zu sein ist nicht genug, und nur fest reicht ebenfalls nicht aus. Das Problem ist, daß die meisten von uns dies nicht gelernt haben, weil uns die Vorbilder fehlten. Das macht das Elternsein wirklich schwierig. Wenn wir aber unsere Kinder nicht richtig großziehen, dann werden auch sie ihre Kinder nicht richtig großziehen und so weiter. Es ist an uns, diesen Kreislauf zu durchbrechen.

Persönliches und spirituelles Wachstum hat etwas damit zu tun, sich über das eigene Umfeld und die eigene persönliche Geschichte zu erheben. Kinder zu haben bedeutet, den Mut zu haben, gleichzeitig fest und liebend zu sein, was die härteste Aufgabe des ganzen Lebens ist; es ist die größte Herausforderung. Wenn wir darin erfolgreich sind, dann können wir, sobald die Kinder herangewachsen sind, das Haushalts-Stadium des Lebens ohne Schuldgefühle hinter uns lassen.

Kinder lehren

Die Hauptaktivität des Familienlebens ist, Kinder zu haben und sie großzuziehen. Großziehen heißt, sie zu ernähren, ihnen Kleidung, Wärme, Schutz und Liebe zu geben, heißt aber auch, sie zu lehren, wie man richtig lebt und wie man dem Göttlichen begegnen kann. Wir sprechen hier darüber, wie es idealerweise sein sollte. Niemand macht es perfekt, aber es wäre gut, bestrebt zu sein, diese Dinge soweit als möglich zu vervollkommnen. Es reicht nicht aus, unsere Kinder nur zur Schule zu schicken. Wir als Eltern lehren unsere Kinder das Leben, die Lehrer der Schule sind nur unsere Helfer bei dieser Aufgabe. Die Eltern sind Lehrer, nicht nur Windelwechsler. Windeln wechseln könnte auch irgend jemand anderes. Die Rolle von Eltern geht weit über die reine Versorgung hinaus.

Aber was lehren wir die Kinder? Wir sollten sie zuerst lehren, wie sie *überleben* können, dann wie sie *gut leben* können, und danach sollten wir sie lehren, wie sie *Gott finden* können. Lernen beginnt bei den eigenen Eltern, und wenn Kinder fähig sind, von den Eltern zu lernen, dann werden sie auch andere, fremde Lehrer respektieren und in der Lage sein, von ihnen zu lernen. Sind aber Kinder nicht bereit, von ihren Eltern zu lernen, dann werden sie mit allen weiteren Lehrern Schwierigkeiten haben. Auf welche Weise können wir unsere Kinder lehren? Kinder lernen durch Beobachten, sie beobachten uns und unser Verhalten. Unsere Verantwortung besteht darin, ihnen ein lebendes Vorbild zu sein und ihnen dabei zu

253

helfen, gute, ethische Menschen zu werden. Wir sind verantwortlich dafür, ihnen Lebensumstände zu geben, in denen es offensichtlich besser ist, ethisch zu sein, als unethisch.

Die eigenen Eltern

Auch wenn wir selbst bereits Eltern sind, sollten wir doch auch darauf achten, unsere eigenen Eltern zu respektieren. Hier in Europa ist es nicht Sitte, daß Kinder sich vor ihren Eltern verbeugen, doch es gibt andere Möglichkeiten, unseren Eltern Respekt zu erweisen. Zum Beispiel können wir unsere Eltern um Rat und um Einverständnis fragen, wenn wir heiraten oder ein Geschäft eröffnen wollen. Eltern zu respektieren heißt nicht, sich zu erniedrigen. Es ist gut, kreativ und energisch zu sein, aber wenn unsere Eltern uns darauf aufmerksam machen, daß wir einen Fehler begangen haben, dann sollten wir ihnen zuhören. Wenn dann die Zeit kommt, daß die Eltern uns ihren Besitz übergeben, um sich zurückzuziehen, dann werden wir diesen Wohlstand ohne Schuldgefühle annehmen können. Wenn wir diesen Besitz dann weiter ausbauen, dann basiert unser Wohlstand auf dem Respekt, den wir unseren Eltern gegeben haben.

Verschiedene Rollen für Mann und Frau

Es ist wahr, daß die grundlegende Natur – das Wesen eines jeden Menschen – dieselbe ist. Es gibt Männer und Frauen, unsere männlichen und weiblichen Körper sind verschieden. Weil wir diese unterschiedlichen Körper haben, haben wir auch verschiedene Rollen im Leben. Da ist die männliche und da ist die weibliche Rolle, Mann und Frau, da sind Vater und Mutter. Es macht keinen Sinn, zu versuchen, diesen Unterschied aufzuheben, indem wir sagen: »Jeder ist gleich.« Wegen des Unterschieds in der Physiologie können Frauen Kinder gebären und sie stillen; Männer können das nicht. In unserem Wunsch, gegen die patriarchale Gesellschaft zu rebellieren, tendieren wir dazu, die realen Unterschiede zwischen Mann und Frau zusammen mit den Ungerechtigkeiten, die stattgefunden haben und leider noch stattfinden, zu verwerfen. Freundlichkeit, Rücksichtnahme und korrekte Behandlung sollte es auf beiden Seiten geben. Aber beide Seiten haben unterschiedliche Rollen im Leben.

Mann und Frau sind nicht gleich, sonst würde es nicht Männer und Frauen geben. Ihre Emotionen und ihre Triebe und Wünsche sind unterschiedlich. Wir sollten also nicht versuchen, diesen Unterschied aufzuheben und uns gleich zu machen, wir sollten statt dessen versuchen, dem anderen Geschlecht den *gleichen Wert* zu geben. In ihrer Unterschiedlichkeit sind Mann und Frau zwei Pole, zwischen denen eine Anziehung, eine (sexuelle) Spannung und ein fließendes, dynamisches Gleichgewicht besteht. Wenn wir darauf bestehen, daß Mann und Frau gleich sind, dann wird es keinen Energiefluß mehr geben, keine Kreativität, keine Inspiration und keine sexuelle Anziehung. Was wird dann da sein? Wahrscheinlich eine Idee von Gerechtigkeit; aber keine wirkliche Gerechtigkeit. Männer sollten Männer sein, und Frauen sollten Frauen sein. Sie sollten im Fluß zwischen den beiden Polen ihre Beziehung ausbalancieren.

Wir Autoren haben keinerlei Einwände gegen die Befreiung der Frauen, im Gegenteil. Aber es sollten befreite *Frauen* sein. Männer haben die Fähigkeit, schwere Gewichte zu heben, Frauen haben die Fähigkeit der Ausdauer. Frauen fühlen auf eine Weise und Männer auf eine andere. Dies sind keine zufälligen Unterschiede, es sind entscheidende Unterschiede. Männer und Frauen haben jeweils ihre eigenen Vorteile. Eine Frau als Sexualobjekt zu behandeln ist falsch; dafür ist sie nicht da. Aber so zu tun, als habe sie keinen weiblichen Körper, wäre ebenso falsch. Die Unterschiede sind da. Wir sollten diese Unterschiede anerkennen und ihnen gemäß handeln. Anstatt gegen unser Verschiedensein anzukämpfen oder es zum Neutralen zu verschmelzen, sollten wir versuchen, in Einklang damit zu handeln und zu leben.

Entscheidungen treffen

Wir alle sind nicht perfekt, jeder sieht die Dinge auf eine andere Weise. Damit ein Paar sich nicht in endlosen Diskussionen verliert, sollte jeder Partner dazu bereit sein, den Wünschen des anderen nachzugeben. Das heißt, wenn eine Entscheidung ansteht und darüber nach kurzer Zeit keine Klarheit herrscht und kein Verstehen erreicht wird, dann sollte einer von beiden nachgeben. Am besten wäre es, wenn gleich zu Beginn der Lebensgemeinschaft jeder ein Gelöbnis abgeben würde, den Wünschen des anderen zu folgen, sich dem anderen hinzugeben. Die Hölle, die in einem Haushalt entsteht, wenn keiner dem anderen nachgibt, hat kein Ende. Ob richtig oder falsch, es geht darum, die Entscheidung des einen Partners zu unterstützen. Der Frieden in der Familie ist wichtiger, als recht zu haben. Hingabe an den anderen ist für beide ein Weg, um in Liebe und Freundlichkeit zusammenzuarbeiten. Diese Zusammenarbeit der Partner gibt der Familie Stärke. Zusammen sind sie unschlagbar. Das macht den Unterschied zwischen einer unglücklichen und einer glücklichen Familie aus.

Wünsche

Im Haushalts-Stadium des Lebens ist es wichtig, daß unsere Wünsche erfüllt werden. Wir sollten in diesem Stadium des Lebens dafür arbeiten, Geld, materielle Dinge, Erfolg und Komfort zu erlangen. Wir sollten versuchen, uns diese Wünsche zu erfüllen, so daß sie sich auflösen. Bei dem Versuch, unsere Wünsche zu erfüllen, ist es aber sehr wichtig, ethisch zu bleiben. Wenn wir unethisch handeln, werden wir uns schuldig fühlen und uns nicht an den erfüllten Wünschen erfreuen können. Wenn wir uns aber an dem Erreichten nicht erfreuen können, dann werden aus diesem Unglück immer neue Wünsche geboren. Auch werden wir aus dieser Schuld heraus eines Tages das gleiche Leid anziehen, das wir anderen beim Versuch, unsere Wünsche zu erfüllen, angetan haben. Wir sollten also darauf achten, andere nicht zu verletzen und nicht zu mißbrauchen.

Wenn es uns gelingt, im Haushalts-Stadium des Lebens möglichst viele unserer Wünsche zu erfüllen, dann werden die Wünsche in unserem Geist mehr und mehr erlöschen, so daß wir mit zunehmenden Alter damit beginnen können, die Welt loszulassen. Auf diese Weise sind die Aktivitäten eines Familienmenschen in Einklang mit seiner spiritueller Entwicklung und mit dem Leben, wie es wirklich ist. Wenn wir versuchen, das Stadium des Familienmenschen auf diese Weise zu erfüllen, dann bereitet uns das ideal auf das nächste Stadium des Lebens vor: das Alter.

Rückzug und Alter

In der heutigen, materiell ausgerichteten Gesellschaft ist das Alter verpönt. Die körperlichen Kräfte und die Produktivität lassen nach, und viele alte Menschen sehen keinen Sinn mehr in ihrem Weiterleben. Für die Gesellschaft sind sie uninteressant geworden, und es geht nur noch darum, sie bis zu ihrem Tod zu versorgen. Im Yoga wird das Alter als der Höhepunkt des Lebens angesehen, weil die Möglichkeit besteht, die Einheit mit dem Göttlichen zu verwirklichen. Die Kinder sind erwachsen, und wenn wir erfolgreich waren, dann sind unserer Wünsche hinreichend erfüllt und unser Geist ist ruhig geworden. Es ist die Zeit, um sich aus den Verwicklungen mit der Welt zu lösen und sich ausschließlich der Verwirklichung des eigenen, spirituellen Selbst zu widmen. Jetzt können wir eine neue Entscheidung in bezug auf unser weiteres Leben treffen: entweder zu versuchen, Einheit mit Gott zu erreichen oder anderen zu dienen. Wenn wir in diesem Leben noch nicht ausreichend schlechtes Karma abgebaut haben, dann werden wir uns dahin gezogen fühlen, anderen zu dienen.

Im Alter ist es gut, den größten Teil des Besitzes den Kindern zu übergeben. Es ist jetzt die Zeit, sich zurückzuziehen und nur noch das Allernötigste zu besitzen. Wenn die weltlichen Wünsche erfüllt sind, dann wird der Geist ruhig sein und nicht mehr viel brauchen. Idealerweise wird der alte Mensch, der der Welt entsagt, von seiner Familie mit dem Notwendigen versorgt, so daß er sich unabgelenkt seinem geistigen Weg widmen kann. Er kann das Stadium eines Familienmenschen verlassen und ist nicht länger Mutter oder Vater, sondern wird ein Mensch, der Gott sucht. Wie dieses Stadium des Lebens verläuft und ob es so gelebt werden kann, wie wir es hier beschreiben, hängt von der geleisteten Arbeit und vom erworbenen Wohlstand der Familienphase ab. Im Schüler-Stadium des Lebens sind wir abhängig von den Eltern und davon, wie sie das Haushalts-Stadium leben. Entsprechend gilt das auch für unser Alter und das Stadium der Entsagung; wir sind dann ebenfalls von den Familienmenschen abhängig. Diese geben idealerweise den Entsagenden physische und finanzielle Unterstützung, und die Entsagenden geben den Familienmenschen Lebensberatung und spirituelle Unterstützung. So sind alle Stadien des Lebens miteinander verknüpft; sie fördern und bereichern einander.

Das Haushalts-Stadium des Lebens ist keine Nebensache im spirituellen Wachstum, sondern die Quelle, die dieses Wachstum überhaupt möglich macht. Familienmenschen bauen die Kirchen und Tempel, sie ernähren die Kinder und unterstützen die Entsagenden. Sie gestalten die Welt und das Leben und schaffen die Basis, auf der jegliche Art von Wachstum überhaupt erst möglich wird. Somit ist Heiraten und Kinder haben mehr als ein egoistischer Akt; es ist ein zentraler Teil unseres spirituellen Wachstums und unseres Weges zur Einheit mit dem Göttlichen.

In diesem Kapitel haben wir das Grundkonzept des Haushalts-Stadiums aus yogischer Sicht dargestellt. Es sind Prinzipien, nach denen wir idealerweise leben sollten. Uns Autoren ist bewußt, wie weit sie von den Realitäten unserer heutigen Zeit entfernt sind, aber wir hoffen, daß wir einige Anregungen geben konnten, die Sie ermutigen werden zu versuchen, diese Prinzipien in Ihr Leben zu integrieren, so gut es geht.

Aufgabe für die nächsten sechs Wochen

Für Familienmenschen:
Überprüfen Sie die Erfüllung Ihrer Pflichten als Familienmensch.
Wie könnten Sie für Ihre Kinder ein besserer Lehrer sein?
Wie könnten Sie Ihren Partner besser behandeln?
Was sollten Sie tun, was sollten Sie unterlassen?
Führen Sie während dieser sechs Wochen keine längeren Diskussionen mit Ihrem Partner, bestehen Sie nicht auf Ihrer Meinung. Wenn eine Entscheidung getroffen werden muß, geben *Sie* nach.
Welche Auswirkungen haben Ihre Bemühungen auf die Beziehung zu Ihrem Partner und auf das Klima in der Familie?
Schreiben Sie wöchentlich einen Bericht in Ihr Tagebuch.

Für unverheiratete Paare:
Überprüfen Sie Ihren Partner dahingehend, ob Sie mit ihm Kinder großziehen könnten und möchten.
Führen Sie, wenn nötig, ein Gespräch darüber.
Entscheiden Sie sich, zusammenzubleiben bzw. zu heiraten und Kinder zu bekommen.

Für Singles:
Erstellen Sie für sich eine Liste von Merkmalen, die Ihr zukünftiger Partner erfüllen sollte. Seien Sie dabei genau und ehrlich mit sich selbst. Was wollen Sie wirklich? Achten Sie aber darauf, ob Sie unter Umständen das Bild eines Traummenschen zeichnen, welches so ideal ist, daß kein Mensch der Welt diesem Maßstab entsprechen könnte. Die Erarbeitung dieses (Ihres!) Maßstabs wird Ihnen helfen, zukünftig in Begegnungen mit anderen nicht nur auf die äußere Erscheinung eines Menschen zu achten, sondern auch auf seine inneren Qualitäten.

32
Atem

Atem ist Leben, und in der Art und Weise, wie wir atmen, drückt sich aus, wie unser Leben ist. Die meisten Menschen atmen unregelmäßig. Oft ist ihr Atem nur sehr flach, oder sie halten bei Angst oder Erregung den Atem völlig an. Auch wie stark der Atem durch die einzelnen Nasenlöcher fließt, kann unterschiedlich sein. Der Atem strömt z.B. mehrere Stunden lang vorwiegend durch die rechte Nasenöffnung, dann eine Stunde lang vorwiegend durch die linke und wechselt dann wieder zur rechten Nasenöffnung. Manchmal ist ein Nasenloch vollkommen verschlossen. Der Atem versorgt uns mit Lebensenergie, und wenn wir zu flach atmen, unregelmäßig atmen oder oft den Atem anhalten, dann werden wir nur wenig Energie haben, um unsere Ziele im Leben zu verwirklichen. Wir werden leicht ermüden und unsere Energie im Erledigen der Alltagspflichten verbrauchen, so daß keine Energie mehr für die Verwirklichung unserer Wünsche übrig bleibt. Alles erscheint uns wie eine kaum zu bewältigende Aufgabe und erfordert große Anstrengungen.

Der wesentliche Zweck der Atemtechniken, die wir in diesem Kapitel beschreiben, besteht darin, den Körper mit Lebensenergie aufzuladen. Diese Atemübungen haben daneben auch eine starke reinigende Wirkung und werden Ihre Gesundheit verbessern. Hier geht es uns aber primär darum, Ihre Lebensenergie zu erhöhen, so daß Sie in der Lage sein werden, die Ziele, die Sie im Leben haben, zu verwirklichen.

Wir stellen Ihnen zwei yogische Atemtechniken vor. Eine davon ist die Wechselatmung, die wechselweise Atmung durch jeweils eine Nasenöffnung. Durch diese Übung werden Körper, Geist und Emotionen langsam wieder ins Gleichgewicht gebracht, so daß die Lebensenergie ungehindert fließen kann. Wenn Sie voller Lebensenergie sind, dann gibt es immer noch die alltäglichen Pflichten, die Sie zu erledigen haben. Aber das Fließen der Lebensenergie wird Ihnen eine gewisse Leichtigkeit darin verleihen, diese Aufgaben zu bewältigen, so daß Ihnen noch freie Energie für andere Dinge zur Verfügung steht.

Die andere yogische Atemtechnik ist die sogenannte Ladungsatmung. Dabei wird der Kohlendioxydgehalt im Körper herabgesetzt, und alle Körperzellen werden belebt. Die Ladungsatmung erhöht ebenfalls die Lebensenergie im Körper, wodurch Sie befähigt werden, im Leben das zu erreichen, was Sie wirklich wollen.

Wechselatmung

Sitzen Sie mit aufrechter Wirbelsäule, und entspannen Sie sich.
Nehmen Sie den Daumen und den Mittelfinger der rechten Hand, und legen Sie die Finger leicht in die Nasengruben, ohne die Nasenöffnungen dabei zu verschließen.
Atmen Sie aus.
Verschließen Sie das rechte Nasenloch, und atmen Sie durch das linke ein.
Schließen Sie jetzt beide Nasenlöcher, und halten Sie den Atem an.
Atmen Sie durch das rechte Nasenloch aus.
Atmen Sie nun wieder durch das rechte Nasenloch ein, schließen Sie beide Nasenlöcher, und halten Sie den Atem an. Atmen Sie links aus.
Wiederholen Sie diese Art der Atmung sieben Minuten lang.

Der Mittelfinger und der Daumen bleiben auf der Nase und üben einen leichten Druck aus, selbst wenn das Nasenloch geöffnet ist und Sie ein- oder ausatmen. Der Atem sollte langsam und tief, aber nicht forciert sein. Atmen Sie in einem für Sie angenehmen Rhythmus. Während Sie den Atem anhalten, sind beide Nasenlöcher geschlossen. Zwingen Sie sich nicht dazu, die Luft anzuhalten, sondern atmen Sie aus, sobald Sie das Bedürfnis danach verspüren. Die Luft sollte nicht herausbrechen, sondern langsam ausströmen. Die Augen bleiben offen, und Ihre Aufmerksamkeit folgt dem Atem.

Ladungsatmung

Suchen Sie sich einen Platz, wo Sie genug Raum haben, um Ihre Arme nach hinten und im Kreis zu schwingen.

Die Übung findet im Stehen statt.

Stellen Sie sich aufrecht hin, Füße und Knie bleiben beisammen. Spannen Sie die Beine und die Gesäßmuskeln an, so daß Ihr gesamter Unterleib möglichst starr ist. Die Arme hängen locker zur Seite.

Atmen Sie durch die Nase kräftig ein, halten Sie die Luft an, und lassen Sie die Arme siebenmal rückwärts kreisen. Der Unterleib bleibt dabei angespannt.

Nach dem siebten Kreisen atmen Sie durch den Mund wieder aus.

Wiederholen Sie diese Art der Atmung noch zweimal.

Lockern Sie nach der dritten Ausatmung die Bein- und Gesäßmuskeln, richten Sie Ihre Aufmerksamkeit auf Ihre Wirbelsäule, und machen Sie ein paar lange, tiefe Atemzüge.

Ruhen Sie einen Moment aus, und beginnen Sie von vorn.

Fahren Sie für fünf Minuten mit der Übung fort.

Aufgabe für die nächsten sechs Wochen

Erlernen Sie in der ersten Woche die Techniken der Wechselatmung und der Ladungsatmung.

Machen Sie in den nächsten fünf Wochen täglich die Atemübungen nach folgendem Übungsplan:

sieben Minuten Wechselatmung

zwei Minuten Ruhepause

fünf Minuten Ladungsatmung

zwei Minuten Ruhepause

sieben Minuten Wechselatmung

Schreiben Sie am Ende der sechs Wochen einen Bericht in Ihr Tagebuch.

Begriffe und Fachworte

Affirmation: Bestätigung oder Verstärkung der positiven Seite der Dualitäten (Oppositionen) des Geistes. Affirmationen sind die Technik, mit der das Positive Denken arbeitet.

Aura: Die Aura ist ein elktromagnetisches Feld, das den Körper umgibt. Die Aura wird auch als Emotionskörper bezeichnet, weil Emotionen in ihrer reinen Form starke Vibrationen im elektromagnetischen Feld des Körpers sind.

Bewußtes Wesen: Als bewußtes Wesen bezeichnen wir den Kern unseres Geistes. Es ist die Wahrnehmung von »Ich«, das Gewahrsein und das reine Bewußtsein von »Ich bin«. Dieser Kern des Geistes ist bei jedem Menschen gleich und ist der Teil, der dem göttlich-spirituellen Selbst am nächsten ist (siehe Ego).

Diaden: Strukturierte Kommunikationsübungen, die zu zweit ausgeführt werden. Die Strukturen und die Regeln dieser Kommunikationsübungen erlauben den Partnern, in die Tiefe des eigenen Geistes vorzudringen und an ihren Barrieren in der Beziehung zu anderen zu arbeiten.

Ego: Der innere Kern des Geistes, das reine Bewußtsein von »Ich bin«. Das Ego ist der Teil, der dem göttlich-spirituellen Selbst am nächsten ist und gleichzeitig die größte Barriere, das Selbst zu verwirklichen (siehe Bewußtes Wesen).

Emotionen: Emotionen sind Vibrationen des elektromagnetischen Feldes, das den Körper umgibt (siehe Aura).

Erleuchtung: Direkte, unmittelbare Erfahrung Gottes, der absoluten Wahrheit, Erfahrung der Einheit, Erfahrung, daß alles *eins* ist, Offenbarung des Göttlichen (Gott *ist*), mystische Vereinigung mit dem Absoluten, mit Gott (unio mystica), (siehe Samadhi).

Fokus: Das Ausrichten unserer Aufmerksamkeit auf ein bestimmtes Objekt oder einen bestimmten Gedanken.

Forcieren: Die Welt oder das Leben ablehnen und verändern wollen, anstatt es so anzunehmen, wie es ist. Ein entsprechendes deutsches Wort wäre erzwingen wollen oder beeinflussen wollen. Forcieren führt zu geistig-emotionalen und zu körperlichen Spannungen. Solche Spannungen können nur durch Hingabe und Annahme gelöst werden. Das ist der Weg, um in Einklang mit Gott und mit dem Leben, wie es wirklich ist, zu kommen.

Geist: (engl. Mind) Der feinstoffliche Speicher für Erinnerungen, Haltungen und Schuld. Er befindet sich im und um den Kopf herum, ist aber nicht mit dem Gehirn identisch. Unser Selbst identifiziert sich mit bestimmten Teilen des Geistes (Ego, Einstellungen, Ansichten, Selbstbilder) und setzt daraus jene Persönlichkeit zusammen, mit dem es in *diesem* Leben agiert. Indem wir den eigenen Geist klären und immer weniger auf seine Einflüsterungen hören, verliert er die Macht über uns, und wir kommen anderen, dem Leben und Gott näher. Im Zustand der Erleuchtung hört der Geist auf zu existieren, und es gibt nichts mehr, was uns von anderen und vom Leben trennt. Wir sind *eins* mit allem.

Haltungen: oder Einstellungen sind feste Standpunkte des Geistes, starre Sichtweisen unserer selbst, anderer oder des Lebens, von denen wir überzeugt sind, daß es *so ist*.

Individuum: Das unteilbare, göttlich-spirituelle Zentrum eines jeden Menschen (siehe Selbst).

Inkarnation: Verkörperung der Seele, Menschwerdung eines göttlichen Wesens.

Instruktion: (bei Diaden) Die Aufforderung eines Individuums an ein anderes Individuum, z.B.: »Sag mir etwas von Dir, von dem Du denkst, daß Du es mir sagen solltest.«

Karma: Das Gesetz von Ursache und Wirkung. Alles, was wir sagen und tun bzw. nicht sagen und nicht tun, hat Auswirkungen auf unser zukünftiges Leben. Schlechte Taten sind die Ursache zukünftigen Leids, gute Taten führen zu positiven Lebensumständen.

Karma-Clearing: Eine Form der spirituellen Therapie, bei der sich negatives Karma (siehe Schuld) auflöst, wenn wir dazu bereit sind, unsere negativen Handlungen einem anderen zu bekennen, ehrlich und ohne uns zu rechtfertigen.

Kontemplation: Betrachten, Bedenken, Nachsinnen; der Versuch, einen Sachverhalt oder eine Frage zu ergründen oder zu lösen.

Krisen: Schwierigkeiten oder Barrieren, die auftauchen, wenn wir versuchen, das eigene Leben zu verbessern. Eine Krise zeigt an, daß die bisherige Grenze erreicht wurde. Das Durchleben von Krisen und die Überwindung der Barrieren bedeutet Wachstum. So betrachtet sind Krisen etwas Positives, weil sie die Chance der Heilung enthalten. Die Krisen der Lebensalters-Stufen sind Entwicklungskrisen, die allen Menschen gemeinsam und kaum vermeidbar sind. Die Krisen, die wir hier meinen, sind selbst ausgelöst, weil wir uns vornehmen, etwas an uns oder an unserem Leben zu verändern und dabei an unsere Grenzen stoßen.

Kundalini: Die ursprüngliche, evolutionäre Energie. Lebensenergie (siehe Shakti) bewegt die Dinge, die evolutionäre Energie (Kundalini) führt sie zu einem höheren Stand der Entwicklung. Daß ein Schmetterling fliegt, wird von der Lebensenergie verursacht. Daß er sich aus einer Raupe entwickelt, hat seine Ursache in der evolutionären Kundalini-Energie. Beim Kind ist die Kundalini-Energie noch sehr aktiv. Mit dem Einsetzen der Pubertät »schläft« die Kundalini ein. Sie kann aber beim erwachsenen Menschen durch entsprechende Meditationstechniken wieder erweckt werden. Meditation und eine ethische Lebensweise führen dann dazu, daß die Kundalini-Energie erweckt wird, aufsteigt und die Evolution beim erwachsenen Menschen fortsetzt, hin zu den höheren Stadien des Menschseins, bis zur Einheit mit dem Göttlichen. Die Kundalini kann unter Umständen auch durch andere Ereignisse, z.B. durch Sport, Schockerlebnisse usw. spontan im Alltag aktiviert werden. Das führt oft zu großen Problemen im Leben der Menschen, weil sie nicht darauf vorbereitet sind und keine spirituelle Führung haben.

Mandala: Ein mystisches Kreis- oder Vieleck-Bild.

Mind-Clearing: Eine Therapie auf spirituellem Hintergrund; basiert auf der Grundlage, daß die Inhalte des Geistes auf unvollständigen Kommunikationen beruhen. Im Mind-Clearing wird daran gearbeitet, solche Kommunikationen zu vervollständigen und dadurch den Geist zu klären.

Monitoring: Die liebevolle, aber feste Unterstützung eines anderen Menschen bei seinen Wachstumsbemühungen. Monitoren besteht aus Erinnern, Nachfragen und Zuhören.

Paradoxon: Widerspruch, eine (scheinbar) zugleich wahre und falsche Aussage.

Pondern: Das Bedenken der Gegenteile. In unserem Geist sind Einstellungen und deren Oppositionen gespeichert, z.B. »Das Leben ist gut« – »Das Leben ist schlecht«. Bei der Arbeit mit Affirmationen versuchen wir, die positive Seite zu verstärken. Beim Pondern wechseln wir immer wieder von einer Seite zur anderen, bis wir frei von beiden Seiten eines Oppositionspaares geworden sind. Auf diese Weise kommen wir (wieder) in die Freiheit der Wahl und sind nicht länger Opfer der Einstellungen unseres Geistes.

Projektionen: Eigene Verhaltensweisen, die wir bei anderen wahrnehmen. Oft sind es Dinge, die wir an uns selbst nicht akzeptieren können und die wir dann bei anderen bemerken und verurteilen.

Samadhi: Der Zustand der Einheit mit Gott oder dem Absoluten (siehe Erleuchtung). Man unterscheidet vorübergehendes Samadhi, in dem noch

Geist, Ego und Wünsche vorhanden sind und wir deshalb wieder aus diesem Zustand herausfallen, und endgültiges Samadhi, in dem kein Geist und kein Ego mehr vorhanden sind, ein Zustand von »wunschlosem Glücklichsein«.

Sanskrit: Altindische Literatursprache, die (ähnlich dem Latein) nicht im Alltag benutzt wird. In Sanskrit wurden im Jahrtausend vor Christus bedeutende religiöse Texte niedergeschrieben.

Schuld: Eindruck oder Einprägung in das feinstoffliche Material des Geistes. Handlungen oder Versäumnisse, mit denen wir gegen unsere *eigenen inneren Maßstäbe* verstoßen und die uns von anderen entfernen, werden im Geist gespeichert und wirken von dort unbewußt auf unser Leben ein. Unbewußt halten wir uns dann für nicht gut genug und verwehren uns selbst ein glückliches und erfolgreiches Leben.

Selbst: oder Individuum wird das göttlich-spirituelle Zentrum im Menschen genannt. Auf dieser Ebene sind wir mehr als gleich, wir sind identisch. Wir *haben* ein Ego, einen Körper, Verstand, Gefühle und eine Persönlichkeit, aber wir *sind* dieses göttliche Zentrum. Alle Religionen wissen und sprechen mit jeweils eigenen Worten davon. Im Christentum wird dieser göttliche Wesenskern »Christusbewußtsein« oder auch »der Christus in uns« genannt. Das ist das, *was* wir wirklich sind. *Wer* wir sind, das ist die Rolle, die wir in diesem Leben spielen. Und wir spielen sie so sehr und so intensiv, daß wir denken, wir seien diese Rolle. Wir sind so sehr mit ihr identifiziert, daß wir vergessen haben, *was* wir eigentlich sind.

Shakti: Die Lebensenergie, die alles bewegt. Außerhalb unseres Körpers wird sie Shakti genannt, innerhalb des Körpers Prana.

Transformation: Verwandlung.

Verstehen: Der Zustand des Verstehens ist eine gedankenfreie, zeitlose Situation zwischen zwei bewußten Wesen, als Ergebnis und Ende eines Kommunikationsprozesses.

Wachstum: Der Prozeß des Überschreitens und Erweiterns von Grenzen. Persönliches Wachstum nennen wir den Prozeß, der unser Leben verbessert. Spirituelles Wachstum ist der Prozeß, der den göttlich-spirituellen Wesenskern im Menschen immer mehr zum Vorschein bringt.

Yamas und Niyamas: Ethische Lebensregeln des Yoga. Es gibt fünf Enthaltungen (Yamas): Nicht-Verletzen, Nicht-Lügen, Nicht-Stehlen, sexuelle Mäßigung und Nicht-Verhaftetsein, und fünf Befolgungen (Niyamas): Reinheit, Zufriedenheit, Einfachheit, Studium der Wahrheit und Hingabe an Gott.

Kontakt und Rückmeldung

Ganz zum Schluß noch eine Ermutigung. Wir Autoren freuen uns über jede Form von Rückmeldung. Wir sind verständlicherweise sehr an Ihren Anregungen, Ihrer Kritik, Ihren Fragen und Ihren Erfahrungen interessiert.

Wir bieten regelmäßig Kurse zu den Themen des Ganzheitlichen Yoga an, außerdem auch Ausbildungen in der Kunst des Zuhörens, in Mind-Clearing, Spiritueller Therapie sowie Einzelsitzungen in Clearing, spiritueller Lebensberatung und Monitoring.

Unsere Adresse lautet:

Holistic Yoga Centrum
Augustastr. 69
52070 Aachen

Telefon: 0241/53 15 55 / Bürozeiten: Mo-Fr 17.00 - 19.00 Uhr
Telefax: 0241/50 69 25

Die Bestellung der Nahrungsmittel-Kombinationstabelle (ca. DM 10,--) richten Sie bitte an:

Waldthausen Verlag
Postfach 12 61
27718 Ritterhude/Bremen

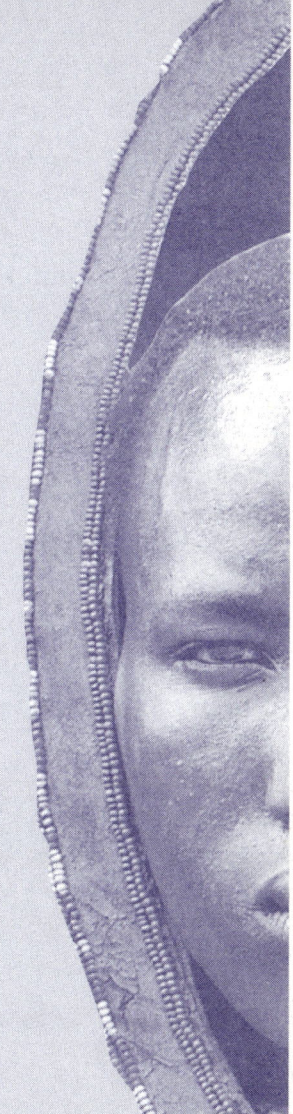

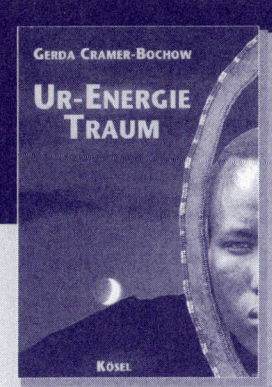

ARCHAISCHE TRÄUME UND MODERNE LEISTUNGSGESELLSCHAFT

Gerda Cramer-Bochow
UR-ENERGIE TRAUM
Was wir von Naturvölkern über den
Umgang mit Träumen lernen können
416 Seiten. Gebunden mit SU
ISBN 3-466-34334-8

Dieses Buch lädt ein zum Aufbruch in das Abenteuer von Traum und Tagträumen, es hilft, in der eigenen Psyche heimischer zu werden und scheinbar fremde Welten besser zu verstehen und zu respektieren. Es zeigt uns, wie wir unsere archaischen Träume mit den Anforderungen der modernen Gesellschaft in Einklang bringen und dabei beachtliche Energiequellen für unser Leben entdecken können. Naturvölker sind ein äußerst inspiratives Vorbild, denn für sie ist der Traum instinktive, kraftvolle Daseinsform – eine Ur-Energie, die allen Menschen auch im Alltag zugänglich ist.

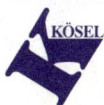

KÖSEL

BALANCE INS LEBEN BRINGEN

Die eigene Mitte finden: »Das Taoistische Gebet« ermöglicht mit seinen anmutigen Bewegungen die Begegnung von Körper und Geist und lädt dazu ein, sich dem Fluß des Lebens hinzugeben. Diese einfache Übung, die unabhängig von Alter und Konstitution leicht ausgeführt werden kann, hat hohe Wirksamkeit für alle, die sich mehr innere Achtsamkeit wünschen und erfahren möchten, wie sie im Augenblick im Leben stehen.

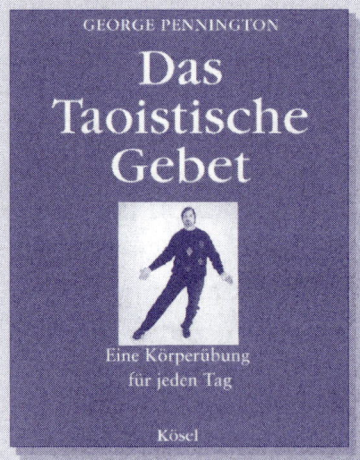

George Pennington
DAS TAOISTISCHE GEBET
Eine Körperübung für jeden Tag
109 Seiten. Kartoniert
ISBN 3-466-34325-9

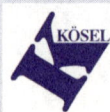

Hindernisse zu überwinden, die uns unser Körper und unser Geist entgegensetzen. Auch wenn es unserem Ego oft nicht gefällt: Wir brauchen die Hilfe von anderen, um zu wachsen!

Vielleicht gibt es in Ihrem Bekanntenkreis Menschen, die an Wachstumsarbeit interessiert sind. Sie könnten sich gegenseitig sehr gut dabei unterstützen. In diesem Fall sollten Sie zu Beginn Ihrer Zusammenarbeit Kapitel 12 (Monitoren) lesen.